Kohlhammer | *PflegeWissenschaft*

Die Autorinnen

Petra Fischbach, Krankenschwester, Fachkrankenschwester „Operations-dienst", PDL, Dipl.-Pflegewirtin (FH), ist seit Juli 2003 im Controlling tätig.

Gabriele Spitaler, Altenpflegerin und Dipl.-Pflegewirtin (FH),
ist Qualitätsbeauftragte einer Sozialstation.

Petra Fischbach,
Gabriele Spitaler

Balanced Scorecard
in der Pflege

Eine Untersuchung
im stationären Krankenhaus-
und ambulanten Pflegebereich

Verlag W. Kohlhammer

1. Auflage 2004

Alle Rechte vorbehalten
© 2004 W. Kohlhammer GmbH Stuttgart
Umschlag: Gestaltungskonzept Peter Horlacher
Gesamtherstellung:
W. Kohlhammer Druckerei GmbH + Co. Stuttgart
Printed in Germany

ISBN 3-17-017477-0

Dank

Ein Werk von diesem Umfang neben beruflichen und familiären Verpflichtungen zu schreiben, ist ohne die Unterstützung anderer nicht möglich. An dieser Stelle danken wir allen, die uns in vielfältiger Weise zur Seite gestanden haben. Stellvertretend geht unser Dank an Frau Professor Edith Kellnhauser, der Gründungsdekanin der Katholischen Fachhochschule Mainz, Fachbereich Pflege, die uns neben fachlichem Know-how insbesondere berufliches Selbstvertrauen vermittelte; an Herrn Professor Reinhard Dinter, dem Fachbegleiter dieser Arbeit, der uns den nötigen Freiraum sowohl was Umfang als auch Inhalt betrifft, gewährte; Frau Professor Birgit Stappen, die es verstand, uns die psychologischen Aspekte des Managements näherzubringen.

Besonderen Dank unseren Familien, die uns im Sinne der Balanced Scorecard ausgewogen unterstützten: unserem „Chefmotivator" Jockel, unseren Kindern Theresa, André und Patrick, sowie den (Groß)eltern Fischbach und Menzel.

Dank auch an unsere Kolleginnen und Kollegen, die uns geholfen haben, theoretisches Wissen bodenständig zu erarbeiten. Erika und Britta von der ASB-Sozialstation Mainz Dank für ihre mentale Unterstützung.

Frau Sabine Mann vom Kohlhammer Verlag danken wir für ihr allzeit offenes Ohr, ihr Verständnis und ihre Hilfe.

Inhalt

Einleitung

Mit den Maximen Wirtschaftlichkeit und Qualität sowie deren Festschreibung per Gesetz hat sich im Gesundheitswesen und so auch im Pflegebereich eine veränderte Einstellung zu marktwirtschaftlichen und qualitätsgeleiteten Prozessen entwickelt.

Grundlegendes Ziel der Veränderungen im Gesundheitssystem war und ist es, den aktuellen und zukünftigen Anforderungen, die sich aufgrund finanzpolitischer, gesellschaftlicher, epidemiologischer, demografischer und technischer Entwicklungen ergeben, gerecht werden zu können. Die Entwicklung ist insoweit vorangeschritten, dass im Bereich der Qualität zahlreiche innovative Ansätze zu erkennen sind, die direkten Einfluss auf das Leistungsvermögen der Anbieter im Gesundheitsbereich haben. Der wirtschaftliche Aspekt wird deutlich mit den verschiedensten operativen Interventionen, die vor allem die Leistungsmessung und Darstellung, auch der pflegerischen Tätigkeiten, in den Blickpunkt gerückt haben.

Allerdings werden auch heute noch vielfach Ökonomie und gesundheitliche Versorgung als unvereinbare, aufeinander prallende Welten angesehen. Dies führt bei den Anbietern im Gesundheitswesen häufig dazu, dass die Rahmenbedingungen als gegeben hingenommen werden und bestenfalls versucht wird, das Beste aus der jeweiligen Situation zu machen. Eine Entwicklungstendenz im Sinne von zukunftsorientierten tragfähigen Konzepten, die Ökonomie und Qualität gemeinsam in den Blickpunkt rücken, ist kaum auszumachen.

> „Im Verhältnis zur pflegerischen und medizinischen Leistungsfähigkeit ist die ökonomische Steuerung unterentwickelt". (MOOS, G., 2000, S. 34) (...)

Grundlegende Handlungsanforderung an Manager und Führungskräfte von Gesundheitsbetrieben ist es, sich mit adäquaten Steuerungsinstrumenten auseinanderzusetzen und sich ein diesbezügliches methodisches Know-how anzueignen.

Vor diesem Hintergrund schien uns die allgemeine Fragestellung nach einem für die spezifischen Anforderungen des Gesundheitsbetriebes geeigneten

Instrument zur Steuerung eine interessante Fragestellung. Dabei war primär der Gesichtspunkt wichtig, die Aspekte Qualität und Wirtschaftlichkeit integrieren zu können. Diese Möglichkeit propagieren die Erfinder der Balanced Scorecard Robert Kaplan und David Norton als innovatives Element ihrer Entwicklung.

Im Mittelpunkt dieser Arbeit steht deshalb die grundlegende Frage nach der Eignung der Balanced Scorecard als Steuerungsinstrument für Gesundheitsbetriebe. Kapitel 1 bezieht sich zunächst auf die Theorie der Balanced Scorecard, wobei der Literaturrecherche folgende Kriterien zugrunde liegen: Wegen der aktuellen Diskussion dieser Thematik wurde auf vorwiegend zeitnahe Veröffentlichungen zurückgegriffen. Beachtung fanden hier zahlreiche Fachbücher, aber auch relevante Artikel in diversen Fachzeitschriften, die sich speziell mit der BSC beschäftigen. Zur tiefergehenden Betrachtung wurde Literatur bezüglich Managementtheorien, Organisationsentwicklung, Kennzahlen- und Kennzahlensystemen berücksichtigt.

Nachfolgend soll die theoretische Basis der Balanced Scorecard unter wirtschaftswissenschaftlichen Gesichtspunkten geprüft werden. Den zentralen Aspekt bildet dabei die Frage, ob es sich hier um ein ernst zu nehmendes Instrument handelt oder vielmehr um eine oberflächliche „Management-Modewelle". Um im weiteren Verlauf den praktischen Nutzen der BSC in Gesundheitsbetrieben analysieren zu können, war es erforderlich, sich den aktuellen Rahmenbedingungen zuzuwenden. Hier werden die Bereiche der ambulanten Pflege und der stationären Pflege im Krankenhaus in den Blickpunkt genommen.

Die diesbezüglichen Entwicklungen im Gesundheitssystem und der Zusammenhang verschiedenster interner und externer Einflüsse sind Thema des 2. Kapitels. Um den Prozess der Entwicklungen im Gesundheitssektor zu veranschaulichen, wurde Literatur der vergangenen 15 Jahre gesichtet. Im Vordergrund stand hier Literatur der Gesundheitsökonomie und Dienstleistungsorientierung. Bezüglich der Krankenhausfinanzierung wurde wegen des sich rasch ändernden Gesundheitsreformprozesses und der aktuellen Entwicklungen, bedingt durch die Einführung des DRG-Systems, vorwiegend Literatur der Jahre 2000ff berücksichtigt.

Der Hauptteil dieser Arbeit beschäftigt sich mit der möglichen Praxisrelevanz der BSC für den ambulanten bzw. stationären Bereich. Im Speziellen gilt es hier zu beantworten:

- Ist die BSC ein geeignetes Instrumentarium zur Leistungsplanung, -steuerung, -kontrolle und -messung?
- Kann sie den Spezifika des Dienstleistungsbetriebes gerecht werden?
- Bietet sie die Möglichkeit, den Kunden in den Mittelpunkt der Arbeit zu stellen?

- Berücksichtigt sie die Mitarbeiter als menschliches Potenzial des Unternehmens?

Der Gegenstand dieser Arbeit erforderte die Verwendung einer im allgemeine Sprachgebrauch wenig verwendeten Terminologie. Wo auf diese Fach-
termini nicht verzichtet werden konnte, sind diese Begriffe durch Sternchen*
gekennzeichnet und im Glossar erläutert.

1 Die Balanced Scorecard (BSC) als System strategischer Unternehmensführung

Die Balanced Scorecard wurde 1990 von dem Harvard-Professor Robert Kaplan und seinem wissenschaftlichen Mitarbeiter David Norton entwickelt. Das Konzept entstand aus einer Studie über mehrere amerikanische Unternehmen mit dem Titel „Measuring Performance in the Organisation of the Future". Ausgehend von dieser Studie und der ersten Veröffentlichung in der Harvard Business Review im Jahr 1992 fand die Balanced Scorecard zunächst in Amerika und dann über die Grenzen hinweg große Beachtung. Kaplan und Norton zählen dadurch heute zu den „Management-Gurus" der Neuzeit (vgl. KENNEDY, C., 1998, S. 113). Selten hat ein betriebswirtschaftliches Instrument in den letzten Jahren einen derartigen Siegeszug vollzogen, wie dies für die Balanced Scorecard gilt. Ihre Anerkennung, Verbreitung und Weiterentwicklung in Deutschland wurde im Wesentlichen von Peter Horvath, Jürgen Weber und Herwig R. Friedag vorangetrieben. Das Grundkonzept der Balanced Scorecard basiert auf der Ergänzung der traditionellen finanziellen Kennzahlen durch drei weitere Perspektiven: die Kundenperspektive, die Perspektive interner Prozesse und die Lern- und Entwicklungsperspektive. Diese fungieren als Leistungstreiber* und ergänzen so die Ergebniskennzahlen:

Die **finanzielle Perspektive** zeigt, ob die Implementierung der Strategie zur Ergebnisverbesserung beiträgt. Die finanziellen Kennzahlen nehmen dabei eine Doppelrolle ein: Sie definieren zum einen die finanzielle Leistung, die von einer Strategie erwartet wird, zum anderen fungieren sie als Endziel für die anderen Perspektiven der Balanced Scorecard, deren Kennzahlen grundsätzlich über Ursache-Wirkungs-Beziehungen mit den finanziellen Zielen verbunden sein sollen.

Die **Kundenperspektive** reflektiert die strategischen Ziele des Unternehmens in Bezug auf die Kunden- und Marktsegmente.

Aufgabe der **internen Prozessperspektive** ist es, diejenigen Prozesse abzubilden, die vornehmlich von Bedeutung sind, um die Ziele der finanziellen Perspektive und der Kundenperspektive zu realisieren.

Die Kennzahlen der **Lern- und Entwicklungsperspektive** beschreiben die Infrastruktur die notwendig ist, um die Ziele der ersten drei Perspektiven zu erreichen (vgl. WEBER, J./SCHÄFFER, U., 1999(b), S. 153).

Um ihre Idee zu verdeutlichen, stellen KAPLAN und NORTON folgende Frage: Stellen Sie sich vor, Sie sitzen in einem modernen Flugzeug und sehen beim Betreten des Cockpits, dass der Kapitän nur ein einziges Instrument mit einer Funktion zur Steuerung dieses Flugzeuges benutzt. Wären Sie nicht überrascht und verängstigt, wäre nicht ihr Vertrauen in den Kapitän erschüttert? Denn kein Kapitän würde ein hochkompliziertes Flugzeug mit nur einem Instrument steuern. Wenn nun, so die Frage von KAPLAN und NORTON, komplizierte Geräte wie Flugzeuge zur Steuerung ein umfangreiches Instrumentarium benötigen, warum sollten dann Manager für ihre komplexen Aufgaben ein weniger umfangreiches Rüstzeug benutzen (vgl. KAPLAN, R./NORTON, D., 1997, S. 1)? Damit ist der Grundgedanke der Balanced Scorecard illustriert: Traditionelle Ansätze zur Unternehmenssteuerung sind einseitig auf „harte" finanzielle und vergangenheitsbezogene Größen fixiert. Die Balanced Scorecard (BSC), übersetzt „ausgewogene Kennzahlentafel", hingegen ist eine Methode zur Leistungsmessung, die es dem Unternehmen ermöglicht, nicht finanzielle ebenso wie finanzielle Ergebnisse zu berücksichtigen. Wichtige Faktoren wie Kundenzufriedenheit, Qualität, Produktzykluszeiten und Effektivität bei der Entwicklung neuer Produkte fließen als „weiche" Faktoren in das Gesamtkonzept der BSC mit ein. Nach KAPLAN und NORTON stellt die Balanced Scorecard nicht nur ein neues Kennzahlensystem dar, als Managementsystem soll sie vielmehr das Bindeglied zwischen der Entwicklung einer Strategie und deren Umsetzung sein, den strategischen Führungsprozess im Unternehmen unterstützen und als Handlungsrahmen für diesen Prozess dienen.

Grundbotschaft des neuen Konzepts ist nicht das Wegkommen von einer starken Finanzorientierung, sondern die Fokussierung auf die strategisch wirklich bedeutsamen Steuerungsziele. Es soll dadurch ein strategischer Lernprozess erreicht werden, indem die einzelnen Kennzahlen in regelmäßigen Abständen in ihrer Ausprägung und Notwendigkeit überprüft werden.

Zusammenfassend präsentiert sich die Balanced Scorecard also als ein Kennzahlen- und Managementsystem mit einer strukturierten, ausgewogenen Sammlung von, nach KAPLAN und NORTON idealerweise, 20-25 Kennzahlen, die als Zielwert mit entsprechenden Maßnahmen verbunden werden.

Zum Grundverständnis und zur Beurteilung der BSC ist es zunächst notwendig, sich mit den relevanten Theorien zu folgenden Themenbereichen grundlegend auseinander zusetzen:

- dem Kennzahlensystem,
- den unterschiedlichen Perspektiven und
- dem Managementsystem.

1.1 Die Balanced Scorecard als Kennzahlensystem

Kennzahlen sind, kurz gefasst, quantitative Daten, die die komplexe Realität der betriebswirtschaftlichen Zusammenhänge in konzentrierter Form erfassen sollen. Bei der richtigen Auswahl lassen sich Entwicklungen und Ziele leichter verfolgen und adäquate unternehmerische Entscheidungen treffen. Damit stellen Kennzahlen für Führungskräfte und die Unternehmensleitung ein Barometer dar, das die Stärken und Schwächen des Unternehmens anzeigt (vgl. WEBER, M., 1999, S. 20).

1.1.1 Grundlagen von Kennzahlen

Die Systematisierung von Kennzahlen erfolgt nach unterschiedlichen Gesichtspunkten. Die statistische Einteilung in absolute und relative Verhältniszahlen gilt als grundlegende Kennzahlenklassifikation. In diesem Zusammenhang geben:

Absolute Zahlen Auskunft über die Größe eines Tatbestandes. Sie können als Einzelzahlen, Summenzahlen, Differenzen und Mittelwerte angegeben werden.

Verhältniszahlen (auch relative Zahlen genannt) sind Quotienten aus zwei absoluten Zahlen. Die Gliederung der Verhältniszahlen orientiert sich an der Beziehung, die nach der Art, dem Rang und der Zeit zwischen Zähler und Nenner besteht.

Bei den Verhältniszahlen unterscheidet man:

- **Gliederungszahlen,** bei denen eine Gesamtgröße in Teilgrößen aufgegliedert wird und diese zur Gesamtgröße in Beziehung gesetzt werden (z. B. Personalkosten zu Gesamtkosten).
- **Beziehungszahlen,** die gleichwertige, inhaltlich aber ungleichartige Daten ins Verhältnis setzen (z. B. Fehlerfolgekosten zu Umsatz).
- **Indexzahlen,** bei denen es sich um ein Verhältnis von Zahlen mit gleichen Maßeinheiten aus verschiedenen Perioden oder zu unterschiedlichen Zeitpunkten handelt (z. B. Entwicklung der Anzahl von Beanstandungen)(vgl. WOLTER, O., 2000, S. 8).

1.1.2   Funktionen von Kennzahlen

Die so ermittelten Kennzahlen können verschiedene Funktionen erfüllen. Dazu zählen u. a.:

Analytische Funktionen
Diese Kennzahlen (Messdaten) werden in Unternehmen fortlaufend gewonnen und dienen der innerbetrieblichen Analyse (Zeitvergleich) zur Feststellung des Unternehmenserfolges als Hilfe für das Controlling und zur Umsetzung von Unternehmenszielen.

Vergleichsfunktionen
Für die Durchführung von zwischenbetrieblichen Vergleichen wie dem Vergleich mit starken Konkurrenten und dem Vergleich mit dem Branchendurchschnitt.

Richtlinienfunktionen
Dabei bilden optimale Werte von führenden Unternehmen Vorgaben und Richtlinien für die eigenen unternehmerischen Ziele (Benchmarking*) (vgl. WEBER, M., 1999, S. 20).

1.1.3   Arten von Kennzahlen

Grundsätzlich sind die o. g. Funktionen auf zwei wesentliche unternehmerische Aufgaben ausgerichtet: die Unternehmensstrategie und die Unternehmenssteuerung. Kennzahlen sind hierbei ein wichtiges Instrument und stellen die Verbindung zur Strategie und den zur Zielerreichung notwendigen Aktionen her. Entsprechend unterscheidet man:

Operative oder diagnostische Kennzahlen
Diese Kennzahlen sollen einen ordentlichen Betriebsablauf ermöglichen. Vorgegebene Planwerte werden laufend mit den tatsächlichen Werten verglichen (Soll/Ist-Vergleich). Eventuelle Schwachstellen und unerwünschte Entwicklungen werden so frühzeitig aufgedeckt, und Gegenmaßnahmen können gezielt eingeleitet werden. Operative Kennzahlen steuern die Effizienz: „Tun wir die Dinge richtig?"

Strategische Kennzahlen
Diese Kennzahlen machen Aussagen über die im Unternehmen verfolgte Strategie. Bestimmte Ziele oder Vorgaben werden über diese Kennzahlen abgebildet und idealerweise kommuniziert. Strategische Kennzahlen steuern die Effektivität: „Tun wir die richtigen Dinge?"

Schlüsselkennzahlen
Als Schlüsselkennzahlen werden die Kennzahlen bezeichnet, die diejenigen Maßgrößen beinhalten, die in der momentanen Unternehmenssituation rele-

vant sind. Die Unternehmensführung sollte sich dabei auf wenige Kennzahlen konzentrieren, deren Priorität auf den kritischen Erfolgsfaktoren* beruht (vgl. WEBER, M., 1999, S. 36).

1.1.4   Aussagekraft von Kennzahlen

In erster Linie soll mit Kennzahlen der Gesamterfolg eines Unternehmens gemessen werden, wobei sich der finanzielle Erfolg eines Unternehmens besonders leicht messen lässt.

Klassische Kennzahlen beziehen sich daher auf die Bilanz sowie die Gewinn- und Verlustrechnung. Absolute und relative Größen werden aus den Daten des Rechnungswesens verdichtet. Diese finanziellen Indikatoren, die das Verhältnis zwischen Leistung und Gewinn bestimmen, nennt man „harte Faktoren" („hard facts"). Letztlich kann die komplexe Unternehmenssituation allein durch diese nicht in ihrem Gesamtzusammenhang beurteilt werden (vgl. WEBER, M., 1999, S. 20 ff.).

WEBER fasst die relevanten Gründe wie folgt zusammen: Finanzielle Kennzahlen zeigen die Ergebnisse oft zu spät, da sie auf die Vergangenheit bezogen sind: Sie geben zwar den Erfolg einer abgelaufenen Periode genau wieder, besitzen aber für die künftige Entwicklung wenig Aussagekraft. Außerdem erfassen sie nicht alle für den Erfolg maßgebenden Größen, denn sie sagen nichts darüber aus, wie diese Zahlen erreicht wurden, welche Faktoren den Erfolg oder Misserfolg begründen. Sie verschleiern, dass der Erfolg auch eine nicht-finanzielle Komponente hat. Finanzielle Kennzahlen geben damit auch keine eindeutigen Hinweise darauf, mit welchen Maßnahmen der Erfolg gesteigert werden kann. Des Weiteren treffen die meisten finanziellen Kennzahlen häufig sehr globale Aussagen und sind damit für den Mitarbeiter im operativen Geschäft nicht praktisch einsetzbar (ebenda, S. 25).

Die Forderung „weiche Faktoren" („soft facts") wie Kundenzufriedenheit und Mitarbeitermotivation, welche subjektive Einflussfaktoren auf den finanziellen Erfolg bilden, mit einzubeziehen, wird in jüngster Zeit immer wieder propagiert (dazu: u. a. WEBER, M., 1999, S. 25; VOLLMUTH H., 1998, S. 39). Allerdings ist diese Erkenntnis nicht neu. Bereits seit den 50er-Jahren wurde dies immer wieder gefordert. Verschiedenste Ansätze wie das in Frankreich verbreitete „Tableaux du Bord"* weisen darauf hin[1]. In den Wirtschaftswissenschaften sollen diese weichen Faktoren quantifizierbar gemacht werden. Hier gibt es die Möglichkeit des ordinalen Messens*, der Zuordnung zu bestimmten Wertgrößen.

---

1   Näheres siehe: KAPLAN, R./NORTON, D., 1997, S. 28, WEBER, J./SCHÄFFER, U., 2000, S. 5 f.

1.1.5 Anforderungen an Kennzahlen

Kennzahlen sollten dem Unternehmen und dem Mitarbeiter, der mit ihnen arbeitet, einen optimalen Nutzen bringen. Daten, deren Zweck keiner so genau kennt, sind ebenso wertlos wie komplizierte Berechnungen, die nur einige Spezialisten verstehen (vgl. VOLLMUTH, H., 1998, S. 25).

Zum effektiven Nutzen sollten Kennzahlen die folgenden Anforderungen erfüllen:

- Jede Kennzahl muss mit einer Vorgabe oder einem Ziel verbunden sein, dabei quantitative Messungen enthalten oder qualitative Maßstäbe durch Messungen überprüfen.
- Kennzahlen sollten komprimierte Informationen erhalten, dabei aber dennoch genau sein, um auch kleine Abweichungen aufdecken zu können. Die Auswahl sollte sich nach den kritischen Erfolgsfaktoren* des Unternehmens richten.
- Die Daten müssen messbar sein, also Mengen oder Werte (etwa auch Prozentwerte) ausdrücken. Sie sollten „harte" und „weiche" Faktoren berücksichtigen.
- Die Zahlen müssen vollständig sein, damit sie zu den richtigen Ergebnissen kommen. Sie sollten permanent und in regelmäßigen Abständen erhoben werden.
- Sie sollten vergleichbar sein; dazu gehört auch, dass sie einheitlich bezeichnet sind. Sie sollten für den innerbetrieblichen wie auch für den zwischenbetrieblichen Vergleich nutzbar sein.
- Sie sollten übersichtlich aufbereitet sein und Transparenz vermitteln.
- Kennzahlen müssen verständlich und benutzerfreundlich sein, damit ihre Auswertung effektiv erfolgen kann.
- Die Erstellung und Auswertung von Kennzahlen sollte unter ökonomischen Aspekten erfolgen (vgl. WEBER, M., 1999, S. 23; VOLLMUTH, H., 1998, S. 26).

1.1.6 Von der Kennzahl zum Kennzahlensystem

Auch wenn die Qualität der Kennzahlen den o. g. Anforderungen entspricht, ist der Aussagewert einzelner Kennzahlen wegen der Gefahr einer ungenauen Interpretation begrenzt, was dadurch entsteht, dass ein Sachverhalt nur aufgrund einzelner quantitativer Informationen bewertet wird. Diesem wird durch die Bildung eines Kennzahlensystems entgegengewirkt. Unter einem Kennzahlensystem wird eine Zusammenstellung von quantitativen Variablen verstanden, wobei die einzelnen Kennzahlen in einer sachlich sinnvollen

Beziehung zueinander stehen, einander ergänzen oder erklären und in ihrem Zusammenhang auf ein gemeinsam übergeordnetes Ziel ausgerichtet sind (vgl. WOLTER, O., 2000, S. 14).

Die Verbindung von Kennzahlen zu einem Kennzahlensystem kann auf rechentechnische, auf sachlogische und zielsystembezogene Weise erfolgen:

Rechensysteme besitzen meist eine Spitzenkennzahl, die mathematisch in einzelne Teilkennzahlen zerlegt werden kann. Vorteile solcher Systeme ist die hohe Operationalität. Der Nachteil besteht in der Begrenzung des Anwendungsbereiches. Das bekannteste Beispiel hierfür ist das Du-Pont-Schema* (welches bereits im Jahr 1919 entwickelt wurde). Ausgehend vom Ziel der Gewinnmaximierung bildet der Return on Investment* die Basis- oder Leitkennzahl (vgl. WEBER, J./SCHÄFFER, U., 2000 (a), S. 2).

Ordnungssysteme werden zur Betrachtung betriebswirtschaftlicher Zusammenhänge entwickelt. Der Betrachtungsgegenstand kann mit ihnen systematisch und nahezu vollständig erfasst werden. Allerdings sind sie mit einem hohem Aufwand für die Datenbeschaffung und -aufbereitung verbunden (vgl. WOLTER, O., 2000, S. 15).

Als **Zielsystem** ist das Kennzahlensystem ein quantitatives Abbild des Unternehmenszielsystems. Grundvoraussetzung ist somit der Aufbau eines Unternehmenszielsystems und eine sinnvolle Ordnung dieser Zielinhalte. Die Ermittlung kann sowohl auf induktive als auch auf deduktive Weise erfolgen (vgl. WOLTER, O., 2000, S. 16).

1.1.7 Anforderungen an ein Kennzahlensystem

Auch ein Kennzahlensystem unterliegt, will man es effizient nutzen, bestimmten Anforderungen. Demnach sollte es den folgenden allgemeinen Anforderungen entsprechen:

- Jede Kennzahl muss in konzentrierter Form über den zu erfassenden Sachverhalt informieren.
- Soll das Kennzahlensystem zur Unternehmenssteuerung genutzt werden, muss es sich am Zielsystem orientieren.
- Eine Informationsbasis muss vorhanden sein. Dies ist die Voraussetzung, um die Genauigkeit, Vollständigkeit, Aktualität, Übersichtlichkeit der Daten und die Wirtschaftlichkeit der Datenermittlung und -verdichtung zu gewährleisten.
- Ein Kennzahlensystem sollte vollständig sein, d.h. es muss zum einen wenige zentrale Kennzahlen hervorheben und zum anderen den gesamtbetrieblichen Überblick bieten.

- Zur Entwicklung und späteren Anwendung des Kennzahlensystems müssen personelle und organisatorische Voraussetzungen geschaffen werden.
- Das Kennzahlensystem muss sich veränderten Anforderungen anpassen können und so wie das Unternehmen selbst dynamisch sein (vgl. WOLTER, O., 2000, S. 17; GEHRINGER, J./MICHEL, W., 2000, S. 47; VOLLMUTH, H., 1998, S. 27).

Die durch den internationalen Markt vorgegebenen und sich ständig verändernden Rahmenbedingungen machen es notwendig, dass sich Unternehmen durch effizientes und effektives Management an die Markterfordernisse anpassen. Selbstverständlich muss dann auch das Kennzahlensystem über die allgemeinen Anforderungen hinaus den innovativen Erfordernissen genügen. Es soll:

- den Prozess des Benchmarking* unterstützen und den Vergleich mit anderen Unternehmen ermöglichen,
- mehrdimensional sein, finanzielle und nicht-finanzielle Kennzahlen abbilden,
- kundenorientiert sein,
- die Ziele der Mitarbeiter mit berücksichtigen und
- prozessorientiert sein (vgl. WOLTER, O., 2000, S. 19).

1.1.8 Die Bildung von Kennzahlen und Kennzahlensystemen

Die Auswahl der Kennzahlen und die Gestaltung eines Kennzahlensystems ist eine anspruchsvolle Aufgabe, die idealerweise von einer Arbeitsgruppe erledigt wird. Empfohlen wird die Erarbeitung in einem Team, bestehend aus fünf bis zehn Führungskräften der verschiedenen Verantwortungsbereiche, unter Begleitung eines Moderators, damit Anregungen, Erfahrungen und Kritik jedes Teammitgliedes entsprechende Berücksichtigung finden. Informationsmöglichkeiten und Diskussionsforen zu den Mitarbeitern des Unternehmens gewähren eine größtmögliche Akzeptanz, da Mitarbeiter so, im Sinne der Organisationsentwicklung (OE) zu Beteiligten[2] gemacht werden (vgl. VOLLMUTH, H., 1998, S. 28). Orientierungsmöglichkeit bietet eine Vorgehensweise „Schritt für Schritt", wobei folgende Fragen Hilfestellung bieten können:

- Warum sind Kennzahlen wichtig und notwendig?
- Auf welche Kennzahlen kommt es an? Wie können bedeutende Kennzahlen und Meilensteine* des Unternehmens mit Kennzahlen erfasst werden?

---

2 dazu ausführlich: MANAGEMENT CENTER VORARLBERG: OE-Prozesse systemisch initiieren und gestalten. 2., aktualisierte Auflage, Dornbirn. 1992

- Welche Kennzahlen sind zu Kontrollen erforderlich?
- Welche Kennzahlen werden zur Steuerung benötigt?
- Wo kommen die Daten her?
- Wie sind die Kennzahlen im Einzelnen zu berechnen?
- Wie müssen Kennzahlen interpretiert werden?
- Sind alle Kennzahlen festgelegt und genau definiert?
- Welche Verantwortungsbereiche benötigen welche Kennzahlen und wie häufig?
- Können die einzelnen Kennzahlen mit Hilfe der EDV ermittelt werden (vgl. GEHRINGER, J./MICHEL, W., 2000, S. 49)?

ZIEGENBEIN fordert, bei der Gestaltung eines Kennzahlensystems darauf zu achten,

„…dass dieses in der Lage ist, Kommunikationsprozesse zu fördern, was u. a. voraussetzt, dass die im System enthaltenen Einzelkennzahlen verständlich sind, sich auf das Wesentliche beschränken und laufend aktualisiert werden" (ZIEGENBEIN, K., 1998, S. 497).

Idealerweise werden die ausgewählten Kennzahlen deshalb in einem Management-Informations-System zusammengefasst.

1.1.9 Die Einordnung der Balanced Scorecard als Kennzahlensystem

Die allgemeine Kritik an den klassischen Kennzahlensystemen war der ursprüngliche Auslöser für die Entwicklung der Balanced Scorecard. KAPLAN und NORTON stellen fest, dass viele Unternehmen bereits finanzielle und nicht-finanzielle Kennzahlen verwenden. Allerdings werden diese lediglich dazu verwendet, ein taktisches Feedback zu bekommen und Kontrolle über kurzfristige Operationen zu erhalten.

Die Balanced Scorecard hingegen soll die Mission und Strategie einer Geschäftseinheit in materielle Ziele und Kennzahlen übersetzen können (vgl. KAPLAN, R./NORTON, D., 1997, S. 8).

„Die Kennzahlen sind eine **Balance** zwischen extern orientierten Messgrößen für Teilhaber und Kunden und internen Messgrößen für kritische Geschäftsprozesse, Innovation sowie Lernen und Wachstum. Die Kennzahlen halten die **Balance** zwischen den Messgrößen der Ergebnisse vergangener Tätigkeiten und den Kennzahlen, welche zukünftigen Leistungen antreiben. Und die Scorecard ist **ausgewogen** in bezug auf objektive, leicht zu quantifizierende Ergebniskennzahlen und subjektive, urteilsabhängige Leistungstreiber der Ergebniskennzahlen" (KAPLAN, R./NORTON, D., 1997, S. 10).

Die Balanced Scorecard zeichnet zudem aus, dass Ziele, Messgrößen und strategische Aktionen jeweils einer konkreten Betrachtungsweise (Perspektive) zugeordnet werden. KAPLAN/NORTON fassen dies wie folgt zusammen:

„Die Balanced Scorecard schafft einen neuartigen Rahmen zur Integration von strategischen Maßnahmen. Sie enthält die finanziellen Kennzahlen vergangener Leistungen und führt gleichzeitig zukünftige finanzielle Leistungstreiber ein. Diese Kenngrößen, welche die Perspektiven Kunde, interne Geschäftsprozesse sowie Lernen und Wachstum umfassen, werden aus einer expliziten und kompromisslosen Übersetzung der Unternehmensstrategie in konkrete Leistungsziele und Maßnahmen abgeleitet" (KAPLAN, R./NORTON, D., 1997, S. 18).

Es ist festzuhalten, dass – betrachtet man sich die grundlegenden Anforderungen an ein Kennzahlensystem – die Balanced Scorecard selbstverständlich als ein solches einzuordnen ist. Zunächst besticht die BSC, indem sie der Forderung nach der Berücksichtigung der nichtfinanziellen Kennzahlen nachkommt. Festzuhalten ist aber auch, dass die BSC allein damit nicht zu dem propagierten innovativen Instrument wird, als das sie vielfach beschrieben wird. „Die Balanced Scorecard ist mit Fug und Recht als die erfolgreichste Instrumenten-Innovation der letzten Jahre zu bezeichnen" (WEBER, J., 2000, S. 5). Denn Beispiele für die Beachtung beider Faktoren finden sich in der Managementliteratur und Unternehmenspraxis häufig.

„Seit betriebswirtschaftliche Kennzahlensysteme verwendet werden, und das dürfte mit dem DuPont'schen System seit den zwanziger Jahren des letzten Jahrhunderts der Fall sein, hat man auf die Balance wesentlicher Erfolgsfaktoren geachtet. Da sich die zugrundeliegenden Erfolgsfaktoren im Laufe der Zeit änderten, wurden auch die in Kennzahlen abgebildeten Werte sukzessive immaterieller. Neben den Finanzkennzahlen erfasste man immer häufiger Zufriedenheitsgrade, Auftragserfolgsquoten und ähnliche Indikatoren. Die frühen Autoren dieser „Frühwarnsysteme" oder „Früherkennungssysteme" forderten unisono die Abbildung und das Controlling der für den langfristigen Erfolg des Unternehmens wesentlichen Erfolgsfaktoren. Nichts anderes tut die BSC" (MICIC, P., 2000; S. 3).

KAPLAN und NORTON beantworten diese Fragen/Einwände wie folgt:

„Unserer Erfahrung nach ist die optimale Balanced Scorecard mehr als eine Sammlung von kritischen Erfolgsfaktoren. Die verschiedenen Kennzahlen auf einer richtig angelegten Balanced Scorecard sollten aus einer Verknüpfung von Zielen und Kennzahlen bestehen, die sowohl beständig als auch wechselseitig verstärkend wirken.(…)Die Verknüpfungen sollten sowohl Ursache- Wirkungsbeziehungen als auch eine Mischung von Ergebniskennzahlen und Leistungstreibern beinhalten" (KAPLAN, R./NORTON, D., 1997, S. 28).

Ein weiteres Argument für die Balanced Scorecard als Kennzahlensystem, welches im Speziellen auf die Erfahrungen in Deutschland bezogen ist, formulieren WEBER und SCHÄFFER anschaulich:

„In Deutschland geht es nicht darum, mehr Instrumente zur Steuerung hervorzuheben, sondern aus dem Wust von Instrumenten nur einige weniger leuchten zu lassen, die anderen jedoch abzudunkeln" (WEBER, J./SCHÄFFER, U., 1999, S. 6)

oder an anderer Stelle:

„…Wer kennt nicht die Klage von Kennzahlengräbern?" (WEBER, J., 2000, S. 6)

Als das innovativste Element der BSC gilt allerdings die Darstellung von vier Perspektiven, die zu einem intuitiven Verständnis und zu einer hohen

Anschaulichkeit des Konzepts beiträgt (vgl. WEBER, J./SCHÄFFER, U., 1999, S. 6 FRIEDAG, H./SCHMIDT, W., 2000, S. 27).

„Das Kennzahlensystem sollte die Beziehungen (Hypothesen) zwischen Zielen (und Kennzahlen) aus den verschiedenen Perspektiven deutlich machen, damit sie gesteuert und bewertet werden können. Die Kette von Ursachen und Wirkung sollte sich durch alle vier Perspektiven auf der Balanced Scorecard ziehen" (KAPLAN, R./NORTON,D., 1997, S. 28).

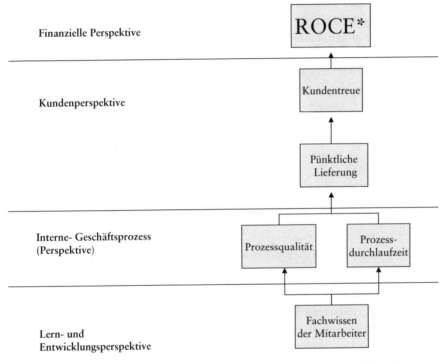

Abbildung 1: Ursache-Wirkungskette in der BSC (vgl. KAPLAN, R./NORTON, D.,1997, S. 29)

Die vier Perspektiven mit den kausalen Zusammenhängen von Ursache und Wirkung als wesentliche Elemente, werden nachfolgend näher erläutert.

1.2 Die vier Perspektiven der Balanced Scorecard

Wie bereits unter Abschnitt 1.1 erwähnt, geht die BSC mit der Gestaltung der vier Perspektiven über die Anforderungen an ein Kennzahlensystem hinaus.

„Die Balanced Scorecard ist nicht – wie manchmal missverstanden – ein neues Kennzahlensystem, das auch nicht finanzielle Kennzahlen integriert, sondern ein Managementsystem. Es hat die Funktion, den gesamten Planungs-, Steuerungs- und Kontrollprozess der Organisation zu gestalten. Durch die vernetzte Mehrdimensionalität der Steuerungsgrößen werden Symptome mit den dahinterliegenden Ursachen verknüpft" (HORVATH, P., In: KAPLAN, R./NORTON, D., 1997, S. V).

Das schon erwähnte intuitive Verständnis der vier Perspektiven wird erklärbar, da sich hier zum einen die altbekannte Wertschöpfungskette erkennen lässt. Dabei geht die BSC jedoch über herkömmliche Ansätze, die ihr Hauptaugenmerk auf die Verbesserung und Überwachung existierender Prozesse legen, hinaus. Vielmehr schafft sie die Möglichkeit, neue Prozesse zu identifizieren, die ein Unternehmen zur Erreichung optimaler Kundenzufriedenheit schaffen muss (vgl. KAPLAN, R./NORTON, D., 1997, S. 24). Hier werden der innovative Ansatz und die Zukunftsorientierung der BSC besonders deutlich.

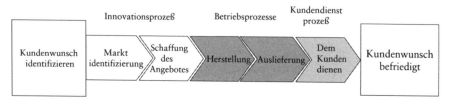

Abbildung 2: Prozess-Wertkette (vgl. KAPLAN, R./NORTON, D., 1997, S. 26)

Als weitere Erklärung für die Akzeptanz der vier Perspektiven ist die Tatsache zu sehen, dass eine Vielzahl von Management-Innovationen der letzten Jahre in einem System zusammengefasst werden können. Weber zeigt auf, dass deutsche Unternehmen in den letzten Jahren nicht untätig waren und viele der neuen Konzepte aufgenommen haben. Vielfach sind diese jedoch aus verschiedensten Gründen auf halbem Wege stehen geblieben (vgl. WEBER, J., 2000, S. 7). Hier sieht WEBER die Chance für die BSC:

„...Außerdem haben nur wenige Unternehmen den Zusammenhang zwischen den Innovationen erkannt; dort liegen viele „Innovations-Fäden" unverknüpft da. Wissensinseln warten darauf, miteinander verbunden zu werden – und genau an dieser Stelle setzt die Balanced Scorecard an" (WEBER, J., 2000, S. 7).

Vielfach diskutiert wird die Möglichkeit und Notwendigkeit, die vier Perspektiven der Balanced Scorecard zu minimieren oder zu ergänzen. Beispielsweise schlägt Friedag folgende weitere Perspektiven vor: Lieferantenperspektive, Kreditgeberperspektive, öffentliche Perspektive, Kommunikations-, Organisations- oder Einführungsperspektive (vgl. FRIEDAG, H./SCHMIDT, W., 2000, S. 197).
Zu diesem Anliegen nehmen KAPLAN/NORTON wie folgt Stellung:

„Die vier Perspektiven der Balanced Scorecard haben sich in vielen Firmen und Branchen als nützlich und stabil erwiesen. Man sollte jedoch bedenken, das die Scorecard als Schablone und nicht als Zwangsjacke gedacht ist. Es gibt keine mathematische Formel die beweist, dass vier Perspektiven notwendig und ausreichend sind" (KAPLAN R./NORTON, D., 1997, S. 33).

1.2.1 Die finanzielle Perspektive

Die besondere Stellung der Finanzperspektive wird schon in der oben dargestellten Ursache-Wirkungskette deutlich. Alle Ziele und Kennzahlen der Balanced Scorecard müssen – so das Konzept – mit einem Ziel der finanzwirtschaftlichen Perspektive verbunden sein. Damit wird deutlich herausgestellt, dass ohne Berücksichtigung der finanziellen Seite und entsprechenden langfristigen Einnahmeüberschüssen kein Unternehmen auf Dauer existieren kann.

„Finanzkennzahlen zeigen an, ob die Unternehmensstrategie, ihre Umsetzung und Durchführung überhaupt eine grundsätzliche Ergebnisverbesserung bewirken" (KAPLAN, R./NORTON, D., 1997, S. 24).

KAPLAN und NORTON stellen dabei ganz klar heraus, dass der strategische Fokus des Unternehmens auch hier zum Ausdruck kommen muss.

„Die Scorecard sollte ganz klar die Strategie widerspiegeln, und zwar von den langfristigen finanzwirtschaftlichen Zielen angefangen, diese dann mit den notwendigen Maßnahmen für finanzielle Prozesse, Kunden, interne Prozesse sowie Mitarbeiter und Systeme verknüpfen, um schließlich die langfristige wirtschaftliche Leistung zu erbringen" (KAPLAN, R./NORTON, D., 1997, S. 46).

Die zweifache Bedeutung der Finanzkennzahlen (und -ziele) werden hier deutlich und von Kaplan und Norton auch explizit betont:

„Finanzwirtschaftliche Ziele und Kennzahlen müssen eine Doppelrolle spielen: Sie definieren die finanzielle Leistung, die von der Strategie erwartet wird und sie dienen als Endziel für die Ziele und Kennzahlen aller anderen Scorecard-Perspektiven" (ebenda).

Aus finanzwirtschaftlicher Sicht sollten jene Ziele formuliert werden, die die Existenzberechtigung des Unternehmens für die Zukunft nachweisen. KAPLAN und NORTON postulieren hier in der Balanced Scorecard eine Ermutigung zu sehen, Geschäftseinheiten* mit den finanzwirtschaftlichen Zielen des ganzen Unternehmens zu verbinden. Obwohl, so KAPLAN und NORTON, ein einheitlich formuliertes Ziel, welches für alle Geschäftseinheiten als fair anzusehen ist, sinnvoll erscheint, scheitert diese Fairness meist an der Erkenntnis, dass verschiedene Geschäftseinheiten auch verschiedene Strategien verfolgen. Somit sollten Führungskräfte der Geschäftseinheit die passende finanzielle Messgröße für ihre Strategie bestimmen (vgl. KAPLAN, R./NORTON, D., 1997, S. 46). KAPLAN und NORTON weisen auch darauf hin, dass finanzwirtschaftliche Ziele auf jeder Stufe des Lebenszyklus einer Geschäftseinheit unterschiedlich sein können. Sie orientieren sich dabei an der Theorie der genetischen Betrachtung einer Unternehmung[3], vereinfachen diese jedoch in Wachstums-, Reife- und Erntephase. Für jede dieser Phasen sehen sie die finanzwirtschaftliche Zielsetzung different:

Wachstumsphase

„Im **Wachstum** begriffene Unternehmen befinden sich in der Anfangsphase ihres Lebenszyklus. Sie besitzen Produkte oder Dienstleistungen mit einem enormen Wachstumspotenzial. (...) Das finanzwirtschaftliche Gesamtziel für Unternehmen in der Wachstumsphase kann prozentuale Ergebniswachstumsraten aus Einkünften umfassen sowie Umsatzwachstumsraten in den Zielmärkten, Kundenkreisen und Regionen" (KAPLAN, R./NORTON, D., 1997, S. 47).

Reifephase

„Die meisten Geschäftseinheiten befinden sich wahrscheinlich in der **Reifephase**, in der sie zwar für Investitionen noch immer attraktiv sind, jedoch eine exzellente Kapitalrendite vorweisen müssen.(...)In der Reifephase werden die meisten Geschäftseinheiten ihr finanzwirtschaftliches Ziel auf Rentabilität ausrichten. Dieses Ziel kann durch mit dem Periodengewinn verbundenen Kennzahlen wie Betriebsergebnis oder Deckungsbeitrag ausgedrückt werden" (ebenda).

Erntephase

„Manche Geschäftseinheiten haben die Stufe der Reife schon erreicht, und das Unternehmen möchte die Investitionen der beiden vorhergehenden Stufen jetzt ernten. (...) Das Hauptziel ist, den Cash-flow-Rückfluß zu maximieren" (KAPLAN, R./NORTON, D., 1997, S. 48).

Abgesehen von der auf die spezielle Phase des Unternehmens bzw. der Geschäftseinheit abgestimmte finanzwirtschaftliche Zielsetzung sehen KAPLAN und NORTON drei weitere Bereiche, die in allen Phasen Gültigkeit besitzen. Hierzu zählen:

- der Ertragswachstum und -mix,
- die Kostensenkung/Produktivitätsverbesserung und
- die Nutzung von Vermögenswerten/Investitionsstrategie (vgl. KAPLAN, R./ NORTON, D., 1997, S. 49).

Damit bewegen sich KAPLAN und NORTON innerhalb der Finanzperspektive im – den meisten Managern bzw. Controllern wohl bekannten – Spannungsfeld der Finanzen zwischen Sicherung von Liquidität, Rentabilität und Stabilität (Bilanzrelation).

1.2.2 Die Kundenperspektive

Intention der Kundenperspektive ist es, die Kunden- und Marktsegmente zu identifizieren, in denen das Unternehmen konkurrenzfähig ist bzw. sein soll.

---

3 ausführlich in: HEINEN, E., 1981, S. 43

Durch eine entsprechende Fokussierung wird das Management aufgefordert, seine Ressourcen strategisch einzusetzen. Die deutlich gestiegene Wettbewerbsintensität und die Erkenntnis, dass sich die Anforderungen an die Schnelligkeit im Marktprozess nicht mehr durch traditionelle Muster der Produktentwicklung und Kundenbedienung bewältigen lassen, haben in zahlreichen Unternehmen bereits zu der Erkenntnis geführt, die Kunden in den Mittelpunkt ihrer Arbeit zu rücken.

Diese Absicht sollte nach KAPLAN und NORTON aber auch in spezifische markt- und kundenbezogene Ziele umgesetzt werden.

„Deshalb setzt die Kundenperspektive der Scorecard die Unternehmensmission und -strategie in spezifische Ziele in bezug auf Zielkunden und Marktsegmente um, die dann dem ganzen Unternehmen vermittelt werden können" (KAPLAN, R./NORTON, D., 1997, S. 62).

Gründliche Marktforschung ist unabdingbar. Erst dann sind die entsprechenden Kennzahlen zu bilden.

„Wenn ein Unternehmen erst einmal seine Zielsegmente auf dem Markt identifiziert hat, kann es anfangen, die Ziele und Kennzahlen für das Zielsegment festzulegen" (vgl. KAPLAN R./ NORTON D., 1997, S. 65).

In ihrer Praxisbeobachtung und Forschung extrahieren KAPLAN und NORTON gewisse Kennzahlen als Kernkennzahlen heraus, die fast jedes Unternehmen verwendet. Ergänzt werden diese dann durch spezifische Leistungstreiberkennzahlen, die das Wertangebot darstellen, die das Unternehmen seinen Kunden bietet. Als Kernkennzahlen, die in einem kausalen Zusammenhang stehen, bezeichnen sie Kennzahlen für:

- Marktanteil
- Kundentreue
- Kundenakquisition
- Kundenzufriedenheit und
- Kundenrentabilität.

Aspekte, die neben der dargestellten Kernkennzahlengruppe bei den Kunden der Zielsegmente Treue und Zufriedenheit bewirken, können selbstverständlich von Branche zu Branche variieren. Es gibt drei Kategorien von Eigenschaften, welche diese Wertangebote strukturieren:

- Produkt und Serviceeigenschaften,
- Kundenbeziehungen und
- Image und Reputation.

„Durch eine Auswahl spezifischer Ziele und Kennzahlen aus diesen drei Klassen kann das Management den Fokus des Unternehmens auf ein genaueres Leistungsangebot für die Zielkundensegmente richten" (KAPLAN, R./NORTON, D., 1997, S. 83).

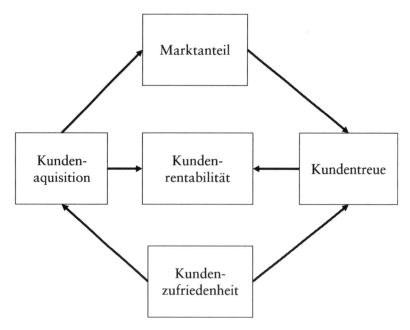

Abbildung 3: Kausalkette der Kernkennzahlen der Kundenperspektive (vgl. KAPLAN, R./NORTON, D., 1997, S. 29)

Die Ziele und Kennzahlen sind somit auf das jeweilige Unternehmen bzw. die jeweilige Organisation individuell zugeschnitten. Vielfach enthalten diese aber Kennzahlen innerhalb der Dimensionen Zeit, Qualität und Preis. Die Zeitdimension umfasst die Fähigkeit, schnell und zuverlässig auf Kundenwünsche zu reagieren. Exzellente Qualität bietet stets eine Möglichkeit, sich vom Konkurrenten abzuheben, und aus dem Blickwinkel des Kunden ist der Preis des Produktes bzw. der Dienstleitung stets eine wichtige Argumentation.

Zusammenfassend schärft die Kundenperspektive den Blick in zwei Richtungen. Zum einen im Bereich der Kunden- und Wettbewerbsorientierung, zum anderen stärkt sie die Wahrnehmung der eigenen Leistung durch den Kunden. Moderne Managementinnovationen wie das Target-Costing* kommen dieser Blickrichtung entgegen und können einbezogen und integriert werden.

1.2.3 Die Perspektive Interne Prozesse

Um die Ziele der Anteilseigner und Zielkundensegmente erfüllen zu können, müssen kritische Prozesse identifiziert und einwandfrei beherrscht werden. Dieses Bestreben verfolgt die interne oder Geschäftsprozessperspektive.

Dabei geht es nicht um die herkömmliche Verbesserung derartiger Prozesse, denn dabei werden allzu oft nur einzelne Fragen oder Teilprozesse analysiert.

„Das Performance-Measurement-System der meisten Unternehmen konzentriert sich auf die Verbesserung existierender Betriebsprozesse.... Der Prozess zur Ableitung von Zielen und Kennzahlen für die interne Prozessperspektive stellt den Unterschied zwischen der Balanced Scorecard und herkömmlichen Performance Measurement-Systemen sehr gut heraus" (KAPLAN, R./NORTON, D., 1997, S. 89).

Die Kennzahlen dieser Perspektive werden normalerweise nach der Formulierung von Zielen und Kennzahlen für die finanzielle und Kundenperspektive gebildet. Dieses Vorgehen ist hilfreich, um wesentliche Prozesse herauszufiltern. Allgemein folgt die Balanced Scorecard dem Wertschöpfungsprozess (siehe auch Abb. 2), welcher die gesamte Komplexität des wirtschaftlichen Lebens umfasst. Die empirischen Untersuchungen von Kaplan und Norton ergaben, dass die daraus abgeleiteten wesentlichen strategischen Punkte folgenden drei Hauptkomponenten zuzuordnen sind:

- **Innovation**

„Der Innovationsprozess stellt die „lange Welle" der Wertschöpfung dar, in der Unternehmen zuerst neue Märkte, neue Kunden und aufkommende sowie latente Wünsche identifizieren und befriedigen müssen" (KAPLAN, R./NORTON, D., 1997, S. 94).

- **Betriebliche Prozesse**

„Der Betriebsprozess stellt die „kurze Welle" der Wertschöpfung in Unternehmen dar. Er beginnt mit dem Eingang einer Bestellung und endet mit der Lieferung des Produktes oder der Dienstleitung an den Kunden" (KAPLAN, R./NORTON, D., 1997, S. 100).

- **Kundendienst**

„Der Kundendienstprozess ermöglicht Unternehmen eine klare Sicht auf wichtige Aspekte des Services, die nach dem Kauf und der Lieferung des Produktes Bedeutung gewinnen" (KAPLAN, R./NORTON, D., 1997, S. 111).

FRIEDAG und SCHMIDT fügen als vierte Komponente die interne und externe Kommunikation, im engeren Sinne als Geschäftsprozess verstanden, hinzu.

„Dabei gilt es zunächst einmal, die Kommunikation als wesentlichen Geschäftsprozess zu begreifen und zu managen. In vielen, wenn nicht den meisten Unternehmen existieren auf diesem Gebiet erhebliche Defizite(...)Damit vergibt das Management nach innen Führungspotenzial und nach außen Marktchancen" (FRIEDAG, H./SCHMIDT, W., 2000, S. 151).

Nach FRIEDAG und SCHMIDT ist es Aufgabe der internen Kommunikation, allen Mitarbeitern die Mission, Vision und die strategischen Ziele zu vermitteln. Externe Kommunikation umfasst Öffentlichkeitsarbeit, Werbung und Veranstaltungen (vgl. ebenda, S. 152). Auch die Prozessperspektive umfasst Kennzahlen innerhalb der Bereiche Zeit, Qualität und Kosten. Beispielhaft nennen KAPLAN und NORTON im Bereich Zeit die Kennzahl MCE (manufacturing cycle effectiveness)*, im Bereich Qualität den „first pass yields"* und für den Bereich Kosten Activity-based Costing*. Wenn Verbesserungsprogramme kontinuierlicher Art wie TQM* oder diskontinuierlicher Art wie Reengineering* angewendet werden, können die Kennzahlen in den o. g. Kategorien wichtige Informationen zum Zielerreichungsgrad liefern (vgl. KAPLAN, R./NORTON, D., 1997, S. 118).

1.2.4 Die Perspektive Lernen und Entwicklung

Die Perspektive Lernen und Entwicklung ist wegen der langfristigen Wirkung auf das Wachstum eines Unternehmens von großer Bedeutung. Hier werden Ziele und Kennzahlen entwickelt, die eine lernende und sich entwickelnde Organisation fördern. Damit wird die zur Erreichung der Ziele der anderen Perspektiven notwendige Infrastruktur geschaffen. KAPLAN und NORTON sehen, basierend auf ihren empirischen Untersuchungen, drei Hauptkategorien für die Lern- und Entwicklungsperspektive:

- Mitarbeiterpotenziale,
- Potenziale von Informationssystemen,
- Motivation, Empowerment* und Zielausrichtung.

„Strategien für bessere Leistung verlangen signifikante Investitionen in Menschen, Systeme und Prozesse, welche die Unternehmenspotenziale überhaupt ausmachen" (KAPLAN, R./NORTON, D., 1997, S. 140).

Eine Hauptgruppe liefert aus den drei mitarbeiterorientierten Kennzahlen Zufriedenheit, Produktivität und Mitarbeitertreue die Ergebniskennzahlen bezüglich der Investitionen in Mitarbeiter, Systeme und Zielausrichtung.
Zu diesen Ergebniskennzahlen nehmen KAPLAN und NORTON wie folgt Stellung:

„Zufriedene Mitarbeiter sind eine Bedingung für Produktivitätssteigerung, Reaktionsfähigkeit, Qualität und Kundenservice.(...)Normalerweise wird Personalzufriedenheit durch eine jährliche oder zufällige, repräsentative, monatliche Umfrage gemessen" (KAPLAN, R./NORTON, D., 1997, S. 124).

„Treue Mitarbeiter sind Wertträger der Organisation, des Wissens um die Unternehmensprozesse und, wie wir hoffen, der Sensibilität für die Wünsche des Kunden. Mitarbeitertreue wird im allgemeinen an der Fluktuationsrate der Stammmitarbeiter gemessen" (ebenda, S. 125).

„Mitarbeiterproduktivität ist eine Ergebniskennzahl, die sich auf den Einfluss bezieht, den eine Steigerung der Mitarbeiterfähigkeiten auf Innovationen, die Verbesserung interner Prozesse und die Zufriedenstellung von Kunden ausübt.(...)Hierzu gibt es verschiedene Wege. Die einfachste Produktivitätskennzahl ist der Ertrag pro Mitarbeiter" (ebenda, S. 125).

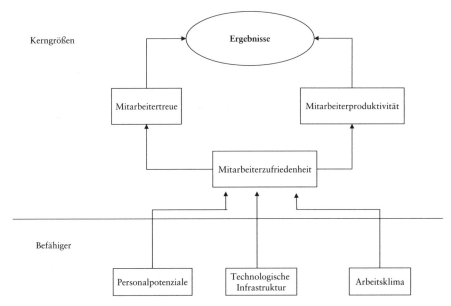

Abbildung 4: Rahmen für die Kennzahlen der Lern- und Entwicklungsperspektive (vgl. KAPLAN, R./NORTON, D., 1997, S. 124)

Nach Auswahl der o. g. Kernkennzahlen folgt die Identifikation der situationsspezifischen Antriebskräfte, den so genannten „Befähigern" (vgl. Abb. 4). Diese werden folgendermaßen aufgeschlüsselt:

Personalkompetenzen	Technologische Infrastruktur	Arbeitsklima
Strategische Fähigkeiten	Strategische Technologien	Schlüsselentscheidungen
Schulungsebenen	Strategische Datenbanken	Strategischer Fokus
„Hebelwirkung" der Fähigkeiten	Erfassung von Erfahrungen	„Empowerment"
	Softwareausrüstung	Ausrichtung am Unternehmensziel
	Patente, Copyrights	Arbeitsmoral
		Teamfähigkeit

Tabelle 1: Situationsspezifische Antriebskräfte für Lernen und Wachstum (vgl. KAPLAN, R./NORTON, D., 1997, S. 127)

Einschränkend machen sie deutlich, dass die treibenden Faktoren dieser Ergebnisse heute eher generisch und noch nicht so weit entwickelt sind, wie die der anderen Perspektiven.

„Anders als bei den spezifischen Kennzahlen, die wir zuvor für die finanzwirtschaftliche, die interne und die Kundenperspektive für einzelne Unternehmen beschrieben haben, gibt es weit weniger Beispiele für unternehmensspezifische Kennzahlen, die sich auf die Lern- und Entwicklungsperspektive beziehen" (KAPLAN, R./NORTON, D., 1997, S. 138).

Auch WEBER und SCHÄFFER beziehen hierzu Stellung:

„Auch erste Implementierungserfahrung in Deutschland zeigt, dass die Lern- und Entwicklungsperspektive von allen vier Blickrichtungen am schwersten zu füllen ist" (vgl. WEBER, J./SCHÄFFER, U., 1999, S. 153)!

KAPLAN und NORTON sehen jedoch aus diesem Grund nicht die Notwendigkeit, auf die Einbindung dieser Perspektive zu verzichten; vielmehr propagieren sie die in der BSC inneliegende Chance:

„Es ist zu erwarten, dass wenn Unternehmen Managementprozesse auf Basis der BSC umsetzen, bald mehr Beispiele für kreative, kundenorientierte Kennzahlen der Lern- und Entwicklungsperspektive sichtbar werden" (KAPLAN, R./NORTON, D., 1997, S. 138).

Diese wünschenswerte Entwicklung wäre Gelegenheit, eine der zentralen faktorbezogenen Managementinnovationen der letzten Jahre, das Wissensmanagement, in die Weiterentwicklung der Unternehmen miteinzubeziehen. Denn es ist zu konstatieren, dass hier alle bisherigen Ansätze nicht über das Schlagwortstadium hinausgekommen sind (vgl. WEBER, J., 2000, S. 7).

1.3   Die BSC als Managementsystem

Wie bereits erwähnt und an vielen der oben genannten Ausführungen deutlich geworden, stellt die BSC nicht nur ein Kennzahlensystem dar. Vielmehr soll sie als Managementsystem ein Bindeglied zwischen der Entwicklung einer Strategie und deren Umsetzung sein.

„Die Balanced Scorecard ist mehr als ein taktisches oder operatives Meßsystem. Innovative Unternehmen verwenden sie als ein strategisches Managementsystem, um ihre Strategie langfristig verfolgen zu können" (KAPLAN, R./NORTON, D., 1997, S. 10).

Deutlich wird die Verknüpfung von Strategie und Kennzahlen durch den Aufbau von Ursache-Wirkungs-Beziehungen, auf die an späterer Stelle eingegangen wird. Zunächst ist jedoch zu klären, inwieweit die BSC den grundsätzlichen Anforderungen an ein Managementsystem entspricht.

1.3.1   Begriffsklärung

Der Begriff „Management" ist ein feststehender Ausdruck der englischen Sprache, der auch im deutschen Sprachraum große Verbreitung gefunden hat. Die Herkunft wird, nach dem jeweiligen Gesellschaftsbild des Autors, unterschiedlich auf das Lateinische „manu agere" – „Mit der Hand machen" oder auf „manus agere" – „An der Hand führen", zurückgeführt (vgl. STAEHLE, W., 1989, S. 65).

Uneinigkeit über die Einordnung des Managements als Kunst oder als Wissenschaft führt heute dazu, dass es eine Fülle von handlungsorientierter Managementliteratur gibt. Der schillernde Begriff des Managements wird dabei oft sehr vielschichtig benutzt, häufig fehlt jedoch eine fundierte theoretische Basis. Die Verwendung in den unterschiedlichsten Ausprägungen und Begriffsinhalten erhält oft dann Hochkonjunktur, wenn es einer Branche schlecht geht oder Schwachstellen innerhalb einer Unternehmung auszumachen sind. Die populärwissenschaftliche Managementliteratur wird von kurzlebigen Managementempfehlungen „Modewellen" geradezu beherrscht (vgl. u. a. STAEHLE, W., 1989, S. 73 ff.).

Grundlegende Managementkonzepte sind eng verbunden mit den jeweils vorherrschenden Produktionsstrukturen, Organisationsformen und Handlungsmethoden von Betrieben und Unternehmen. Entsprechend der jeweils vorherrschenden Strukturen und ihrer wissenschaftlichen Erforschung wurden verschiedenste Managementkonzepte herausgebildet. Zu nennen sind hier die klassischen Konzepte des **industrial engineering** nach F. W. TAYLOR (1917), die **bürokratisch-administrativen** Ansätze nach M. WEBER (1972) sowie die **verhaltenswissenschaftlichen-motivationsorientierten** Ansätze nach G. E. MAYO (1945) bis hin zu den **systemtheoretischen** und **kybernetischen** Konzepten nach N. WIENER (1948), T. PARSONS (1951/1960), N. LUHMANN (1965/1984) und den **ganzheitlichen Ansätzen** mit den Konzepten der organischen Geschlossenheit von Selbsterzeugung, Systemerhaltung und Organisationskultur nach G. PROBST und P. GOMEZ (1985) der heutigen Zeit (vgl. STAEHLE, W., 1989, S. 22 ff.).

All diese Ansätze sind vor dem Hintergrund der jeweils aktuellen Rahmenbedingungen zu sehen und zu verstehen. Es ist davon auszugehen, dass auch die klassischen Konzepte punktuell Auswirkungen (oder Nachwirkungen) auf unsere moderne Unternehmenspolitik haben, wenngleich auch im Wesentlichen bedingt durch die Komplexität der heutigen Gesellschafts- und Unternehmensstrukturen, systemtheoretische und ganzheitliche Konzepte vorherrschen. Im Rahmen dieses Titels ist eine kritische Würdigung der verschiedensten Richtungen und Ansätze nicht möglich, ein Bezug auf die unterschiedlichen Konzepte wird jedoch im Zusammenhang erfolgen.

Der Managementbegriff wird heute in zwei Bedeutungsvarianten verwendet:

- Management im **funktionalen** Sinn, welcher die Prozesse und die Funktionen beschreibt, die in arbeitsteiligen Organisationen notwendig werden.
- Management im **institutionalen** Sinn, d. h. die Tätigkeiten und Rollen und die Beschreibung der Personen, die Managementaufgaben wahrnehmen (vgl. STAEHLE, W., 1989, S. 65).

Die beinhalteten Aspekte der Managementfunktionen (managerial functional approch) und des Managementhandelns (managerial roles approch) fließen ein in das Managementsystem eines Unternehmens.

1.3.2   Bestandteile eines Managementsystems

„Unter einem Managementsystem kann man die Gesamtheit des Instrumentariums, der Regeln, Institutionen und Prozesse verstehen, mit denen Managementfunktionen erfüllt werden." (WILD, 1982 zitiert nach SCHIERENBECK, H., 1995, S. 99).

Als wichtige Bestandteile eines Managementsystems lassen sich

- das Organisationssystem,
- das Planungssystem,
- das Kontrollsystem,
- das Informationssystem und
- das Personal(Führungs-) system unterscheiden.

Die einzelnen Elemente weisen dabei engste Interdependenzen auf. Das Gelingen der Abstimmung in inhaltlicher, prozessualer und struktureller Hinsicht hat unmittelbare Auswirkungen auf die Funktionsfähigkeit des Unternehmens (vgl. ebenda, S. 99).

„Der Wirtschaftsprozess ist in Richtung auf die verfolgten Ziele bewusst zu lenken. Das heißt, es bedarf des Einsatzes schöpferischer und dynamischer Gestaltungskräfte, damit die Unternehmensprozesse zielgerichtet in Gang gesetzt werden und koordiniert ablaufen. Ob und inwieweit dies erfolgreich gelingt, hängt von der Qualität des Managementsystems einer Unternehmung ab" (SCHIERENBECK, H., 1995, S. 56).

1.3.3   Das Organisationssystem

Untersuchungen zeigen, dass die Gestaltung der organisatorischen Parameter als wesentliche Managementfunktion anzusehen sind. Hierbei wird die jeweilige Organisationsaufgabe von unterschiedlichen Managementebenen wahrgenommen. So obliegt dem Topmanagement die Entscheidung über die

Metaorganisationsfragen (Gesamtverantwortung), während die Objektorganisation mehr dem mittleren und dem unteren Management (Teilverantwortung) zuzuweisen ist. Organisation kann prinzipiell als ein auf den jeweiligen Zweck ausgerichtetes System von Ordnungsstrukturen und Regelungen verstanden werden.

1.3.3.1 Organisationsbegriff

Ein vertiefender Blick in die organisationswissenschaftliche Literatur zeigt, dass der Organisationsbegriff eine große Definitionsvielfalt aufweist. Grundsätzlich sind folgende Organisationsbegriffe zu unterscheiden:

- Der **funktionale** Organisationsbegriff lässt sich kurz mit dem Satz „Das Unternehmen hat eine Organisation" charakterisieren. Hierbei steht die Tätigkeit des Organisierens im Vordergrund.
- Der **institutionelle** Organisationsbegriff, der seinen Ursprung in der organisationssoziologischen Richtung hat, geht von der Auffassung „Die Unternehmung ist eine Organisation" aus.
- Der **integrative** Organisationsbegriff vereinigt beide Auffassungen und lässt sich durch systemtheoretische Überlegungen begründen (vgl. WOLL, A., 2000, S. 569).

Die weiteren Ausführungen sollen zum Verständnis dieser Begriffsdefinitionen beitragen:

1.3.3.2 „Das Unternehmen hat eine Organisation"

Der **funktionale** Organisationsbegriff findet sich in der betriebswirtschaftlichen Organisationslehre im deutschsprachigen Raum wieder:
KOSIOL versteht unter Organisation die zielorientierte „integrative Strukturierung von Ganzheiten oder Gefügesystemen", wobei er die Dauerhaftigkeit besonders hervorhebt (KOSIOL., E., 1975, zitiert nach VAHS, D., 1999, S. 9).

Kieser/Kubicek sehen in Organisationen „soziale Gebilde, die dauerhaft ein Ziel verfolgen und eine formale Struktur aufweisen, mit deren Hilfe Aktivitäten der Mitglieder auf das verfolgte Ziel ausgerichtet werden sollen" (KIESER, A./KUBICEK, H., 1992, zitiert nach VAHS, D., 1999, S. 9).

WÖHE fasst dies wie folgt zusammen:

„Unter Organisation verstehen wir einerseits den Prozess der Entwicklung dieser Ordnung aller betrieblichen Tätigkeiten (Strukturierung) und andererseits das Ergebnis dieses gestalterischen Prozesses, d. h. die Gesamtheit aller Regelungen, deren sich die Betriebsleitung und die ihr untergeordneten Organe bedienen, um die durch Planung entworfene Ordnung aller betrieblichen Prozesse und Erscheinungen zu realisieren" (WÖHE, G., 1996, S. 179).

1.3.3.3   Aufgaben der Organisation

Die klassische Gliederung der Aufgaben im betriebswirtschaftlichen (funktionalistischen) Verständnis ist die Unterteilung in Aufbau- und Ablauforganisation. Das zu diesem Thema fundierteste Theoriegebäude geht auf KOSIOL (1962) zurück. Demnach sind alle organisatorischen Maßnahmen darauf ausgerichtet, die Aufgabenerfüllung sicherzustellen. Hierzu ist die Gesamtaufgabe des Unternehmens zunächst in Teilaufgaben und Teilschritte zu zerlegen (Aufgaben- und Arbeitsanalyse), die danach zu zweckmäßigen Aufgabenkomplexen und Arbeitsprozessen zusammenzufassen sind (Aufgaben- und Arbeitssynthese). Infolgedessen entsteht eine systematisch begründete Aufbau- und Ablauforganisation (vgl. VAHS, D., 1999, S. 29).

Die **Aufbauorganisation** beschäftigt sich allgemein mit der Form der Institution, der Struktur der Führung, den Organisationsebenen sowie den Grundsätzen, nach denen der Aufbau der Organisation gestaltet wurde. Im Speziellen sind darunter Aufgaben zu verstehen wie:

- die Frage nach Zentralisation oder Dezentralisation,
- der Systemorganisation, d. h. der Abteilungs- bzw. Instanzen- und Stellenbildung in Form von Liniensystemen, Funktionssystemen, Stabliniensystemen oder Matrixorganisationen und
- der Aufbaudokumentation in Form von Organisationshandbüchern.[4]

Die **Ablauf- oder Prozessorganisation** kann im Allgemeinen nach der typischen Art der in ihr ablaufenden Prozesse kategorisiert werden. Denkbar sind soziale (menschliche), mechanische sowie automatische Prozesse. Dabei geht es im Speziellen um folgende Gesichtspunkte:

- Festlegung der Arbeitsinhalte nach Objekt und Verrichtung,
- Ordnung der Arbeitszeit,
- Ordnen der Arbeitsräume und
- Zuordnung zu Personen und Arbeitsmitteln.[5]

Die **prozessorientierte** Organisationsgestaltung stellt im Gegensatz zum traditionellen Gestaltungsansatz mit der von Kosiol geprägten Einteilung in Aufbau- und Ablauforganisation bei der Stellen- und Abteilungsbildung die besonderen Erfordernisse des Ablaufs von betrieblichen Wertschöpfungsprozessen in den Vordergrund. Erfolgsrelevante Prozesse werden identifiziert. Danach folgt die Analyse der vorhandenen Abläufe und gegebenenfalls ihre Neugestaltung. Erst dann folgt die Stellenbildung. Dieses Vorgehen fördert durch die Konzentration auf die wesentlichen Tätigkeitsfolgen die Ausrich-

---

4   dazu ausführlich: RAHN, H.-J., 2000, S. 288ff.; KIESER A. 1993
5   dazu ausführlich: RAHN, H.-J., 2000, S. 320ff.

tung der Organisation auf die wertschöpfenden Aktivitäten und trägt so zu schnittstellenärmeren Strukturen bei (vgl. VAHS, D., 1999, S. 194).

1.3.3.4 „Das Unternehmen ist eine Organisation"

Der zunächst im angelsächsischen Sprachraum dominierende institutionale Organisationsbegriff findet zunehmend auch in der deutschsprachigen Betriebswirtschaftslehre Verbreitung. Durch Einbeziehung der Erkenntnisse anderer Disziplinen wird der Organisationsbegriff erweitert und die Blickrichtung interdisziplinärer. Ein Grund hierfür ist sicherlich die Erkenntnis, dass generelle Regelungen in der Praxis nur dann funktionieren, wenn sie von den Organisationsmitgliedern auch angenommen und mitgetragen werden. So versteht die Organisationssoziologie unter einer Organisation ein zielgerichtetes soziales System, in dem Menschen mit eigenen Wertvorstellungen und Zielen tätig sind. Zwischen Mensch und System besteht dabei eine wechselseitige Beziehung (vgl. MAYNTZ, R., 1963, S. 40).

1.3.3.5 Organisatorischer Wandel und Ausblick in die Zukunft

Letztlich lassen schon die beiden o. g. Definitionen erkennen, dass es keine in sich geschlossene Organisationstheorie gibt. Wie bereits erwähnt, geht die Bandbreite der organisationstheoretischen Ansätze weit über die obigen Darstellungen hinaus und sind den verschiedensten Fachdisziplinen zuzuordnen (wie bereits als grundlegende Managementkonzepte erwähnt). Für die praktische Organisationsarbeit ist es deshalb nützlich und notwendig, sich nicht auf einen einzelnen Ansatz zu beschränken, sondern die Aussagen, Methoden und Erkenntnisse so weit wie möglich und sinnvoll in die Überlegungen mit einzubeziehen.

Unternehmen sind – bedingt durch innere und äußere Einflüsse – ständigen Wandlungsprozessen unterworfen. So ist das Hauptziel der Organisation darin zu sehen, unter den wechselnden situativen Bedingungen die jeweils beste Form für Strukturen und Abläufe zu finden. Die Entwicklung von Unternehmen und der dadurch bedingte organisatorische Wandel sind komplexe Prozesse, die eine vielschichtige Problematik aufweisen. Für die Bewältigung und Initiierung eines solchen organisatorischen Wandels, der häufig von Widerständen verschiedenster Art begleitet ist, gibt es verschiedenste Vorgehensweisen:

Organisationsgestaltung

Dieses Vorgehen orientiert sich am Ansatz des „Systems Engineering", der seinen Ursprung in der Gestaltung von technischen Systemen hat und später auf organisatorische Problemstellungen übertragen wurde. Systems Engineering beschreibt einen Problemlösungsprozess, der auf vier Grundgedanken beruht:

- Vorgehensprinzip „Vom Groben ins Detail",
- Prinzip der stufenweisen Alternativenbildung,
- stufenweise Gliederung der Systemgestaltung,
- Gliederung des Planungsprozesses in Phasen.

Diese Phasen bilden einen Zyklus, der als Organisationszyklus bezeichnet wird (vgl. VAHS, D., 1999, S. 267).

Organisationsentwicklung

Organisationsentwicklung beruht unter anderem auf dem klassischen Modell der bewussten Steuerung von Individuen und Gruppen von Kurt Lewin. Es wurde auf der Basis der Gleichgewichtsvorstellung formuliert und umfasst die Phasen:

1. Auftauen (unfreezing)
   Das heißt, Bereitschaft zur Veränderung erzeugen.
2. Verändern (changing)
   Mit dem Ziel, den ursprünglichen Zustand neu zu gestalten.
3. Wiedereinfrieren (refreezing)
   Langfristige Stabilisation der erreichten Organisationsänderung.

Die letzte Phase soll kein starres Festhalten am erreichten Zustand bedeuten, sondern Ausgangsbasis für eine kontinuierliche Weiterentwicklung sein (vgl. VAHS, D., 1999, S. 281).

Organisationales Lernen

Das Konzept des organisationales Lernens geht über die konventionellen Auffassungen vom organisatorischen Wandel hinaus. Hier wird die Entwicklung von Unternehmen als ein fortdauernder Lernprozess verstanden, der von der gesamten Organisation zu leisten ist. Die bekannteste Klassifizierung unterschiedet drei Ebenen organisationalen Lernens:

1. Single-loop learning (Ein-Schleifen-Lernen)

Die Organisationsmitglieder reagieren hier auf wahrgenommene Veränderungen, indem sie versuchen, die Fehlerquelle zu identifizieren und die Abweichungen zu den Standards zu beseitigen. Das Single-loop learning ist damit ein reines Anpassungslernen.

2. Double-loop learning (Doppelschleifen-Lernen)

Wenn sich Störungen durch Lernprozesse der ersten Ebene nicht beseitigen lassen, findet Double-loop learning statt. Es kommt hierbei zu einer Überprüfung und erforderlichenfalls zu einer Modifizierung der bisherigen Grundwerte und -überzeugungen. Folge ist die Etablierung neuer Standards. Das Double-loop learning wird deshalb als Veränderungslernen bezeichnet.

3. Deutero learning (Lernen zu Lernen)

Dieses Lernen setzt die Fähigkeit zum Single loop und Double loop learning voraus und ist eine Art Meta-Ebene des Lernens. Auf dieser Lernebene wird die organisationale Lernfähigkeit selbst zum Gegenstand des Lernprozesses (vgl. ARGYRIS, C./SCHÖN D., 1999, S. 35 ff.).

Angesichts der vielfältigen Möglichkeiten, den organisatorischen Wandel zu gestalten, stellt sich Organisationswissenschaftlern die Frage, welches die wesentlichen Determinanten der Organisation der Zukunft sind. Als mögliche Einflussgrößen werden genannt:

- **Zusätzliche Effektivitäts- und Effizienzerfordernisse**, u. a. durch einen steigenden Zeit-, Qualitäts- und Kostendruck.

- **Erhöhter Flexibilitäts- und Innovationsbedarf** gegenüber Markt und Wettbewerb, ausgelöst durch zunehmende Wettbewerbsintensität, kürzere Innovations- und Produktlebenszyklen und steigende Kundenanforderungen.

- **Wachsende Bedeutung des Humanpotenzials** durch fortschreitenden Wertewandel und die Entwicklung menschlichen Wissens.

- **Zunehmende Globalisierung wirtschaftlicher Aktivitäten**, z. B. durch das Entstehen größerer Wirtschafts- und Währungsräume (vgl. VAHS, D., 1999, S. 327).

1.3.3.6 Organisation und BSC

Grundsätzlich ist davon auszugehen, dass durch die Einführung der BSC und dem ihr zugrunde liegenden Konzept eine Auswirkung auf die Organisation des Unternehmens impliziert ist. HORVATH sieht die BSC im Triangel von Strategie, Strukturen und Prozessen und befürwortet vor ihrer Einführung „(...) zunächst die Führungs- und Organisationsstrukturen und Prozesse anzupassen (...)" (HORVATH & PARTNER, 2000, S. 109).

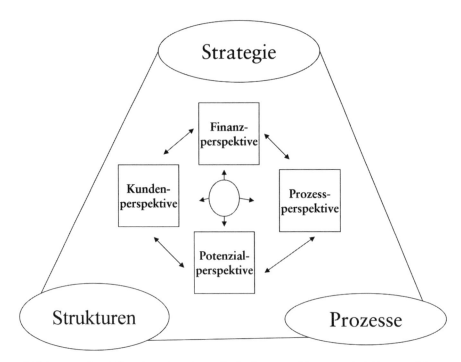

Abbildung 5: Die BSC im Triangel von Strategie, Strukturen und Prozessen (vgl. HORVÁTH & PARTNER, 2000, S. 110)

Demzufolge hat die Einführung der BSC weitreichende Auswirkungen auf die Organisation. KAPLAN und NORTON formulieren dies wie folgt:

„Am effektivsten ist die Balanced Scorecard dann, wenn sie verwendet wird, um eine Umstrukturierung der Organisation voranzutreiben" (KAPLAN, R./NORTON, D., 1997, S. 218).

Um den erforderlichen organisatorischen Wandel vollziehen zu können, propagieren KAPLAN und NORTON das organisationale Lernen:

„Der schließlich letzte Managementprozess bindet die Balanced Scorecard in einen strategischen Lernprozess ein. Wir betrachten diesen Prozess als den innovativsten und wichtigsten Aspekt des gesamten Scorecard Managements. Dieser Prozess schafft die Möglichkeit einer lernenden Organisation auf der Geschäftsführungsebene" (ebenda, S. 15).

Erfahrungen aus der Praxis verdeutlichen dies:

„Mit zunehmender Nutzungszeit der Balanced Scorecard wird deutlich, dass ihr möglicherweise größter Wert in der Initialisierung von organisationalen Lernprozessen liegt… Der in zeitlich strukturierten Rückkopplungsschleifen zu erfolgende konstruktiv-kritische Austausch über „Vision", „Strategie", „Erfolgsfaktoren", „Maßgrößen", „Wirkmechanismen" u. ä. ist der lebendige Kern diese Steuerungstools, denn schließlich bedingt die Offenheit des Systems „Unternehmen" Anpassungen und Innovationen der geplanten und antizipierten Handlungsentwürfe (der „Strategie") sowie der operativen Handlungsausführungen" (Praxisbeispiel Breuninger GmbH & Co; In: WEBER J. SCHÄFFER U., 2000(a), S. 83).

1.3.4   Das Planungs- und Kontrollsystem

Neben dem Organisationssystem zählt das Planungs- und Kontrollsystem zu den Hauptbestandteilen des gesamten Managementsystems. Dabei wird die Kontrolle häufig als Ergänzungsfunktion der Planung betrachtet und deshalb in der Managementliteratur gemeinsam behandelt.

„Begreift man Entscheiden als eine Phase im Managementprozess, so bilden Zielsetzung und Planen die vorgelagerten und Realisieren und Kontrollieren die nachgelagerten Phasen. Bei dieser prozesshaften Sichtweise des Managements wird Kontrolle als **Feedback**-Kontrolle, als Phase eines kybernetischen Regelkreismodells gesehen" (STAEHLE, W., 1989, S. 504).

1.3.4.1   Definition und Merkmale von Planung

Eine eindeutige Definition von Planung findet sich in der Literatur nicht. Einige Beispiele:

„Planung stellt eine Vorwegnahme von Handlungen unter Unsicherheit bei unvollkommener Information dar" (STAEHLE, W., 1989, S. 505).

„Planung ist die gedankliche Vorwegnahme zukünftigen Handelns durch Abwägen verschiedener Handlungsalternativen und Entscheidung für den günstigsten Weg" (WÖHE, G., 1996, S. 141).

„In der Planung wird versucht, künftige Initiativen und Reaktionsmöglichkeiten auf erwartete Ereignisse gedanklich vorzustrukturieren" (HEINEN, E., 1981, S. 205).

„Planung als Prozess (…) beschreibt das sachlogische und zeitliche Hintereinander der einzelnen Planungsaufgaben, beginnend mit der Formulierung von Zielen bis zur Überprüfung der erreichten Ergebnisse" (WOLL, A., 2000, S. 588).

Die in den unterschiedlichsten Definitionen übereinstimmenden Merkmale von Planung kann man wie folgt zusammenfassen:

- **Zukunftsbezogenheit:** Planung ist zukunftsbezogen, was beinhaltet, dass mangelndes Wissen über die Zukunft die Einbeziehung von Prognosen erfordert.
- **Rationalität von Planung:** Mit Hilfe von Planung wird improvisierendes, gefühlsmäßiges Handeln durch rationales Handeln ersetzt.
- **Informationscharakter von Planung:** Planung beinhaltet die Suche nach Informationen, deren Aufbereitung bis hin zu ihrer Weitergabe.
- **Gestaltungscharakter:** Pläne spiegeln konkrete unternehmerische Zielvorstellungen wider.
- **Prozesscharakter:** Planung ist ein fortdauernder zyklischer Prozess (vgl. IHDE, G., 1993, S. 225).

1.3.4.2 Planungszwecke

Planung ist als ein Führungsinstrument zur Erreichung von Unternehmenszielen anzusehen. Die allgemein gehaltene Aussage, Planung verbessere die Transparenz der Entscheidungen und wirke deshalb vielschichtig, ist nicht befriedigend. Folglich werden andere direkte Planungszwecke genannt:

- **Orientierung/Koordination:** Planung gliedert übergeordnete Ziele in Unterziele, Aufgabenbereiche usw. auf. Zugleich erfolgt eine Abstimmung, die auch eine effiziente Verteilung der Ressourcen nach sich zieht.
- **Früherkennung:** Fehlentwicklungen und Gefahren werden durch Planung frühzeitig erkannt.
- **Entscheidungsvorbereitung/Optimierung:** Das zentrale Anliegen von Planung ist die Antizipation von Aktionserfordernissen.
- **Vorbereitung/Ermöglichen von Kontrolle:** Planung bildet die Grundvoraussetzung für Kontrolle. Durch Soll/Ist-Vergleiche werden Abweichungen angezeigt, und Gegensteuerungsmaßnahmen können eingeleitet werden.
- **Motivation:** Durch Beteiligung der Mitarbeiter am Planungsprozess und Transparenz der Unternehmensziele wird die Identifikation mit dem Unternehmen gefördert und zur Leistungsmotivation beigetragen (vgl. IHDE, G., 1993, S. 226).

1.3.4.3 Der Planungsprozess

Der Planungsprozess kann in verschiedene Phasen, einzelne Teilschritte, gegliedert werden. Dabei werden im Allgemeinen unterschieden:

- **Zielbildung:** Diese Planungsphase kann in die Teilschritte Zielfindung, Zielpräzisierung, Zielstrukturierung, Konsistenzprüfung, Realisierungsprüfung und Zielauswahl zerlegt werden. Dabei sind Interdependenzen zwischen Zielen zu beachten. Ziele sind auf die Aufgabenverteilung auszurichten, dabei helfen Kennzahlensysteme.
- **Problemanalyse:** Hier werden Abweichungen zwischen der Zielvorstellung und der Ist-Situation analysiert. Dabei häufig verwendete Methoden sind Lebenszyklusanalysen, Szenario-writings* und GAP-Analysen*.
- **Alternativensuche:** Hier geht es um die Suche nach Handlungsmöglichkeiten als zielwirksame Maßnahmen.
- **Prognose:** Planung kann im Hinblick auf ihre Zukunftsorientierung ohne prognostische Maßnahmen nicht auskommen. Dabei stehen verschiedene Prognoseverfahren, z. B. quantitative oder qualitative Methoden, zur Verfügung.

- **Bewertung der Alternativen:** Nach der Erarbeitung aller Handlungsmöglichkeiten müssen diese in Hinblick auf ihren Zielerreichungsbeitrag bewertet werden. Dies setzt operationale Ziele voraus.
- **Kontrolle und Abweichungsanalyse:** Nach der Auswahl der optimalen Handlungsalternative folgt die Durchführungsphase. Die anschließende Kontrolle stellt nicht nur den Abschluss der Planung dar, sondern unterstützt den Planungsprozess in seinen verschiedenen Phasen (ebenda, S. 234; IHDE, G., 1993, S. 226).

Neben der inhaltlichen Strukturierung ist auch die zeitliche Strukturierung der Planung möglich. Diese ist von den Planungsinhalten abhängig. Hier spricht man von:

- **Planungszeit:** Diese umfasst den Zeitraum vom Beginn bis zum Abschluss der Planung.
- **Planungsperiode:** Darunter wird der Zeitraum verstanden, der von der Planung erfasst wird. Begrenzt wird die Planungsperiode durch den Planungshorizont, d. h. den Zeitpunkt, über den hinaus keine erheblichen Informationen mehr vorliegen.
- **Planungszyklen:** Diese umfassen alle oder nur einige der Planungsphasen (z. B. Zielfindungsphase) und werden durch die zeitliche Wiederkehr dieser ausgewählten Planungsphasen bestimmt (vgl. IHDE, G., 1993, S. 228).

1.3.4.4 Planungsorganisation

Die konkrete Verteilung der Planungsarbeit wird im Wesentlichen von der vorherrschenden Organisationsstruktur bestimmt. Hier stellt sich die Frage, welche Stellen auf welcher Hierarchieebene, in welcher Reihenfolge, mit welchen Zuständigkeiten bei der Planung zusammenarbeiten werden.
Dabei können grundsätzlich drei Vorgehensweisen unterschieden werden:

- **Top-Down-Ansatz:** Hier findet eine retrograde Koordination in der Weise statt, dass die Pläne untergeordneter Ebenen aus Planungen übergeordneter Stufen abgeleitet werden. Das meist genannte Problem bei diesem Ansatz ist die mangelnde Akzeptanz bei den untergeordneten Stellen, besonders bei fehlender Transparenz.
- **Bottom up-Ansatz:** Bei dieser progressiven Plankoordination werden in den unteren Hierarchieebenen Detailplanungen aufgestellt, die nach oben hin schrittweise zu einem Gesamtplan zusammengefasst werden. Dabei kann es allerdings zu Zieldivergenzen kommen.
- **Gegenstromverfahren:** Die oben genannten Mängel (mangelnde Akzeptanz und Zieldivergenzen) versucht dieses Verfahren zu vermeiden. Es

stellt eine Kombination aus progressiver und retrograder Koordination dar. Durch die Vorgabe von Grobzielen und Rahmendaten von oben wird die detaillierte Planung der unteren Ebenen strukturiert, wie auch die konsolidierten und zusammengefassten Daten der operativen Ebene auf die Vorgaben zurückwirken (vgl. SCHIERENBECK, H., 1995, S. 113 f.).

1.3.4.5 Anwendungsmöglichkeiten der Planung

In der wirtschaftswissenschaftlichen Forschung und Literatur hat sich die Differenzierung der Anwendungsmöglichkeiten der Planung in vier Teilkomplexe durchgesetzt:

- **Unternehmensleitbildplanung:** Gegenstand ist hier die Formulierung allgemeiner Unternehmensgrundsätze, Festlegung der Unternehmenskonzeption und entsprechender Leitlinien.
- **Strategische Planung:** Diese befasst sich vor allem mit der langfristigen Planung von Strategien, d. h. Geschäftsfeldplanung als langfristige Produkt- und Produktprogrammplanung, Potenzialstrukturplanung usw.
- **Operative Planung:** Ausgehend von den Ergebnissen der grundsätzlich langfristigen strategischen Planung, werden Pläne für kurz- und mittelfristige Produktionsprogramme, Maßnahmen für Funktionseinheiten usw. erstellt.
- **Ergebnis- und Finanzplanung:** Ist monetäres Abbild der ersten drei Planungskomplexe (vgl. WÖHE, G., 1996, S. 141).

Die häufig verwendeten Termini der strategischen und operativen Planung können wie folgt voneinander abgegrenzt werden:

Merkmale	Strategische Planung	Operative Planung
Hierarchische Stufe	Schwerpunkt bei der obersten Führungsebene	Involvierung aller Stufen mit Schwerpunkt auf der mittleren Führungsebene
Unsicherheit	wesentlich größer	kleiner
Art der Probleme	meistens unstrukturiert	relativ gut strukturiert und nachvollziehbar
Zeithorizont	Akzent langfristig, jedoch auch kurz- und mittelfristige Aspekte möglich	Akzent kurz- bis mittelfristig
Informationsbedürfnisse	primär Richtung Umwelt	primär nach innen
Alternativen	Spektrum an Alternativen grundsätzlich weit	Spektrum eingeschränkt

Merkmale	Strategische Planung	Operative Planung
Umfang	Konzentration auf einzelne wichtige Problemstellungen	umfasst alle funktionellen Bereiche und integriert alle Teilpläne
Grad der Detaillierung	globaler und weniger detailliert	relativ groß

Tabelle 2: Merkmale strategischer und operativer Planung (vgl. SCHIERENBECK, H., 1995, S. 116)

1.3.4.6 Exkurs: Controlling

Da Controlling in engem Zusammenhang mit dem Planungs- und Kontrollsystem steht, ist eine Würdigung und Betrachtung des Controlling an dieser Stelle geboten.

Begriffsdefinition

Trotz der Fülle der Fachliteratur zu diesem Thema, gibt es bisher keine eindeutige und treffsichere Begriffsdefinition für Controlling. HORVATH beklagt hierzu, dass der „Modetrend" Controlling vielmehr dazu geführt habe, ziemlich alle betrieblichen Funktionen, Methoden und Organisationsstrukturen mit dem Wort „Controlling" zu verbinden. Statt zur Verdeutlichung hat dies eher zu einer Verwässerung beigetragen (vgl. BECK, G., 1999, S. 18).

Aufgaben des Controlling

Da in den Wirtschaftswissenschaften ein eindeutiges theoretisches Fundament des Controlling fehlt, ist es erforderlich, sich über die Aufgaben des Controlling einem Arbeitsbegriff zu nähern. Grundsätzlich lassen sich drei Hauptgruppen von Auffassungen unterscheiden:

- Traditionell geprägte Definitionsversuche sehen die Informationsversorgung als Kern der Controlling-Aufgabe. Den dazu nötigen Bezugspunkt bildet das Rechnungswesen.
- Die Sorge für die konsequente Ergebnisorientierung des Unternehmens als wesentliche Aufgabe des Controllers wird von anderen Autoren propagiert. Sie definieren damit Controlling als einen Teilbereich der Unternehmensführung.
- Eine weitere Gruppe von Definitionen sieht die Koordination unterschiedlicher Teilsysteme der Unternehmensführung als die zentrale Aufgabe des Controlling (vgl. WEBER, J./SCHÄFFER, U., 2000(a), S. 124).

Nach SCHIERENBECK gibt es drei Dimensionen von Aufgaben des Controlling, die dessen integrative Komponente besonders transparent machen.

SCHIERENBECK schließt sich damit der letzteren Gruppe von Definitionen an, die auch die aktuelle Controlling-Literatur beherrscht.

1. Dimension
Wahrnehmung spezifischer Fachfunktionen wie beispielsweise:
- vorausschauende Ziel- und Mittelplanung,
- Erarbeitung von Entscheidungsvorlagen,
- Erfassung und Interpretation von Kontrollinformationen,
- Einbringen von Erkenntnissen aus dem Kontrollprozess.

2. Dimension
Aufbau und Pflege eines Informationssystems, welches die angesprochenen Fachfunktionen entsprechend unterstützt.

3. Dimension
Moderation von Managemententscheidungen nach den Grundsätzen rentabilitäts- und sicherheitsorientierter Unternehmenssteuerung.
Diese drei Dimensionen sind unter Beachtung zentraler Funktionsprinzipien (strategisch – operativ) gemeinsam zu verwirklichen (vgl. SCHIERENBECK, H., 1995, S. 116).

Zukunft des Controlling
Die gestiegenen Anforderung an das Controlling und den Controller machen Weber und Schäffer deutlich. Der Veränderungsdruck kommt von verschiedenster Seite und kann mit folgenden Stichpunkten zusammengefasst werden:

- **Globalisierung**
  - Standardisierung von Instrumenten und Methoden,
  - Integration des internen und externen Rechnungswesens.
- **Veränderter Führungsmechanismen**
  - Dezentralisierung,
  - Unternehmen im Unternehmen (Profit-Center).
- **Höhere Marktdynamik**
  - schnellere Veränderung,
  - sinkender Wert detaillierter Erfahrung.
- **Mehr Self-Controlling**
  - steigendes Controlling-Know-how der Linie,
  - Vordringen von Gruppen und Teamkonzepten.
- **Andere Zielgrößen**
  - Aktionärsorientierung (Shareholder Value*),
  - Total Quality Management,
  - Systems Reenginering.

Diesen erhöhten Anforderungen lediglich die „klassischen" Controller-Stärken wie betriebswirtschaftliche Methodenkenntnis, Neutralität und Integrität sowie die Funktion der Informationsdrehscheibe entgegen zu setzen, ist zu kurz gedacht. Vielmehr ist eine grundsätzliche Umorientierung des Controlling erforderlich (vgl. WEBER, J./SCHÄFFER, U., 2000 (a), S. 134 f.).

Für die Zukunft sollte dies heißen:

> „Controlling steht für die Sicherstellung von Rationalität der Unternehmensführung. Manager und Controller arbeiten dabei als Team. Der Fokus dieser Sichtweise liegt folglich nicht mehr auf mehr oder weniger abstrakten Systemen („Abstimmung von Planungs-, Kontroll- und Informationssystem"), sondern auf dem **Zusammenwirken von Menschen.** Weiter ist Controlling in diesem Verständnis keine reine Ansammlung von Tätigkeiten, die man mit Fug und Recht auch mit hergebrachten Bezeichnungen belegen könnte, sondern eine spezifische Funktion der **Managementergänzung**" (WEBER, J./SCHÄFFER, U., 2000(a), S. 145).

Im Zuge der Überlegungen zur Neuorientierung des Controlling konnten Weber und Schäffer durch empirische Untersuchungen belegen, dass ein zentraler Defizitbereich vieler Controllerbereiche die mangelnde Markt- und Kundenorientierung ist. Selten, so WEBER und SCHÄFFER, richten Controller ihren Blick aus dem Unternehmen heraus.

> „Kunden- und Wettbewerbsorientierung – nach innen wie nach außen – bildet deshalb in mehrfacher Hinsicht eine aktuelle, bedeutsame Herausforderung für das Controlling" (WEBER, J./SCHÄFFER, U., 2000(a), S. 145).

Abhilfe sehen WEBER und SCHÄFFER beispielsweise im Einsatz von Management-Innovationen wie der BSC:

> „Mit der Balanced Scorecard liegt nun zwar kein Allheilmittel vor, aber doch ein Instrument, das die Steuerung des Controllerbereichs nachhaltig unterstützen kann. Sie kann die tägliche Arbeit des Controllers auf bislang vernachlässigte Aspekte wie Kunden- oder Prozessorientierung fokussieren und lenken. So wird die Balanced Scorecard für den Controller zum Kristallisationspunkt und Rückgrat einer Controllertätigkeit, die neue Herausforderungen aufnimmt und das Management engpass- und kundenorientiert unterstützt. Die Balanced Scorecard wird zum Treiber der Veränderungen im Controllerbereich selbst" (WEBER, J./SCHÄFFER, U., 2000(b), S. 60).

1.3.4.7 Planung und Innovation

Innovation im Planungsbereich bedeutet, sich den Herausforderungen der Zukunft zu stellen. Hier wird die enge Verbindung von Planung als Managementfunktion und Controlling als Stabsfunktion deutlich. Die Herausforderungen, die sich zukünftig dem Controlling (Exkurs) stellen, treffen auch den gesamten Bereich der Planung.

„Die ständig veränderten Rahmenbedingungen haben deutlich werden lassen, dass man von der Situation der Vergangenheit kaum noch auf die Zukunft schließen kann. Betriebswirtschaftlich bedeutet das, dass man nicht mehr mit einer einfachen Langfristplanung die Werte der Vergangenheit in die Zukunft fortschreiben kann" (DASCHMANN, H.-A., 1996, S. 2).

Die strategische Planung muss deshalb das Kernstück des innovativen Managements werden/sein. Mit der Planung will man seine unternehmerischen Entwicklungen in der Zukunft aktiv bestimmen und nicht zu einem Spielball der von außen einstürmenden Umfeldentwicklungen werden. Angesichts der Komplexität der Aufgaben der Unternehmensleitung hat sich das Fünf-Phasen-Modell Strategischer Führung in Unternehmen bewährt:

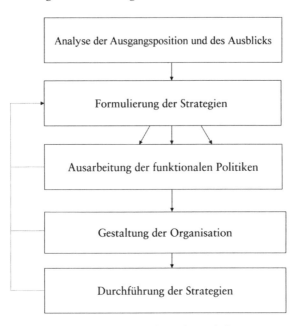

Abbildung 6: Die Gesamtkonzeption strategischer Führung (vgl. HINTERHUBER, H., 1984, S. 37)

Ausgestaltung und gegebenenfalls Modifikation dieses grundlegenden Konzepts ergeben sich aus den Merkmalen gegenwärtiger Wettbewerbsrealität.

„Diese sind in der Strategieorientierung konsequent zu beachten, wenn sie sich nicht selbst in Abseits manövrieren will. Diese Merkmale sind Komplexität, Dynamik und strategischer Wettbewerb auf mehreren Ebenen" (RÜHLI, E., 2000, S. 74).

Komplexität meint hierbei, dass technische, gesellschaftliche und organisatorische Entwicklungen in den vergangenen Jahren eine Vielfalt von Berührungspunkten offengelegt haben, die durch ihre vielfältigen Kombinationsmöglichkeiten eine hohe Komplexität des strategischen Handelns ermöglichen.

Dadurch, dass sich ökonomische und gesellschaftliche Rahmenbedingungen immer schneller verändern, entsteht **Dynamik** dadurch, dass Unternehmen ihr strategisches Verhalten immer schneller, d.h. in kürzeren Zeitabständen, verändern. So treten immer häufiger neue Wettbewerbsteilnehmer auf und scheiden evtl. wieder aus. Strategisches Denken hat hierbei nur Chancen, wenn es dem **künftigen** Wettbewerb entspricht und **flexibel** bleibt.

Die traditionellen Strategietheorien fokussieren überwiegend den Wettbewerb auf der Produkt-Markt-Ebene. Diese ist allerdings nicht (mehr) die alleinige **Ebene** strategischen Geschehens. Vielmehr geht es zukünftig auch um die Gestaltung des **Wettbewerbs um Schlüsselressourcen**, d.h. um entscheidende Fähigkeiten und Kompetenzen, aber auch um Werte und organisatorisches Wissen und Können. Eine weitere Ebene betrifft die **Unternehmung als Ganzes**. Mehr und mehr kommt es hier zur Diskussion und Auseinandersetzung um die richtigen Visionen und um das angemessene Selbstverständnis des Unternehmens. Innerbetriebliche **Allianzen** sind ein weiteres Themengebiet des Wettbewerbs. Der Erfolg einer Firma wird zukünftig in größerem Ausmaß von ihrer Fähigkeit abhängen, sich in ökonomischen und gesellschaftlichen Netzwerken zu verankern. Nicht zuletzt gilt, den gesellschaftlichen Kontext als übergeordnete Wettbewerbsebene zu beachten. Denn strategische Konkurrenz spielt sich an Standorten und um Standorte ab (vgl. RÜHLI, E., 2000, S. 74).

1.3.4.8 Planung und BSC

Der Stellenwert der strategischen Planung im Hinblick auf die Zukunftsfähigkeit des Unternehmens wurde im vorherigen Abschnitt erläutert. Der Erfolg der strategischen Planung ist selbstverständlich auch davon abhängig inwieweit sich die Strategie in das „Alltagsgeschäft", die operative Ebene, umsetzen lässt.

Diese häufig anzutreffende Lücke will die Balanced Scorecard schließen.

„Die Balanced Scorecard übersetzt die Unternehmensmission und -strategie in ein übersichtliches System zur Leistungsmessung, welches den Rahmen für ein strategisches Leistungsmessungs- und Managementsystem bildet" (KAPLAN, R./NORTON, D., 1997, S. 2).

Den diesbezüglichen Handlungsrahmen macht folgende Abbildung deutlich:

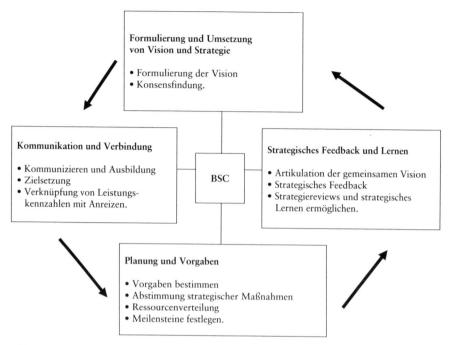

Abbildung 7: Die BSC als strategischer Handlungsrahmen (vgl. KAPLAN, R./NORTON, D., 1997, S. 10)

Der o. g. Handlungsrahmen verdeutlicht auch, wie die BSC weitere Hindernisse, die sich aus traditionellen Managementsystemen ergeben, überwinden will. Diese Defizite wurden von KAPLAN und NORTON wie folgt spezifiziert:

- Visionen und Strategien sind nicht umsetzbar.
- Es besteht keine Verknüpfung der Strategie mit den Zielvorgaben der Abteilungen, der Teams und der Mitarbeiter.
- Es liegt keine Verknüpfung der Strategie mit der Budgetierung (Ressourcenallokation) vor.
- Taktisches Feedback herrscht vor, strategisches Feedback kommt zu kurz (vgl. KAPLAN, R./NORTON, D., 1997, S. 184).

Auch WEBER und SCHÄFFER, deren Erfahrungen sich auf deutsche Unternehmen beziehen, betonen die Notwendigkeit, strategische Planung kreativ und innovativ zu gestalten, stellen aber fest, dass der Planungsprozess vieler Unternehmen programmorientiert verläuft.

„Strategische Planung in dieser Form muss eher als bürokratischer Prozess denn als innovativer Denkansatz bezeichnet werden. Zudem führt eine solche Formalisierung des Planungsprozesses im weiteren leicht dazu, dass sich die strategische Planung in überkommenen Vorstellungen, vor allem einem überholten Wettbewerbsverständnis, verfängt und damit ihre Arbeit mehr oder weniger nutzlos macht" (WEBER, J./SCHÄFFER, U., 2000 (a), S. 51).

Strategische Führung (und Planung) in die Unternehmen zu implementieren und ständig zu modifizieren, stellt einen erheblichen positiven Faktor der BSC dar. Nachfolgende Zitate stellen diesen positiven Effekt heraus:

„Wir haben herausgefunden, dass die Erstellung einer BSC (…), die strategische Zielsetzung klärt und die wenigen wichtigen Motoren für den Erfolg der Strategie aufzeigt (…). Die BSC verwandelt eine Vision in strategische Schlüsselthemen, die dann im gesamten Unternehmen weitervermittelt und umgesetzt werden können" (KAPLAN, R./NORTON, D., 1997, S. 186).

„…sie kann dann als Treiber für einen verbesserten Strategieentwicklungsprozess im Unternehmen dienen, sie kann ein wesentliches Instrument sein, strategisches Denken und Führen zu lernen. Unserer Erfahrung nach liegt hier derzeit – zumindest in deutschen Unternehmen – der Schwerpunkt ihres Nutzens" (WEBER, J./SCHÄFFER, U., 2000 (a), S. 51)!

1.3.5 Das Informationssystem

Das Informationssystem steht in engem Zusammenhang mit den oben genannten Teilen des Managementsystems.

Das **Planungs- und Kontrollsystem** besteht aus Tätigkeiten, deren gemeinsamer Zweck die Gewinnung, Verarbeitung, Speicherung und Übertragung von Information ist.

Informationssysteme sind auch Teil des **Organisationssystems**, da Stellen geschaffen werden, die für den Ablauf der Information verantwortlich zeichnen, und dadurch, dass zwischen den einzelnen Stellen Informationsbeziehungen bestehen (vgl. SCHIERENBECK, H., 1995, S. 128).

1.3.5.1 Begriffsdefinition und Bedeutung

Unter Information versteht man „Auskunft", „Aufklärung", „Unterricht". Sie ist als grundsätzlich einseitiger Vorgang zu sehen und nicht mit Kommunikation zu verwechseln, die ihrem Wesen nach eine zwischenmenschliche Verständigung ist. Begrifflich zu trennen sind Informationen auch von Signalen (syntaktische Ebene) und von Nachrichten (semantische Ebene).

Die syntaktische Dimension betrachtet lediglich Signale, Symbole oder Zeichen als materielle Ausprägung von Information, ohne dass diesen bereits eine Bedeutung beigemessen wird. Die semantische Ebene befasst sich mit der Beziehung zwischen Symbolen und Zeichen und legt deren Bedeutung fest. Signale mit einer bestimmten Bedeutung werden als Nachrichten bezeichnet. Zur Information wird eine Nachricht, wenn sie für einen beliebigen Zweck Verwendung findet (vgl. SCHIERENBECK, H., 1995, S. 128).

Information und Informationssysteme sind für die Koordination arbeitsteilig strukturierter sozialer Systeme unerlässlich. Die zentrale Bedeutung von Information in Betrieben wird auch von Verhaltenswissenschaftlern betont. Durch Arbeitsteilung, Spezialisierung und Rationalisierung sowie der engen Verkettung und gegenseitiger Abhängigkeit vieler Arbeitsprozesse ist ein Austausch von Informationen notwendiger denn je. Gerade durch Arbeitsteilung und Spezialisierung wird aber dieser Informationsaustausch deutlich erschwert. Die Komplexität der Tätigkeiten und ihre gegenseitige Verkettung verlangt eine Einsicht in Sachverhalte, neben der formalen Kooperation ist eine informale Kooperation unerlässlich.

Zu beachten und von Bedeutung ist auch das subjektive Bedürfnis der Mitarbeiter nach Mitwissen und Mitsprache. Durch ausreichende Information wird der Mitarbeiter in seinem Gefühl bestätigt, mit seiner Arbeit einen für den Betriebserfolg wesentlichen Beitrag zu leisten. Die individuelle Arbeitszufriedenheit und das Betriebsklima sind so stark vom Informationssystem abhängig. Untersuchungen zeigen zudem, dass ein enger Zusammenhang zwischen Information und Leistung besteht. Die Leistungsmotivation des Mitarbeiters ist umso größer, umso mehr er versteht was er tut, also ein Feedback erhält. Qualifizierte Aufgaben erfordern Mitdenken. Mitdenken erfordert Mitwissen. Dieses wiederum ist nur durch Information zu erreichen (vgl. LEUZINGER, A./LUTERBACH, T., 1994, S. 250 f.).

1.3.5.2 Qualität von Information

In der betrieblichen Ebene ist die Qualität von Informationen darin zu messen, inwieweit sie dem Nutzen für Zwecke der betrieblichen Steuerung entsprechen. Als Gütekriterien kommen dabei in Betracht:

- **Problemrelevanz** (Zweckorientiertheit),
- **Informationsgehalt** (mit seinen drei Bestimmungsgrößen: Allgemeinheit, Präzision und Bedingtheit der Aussage),
- **Wahrscheinlichkeit** (Grad der Sicherheit, wahr zu sein),
- **Bestätigungsgrad** (Glaubwürdigkeit aufgrund verfügbaren Erfahrungswissens),
- **Überprüfbarkeit** (Möglichkeit, einen Wahrheitsbeweis zu führen),
- **Aktualität** (Alter bzw. Neuheitsgrad von Informationen).

In der betrieblichen Realität ist die Qualität des Informationssystems auch daran zu messen, inwieweit es gelingt, Informationsangebot, Informationsnachfrage und Informationsbedarf zur Deckung zu bringen. Hier besteht eine große Abhängigkeit von der Gestaltung des Informationsprozesses und den Trägern dieser Prozesse, also dem Informationspotenzial der Mitarbeiter und dem effektiven Einsatz von technischen Hilfsmitteln. Nachstehendes Zitat verdeutlicht die teilweise vorherrschende Misere:

„Wir bekommen zu viel und zu wenig Information" (Originalzitat einer Führungskraft eines großen deutschen Reifenherstellers). Das bedeutet: Einerseits haben die Berichte und Informationen, die geliefert werden, einen zu großen Umfang. Andererseits beinhalten die Berichte nicht all jene Informationen, die zur Steuerung des jeweiligen Verantwortungsbereiches notwendig sind..." (vgl. HORVATH & PARTNER, 2000, S. 287).

1.3.5.3 Der Informationsprozess

Der Informationsprozess besteht aus mehreren logisch aufeinander folgenden Phasen. Eine optimale Gestaltung dieser Phasen bedeutet, den Informationsfluss zu gewährleisten, sodass Informationen weder stecken bleiben oder versanden noch sich dergestalt verändern, dass man sie am Ziel kaum wieder erkennt. Die einzelnen Phasen beinhalten:

- **Informationsaufnahme und -verarbeitung:** Der Informationsprozess beginnt mit der Beschaffung der betriebsnotwendigen Informationen. Dabei ist auf eine ausreichende Informationsbasis zu achten. Voraussetzungen hierzu sind ausreichende Kenntnis über die adäquaten Verfahren der Informationsgewinnung, ausreichende Möglichkeiten zur Informationsbeschaffung und der ausreichende Wille, die nötigen Informationen zu beschaffen. Hierbei kann es zu Informationsverzerrungen kommen, deren Gefahren bekannt sein sollten.
- **Informationsspeicherung:** Eine Speicherung wird erforderlich, wenn Informationsverwendung und Informationsverfügbarkeit zeitlich auseinanderfallen. Grundsätzlich unterscheidet man natürliche (menschliches Gedächtnis) oder künstliche Speicher (Schriftgutablage, Mikrofilme, Datenspeicher, EDV). Bei der Wahl künstlicher Speicherformen sind verschiedene Kriterien zu beachten, z. B. der zu speichernde Informationsumfang, die voraussichtliche Speicherdauer, Häufigkeit und notwendige Schnelligkeit des Zugriffs, Häufigkeit der Aktualisierung und die Notwendigkeit der Sicherung vor unlauterem Zugriff.
- **Informationsübermittlung (Kommunikation):** Informationsabgabe und Informationsaufnahme sind Notwendigkeiten, die sich aus der Arbeitsteilung ergeben. An diesen Kommunikationsvorgängen sind mindestens zwei Partner beteiligt. Beide können Menschen oder maschinelle Anlagen sein. Der Erfolg der Aufgabenerfüllung ist häufig davon abhängig, inwieweit der Informationsfluss hier in folgende drei Richtungen gewährleistet ist: abwärts (Top down), aufwärts (Bottom up) und seitlich (horizontal in und zwischen Arbeitsgruppen; zwischen Linie und Stab). Daneben ist ein

weiterer wichtiger Aspekt die Informationsübermittlung von außen nach innen und umgekehrt.

- **Informationsverarbeitung:** Durch Umformung, Verdichtung oder Spezifizierung werden hier Informationen durch Kombination oder Verknüpfungsvorgänge in inhaltlich neue Informationen umgewandelt. Dazu ist es erforderlich, Informationen von hoher Qualität zu haben und diese auch richtig einschätzen zu können, sowie problemadäquate Verfahren zur Informationsverarbeitung zur Verfügung zu haben und diese auch sachgerecht anzuwenden (vgl. SCHIERENBECK, H., 1995, S. 130f.).

1.3.5.4   Informationsmittel

Das verwendete Informationsmittel spielt eine nicht unerhebliche Rolle beim Austausch und der Übermittlung von Informationen. Informationsmittel können in drei Gruppen aufgeteilt werden:

- **Visuelle Informationsmittel:** Diese können in zwei Kategorien eingeteilt werden: den Dauerinformationen, z. B. schwarzes Brett, Plakat u. ä., und bewegliche Mittel für inhaltlich wechselnde Informationen, wie Laufzettel, Leuchtschrift, Bildschirm usw.
- **Auditive/akustische Informationsmittel:** Hier lassen sich natürliche, z. B. mündliche Informationen, und künstliche, wie z. B. Telefon, Lautsprecher und Suchanlagen, unterscheiden.
- **Audiovisuelle Informationsmittel:** Hierbei handelt es sich um Televisionssysteme, Videofilme, Kasseteninformationen.

Nicht jedes Mittel eignet sich für jede Art von Information. Die Wahl des richtigen Mittels zur richtigen Zeit am richtigen Ort (Information „just in time") spielt bei der betrieblichen Zusammenarbeit eine erhebliche Rolle (vgl. LEUZINGER, A./LUTERBACH, T., 1994, S. 260f.).

1.3.5.5   Information und Zukunft

Wir leben in einem Zeitalter der Information und der zunehmenden Globalisierung. Aus diesem Zeitalter ist der Einsatz der elektronischen Datenverarbeitung nicht mehr wegzudenken. Informationsbeschaffung, -aufbereitung -speicherung und -weiterverbreitung sind ohne moderne Technologien kaum noch zu bewältigen. Die Komplexität der Arbeitsabläufe und des Wettbewerbes und die Geschwindigkeit, mit der sich Veränderungen vollziehen, verlangen schnelle Reaktionszeiten und somit auch Schnelligkeit bei der Informationsbeschaffung und -bearbeitung.

Aus diesem Grund sind Investitionen in Informations-Technologien (IT) als Investitionen in die Zukunft anzusehen. Dabei liegt das zentrale Problem bei der Gestaltung meist nicht im technischen Bereich, sondern in der Frage, welche Informationen für welche Probleme welchen Personen in welcher Form zugänglich gemacht werden sollen (vgl. SCHIERENBECK, H., 1995, S. 130 f.). Dieses Problem führte in den 70er-Jahren zu einer „Bruchlandung" der installierten Management-Informations-Systeme (vgl. SERWAS, G./ GUTZMANN J., 1994, S. 31).

Heute ist unter dem Stichwort „Data Warehouse" eine effektive und effiziente Renaissance zu erwarten, die mit dem strategischen Ziel der unternehmensweiten Integration der Informationssysteme durch Sicherstellung der Verfügbarkeit aller Plan- und Ergebnisdaten zum Zwecke der Entscheidungsunterstützung einhergeht (vgl. WOLL, A., 2000, S. 20).

1.3.5.6 Information und BSC

Die Bedeutung von Informationen und einem funktionierenden Informationsfluss wurde im vorhergehenden Abschnitt behandelt. Dazu KAPLAN und NORTON:

„Wenn Mitarbeiter im heutigen Wettbewerbsumfeld bestehen wollen, müssen sie über umfassende Informationen über Kunden, interne Prozesse und die finanziellen Konsequenzen ihrer Entscheidung verfügen. Mitarbeiter, die direkt mit dem Kunden zu tun haben, brauchen exakte und termingerechte Informationen über die Beziehung des Kunden zum Unternehmen" (vgl. KAPLAN, R./NORTON, D., 1997, S. 130).

HORVATH hat die Verbesserungen des Berichtswesens durch die Einführung der Balanced Scorecard wie folgt zusammengefasst:

- **Entfeinerung/Eindämmung der Datenflut:** Der Fokus wird auf wenige, unmittelbar steuerungsrelevante Informationen gerichtet.
- **Berichts-Messgrößen als Ausgangspunkt zu Erklärung von Abweichungen:** Durch das Balanced-Scorecard-Berichtswesen ist ein schneller Gesamtüberblick des Status und der Weiterentwicklung des Unternehmens möglich.
- **Balance der Messgrößen:** Die Berichte enthalten Vorsteuergrößen, finanzielle und nicht-finanzielle Messgrößen.
- **Verknüpfung der Messgrößen untereinander:** Die Ursache-Wirkungszusammenhänge sind erkennbar und unterstützen die Analyse.
- **Klarer Zielbezug der Berichte:** Die explizite Verbindung zwischen Messgröße und strategischem Ziel führt zur Transparenz der verwendeten Messgröße.

- **Anpassung des Berichtswesens an die Strategie:** Abgeleitet aus der Strategie werden unterschiedliche kritische Erfolgsfaktoren identifiziert.
- **Managementgetragenes Berichtswesen/Identifikation:** Die Identifikation des Managements mit den Messgrößen der BSC wird durch die gemeinsame Erstellung erhöht.
- **Angemessene Periodizität des Berichtswesens:** Durch die Trennung zwischen strategischen Messgrößen, die typischerweise im Quartalsrhythmus berichtet werden, und operativen Steuerungsgrößen, die monatlich, teilweise sogar täglich, verfolgt werden, ist die Periodizität der Information dem zugrunde liegenden Zweck angepasst (vgl. HORVATH & PARTNER, 2000, S. 288 f.).

1.3.6 Das Personalsystem/Führungssystem

Der letzte und wichtige Teil des Managementsystems ist das Personal- bzw. Führungssystem. Hervorzuheben ist dieser Teil des Managementsystems zum einen wegen der herausragenden Bedeutung des Faktors Arbeit, zum anderen wegen der Managementprobleme, die zu einem großen, wenn nicht größten Teil stets auch Führungsprobleme sind (vgl. SCHIERENBECK, H., 1995, S. 133).

1.3.6.1 Definition und Bedeutung

Führung ist ein komplexes, mehrdimensionales Geschehen, für die es keine eindeutige Definition gibt. Eine Auswahl verschiedener Definitionen macht dies deutlich:

„Führung ist jede zielbezogene, interpersonelle Verhaltensbeeinflussung mit Hilfe von Kommunikationsprozessen" (BAUMGARTEN, R., 1977, S. 9).

„Führung ist eine Interaktionsbeziehung, bei welcher der eine Beteiligte (der Führer) ein auf die Erreichung eines von ihm gesetzten Zieles gerichtetes Verhalten beim anderen Beteiligten (dem Geführten) auslöst und aufrecht erhält" (LATTMANN, C., 1982, S. 49).

„Führung... die Durchsetzung von Herrschaft auf dem Weg der Motivierung" (STÖBER, A.M./ BINDING, R./DERSCHKA, P., 1974, S. 9).

Scholz erklärt die Fülle der Führungsliteratur (und der Führungstheorien) wie folgt:

„Auf die Probleme, die Personalführung in der Praxis und Führungsforschung in der Theorie mit sich bringt, weist die Literatur vehement und umfassend hin (...). Diese Probleme und der daran ansetzende Wunsch ihrer Lösung erklären die Fülle der Führungsliteratur, mit der sich Praktiker und Studenten befassen müssen. Sie ist auch Indikator für die inhärenten Schwierigkeiten diese Managementfeldes" (SCHOLZ, C., 1993, S. 399).

1.3.6.2 Führungsinstrumente/Führungsmodelle/Führungstheorien

Die oben angesprochene Vielfalt der Forschungen und Veröffentlichungen bedingt ebenso eine entsprechende Anzahl von Literatur zum Thema Führungsinstrumente, Führungsmodelle und Führungstheorien. Nachfolgende Ausführungen geben einen grundlegenden Einblick.

- **Führungsinstrumente** konkretisieren Vorschläge zur Personalführung.
- **Führungstechniken** beschreiben dabei konkrete Hilfsmittel (wie z. B. Aufgabenstellung).
- **Führungsstile** charakterisieren die Verhaltensweisen des Vorgesetzten (vgl. SCHOLZ, C., 1993, S. 399).
  Die klassische Gliederung von Führungsstilen besteht aus der polaren Gegenüberstellung des autoritären und kooperativen Führungsstils (vgl. dazu ausführlich LEUZINGER, A./LUTERBACH, T., 1994, S. 150 ff.).
- **Führungsmodelle** systematisieren mehrere Komponenten der Personalführung und bringen sie miteinander in Verbindung (vgl. SCHOLZ, C., 1993, S. 399).
  Geläufige Führungsmodelle sind die so genannten „Management by-Modelle". Die in Deutschland bekanntesten Beispiele sind: Management by Delegation (Führung durch Aufgabendelegation), Management by Exceptions (Führung durch Abweichungskontrolle), Management by Objektives (Management durch Zielvereinbarungen), Management by Systems (Management durch Systemsteuerung) (vgl. dazu ausführlich SCHIERENBECK, H., 1995, S. 141 ff.).
- **Führungstheorien** entstehen aus Führungsmodellen und beschreiben oder erklären das Verhältnis Vorgesetzter und Untergebener. Wird darüber hinaus die Führungssituation miteinbezogen, spricht man von situativen Führungstheorien (vgl. SCHOLZ, C., 1993, S. 399).

1.3.6.3 Aufgaben der Personalführung

Betriebliches Personalmanagement ist wie erwähnt Teil des allgemeinen Managementprozesses. Auch hier gelten deshalb die drei üblichen Managementebenen der Unternehmensplanung operativ, taktisch und strategisch. Diese sind jedoch mit spezifisch personalwirtschaftlichen Inhalten zu füllen (vgl. SCHOLZ, C., 1993, S. 48).

„Die operative Ebene geht immer mitarbeiter- und/oder stellenorientiert vor, befasst sich also mit personellen Einzelmaßnahmen und ihren Implikationen: beginnend bei dem Fähigkeitsprofil eines einzelnen Mitarbeiters über das Anforderungsprofil eines einzelnen Arbeitsplatzes bis hin zu einzelfallbezogenen Personalentwicklungs- und Förderungsmaßnahmen" (SCHOLZ, C., 1993, S. 49).

„Die taktische Ebene nimmt eine Vermittlerfunktion zwischen der strategischen und operativen Ebene ein: Hier werden strategische Vorgaben disaggregiert, indem die auf der strategischen Ebene vorgegebenen Richtungsinformationen zunächst auf Gruppenbasis umgesetzt werden. Diese werden dann schließlich einer konkreten Umsetzung in der operativen Planung nahegebracht" (SCHOLZ, C., 1993, S. 50).

„Strategisches Management ist dadurch gekennzeichnet, dass es sich auf die gesamte Unternehmung bezieht und einen unmittelbaren und deutlichen Bezug zu den Erfolgspotenzialen des Unternehmens hat. Strategisches Personalmanagement abstrahiert somit grundsätzlich von einzelnen Mitarbeitern und Stellen beziehungsweise deren gruppenbezogener Aggregation" (SCHOLZ, C., 1993, S. 50).

SCHOLZ spezifiziert die Aufgabenbereiche des Personalmanagements entsprechend der verschiedenen Ebenen wie folgt:

- **Personalbestandsanalyse**

Operativ: Erfassung von Fähigkeitsmerkmalen im Unternehmen.

Taktisch: Definition von Qualifikationsfeldern im Unternehmen.

Strategisch: Welche Personalkonfiguration ist langfristig für das Unternehmen anzustreben?

- **Personalbedarfsbestimmung**

Operativ: Bestimmung und Definition von Anforderungsprofilen im Unternehmen.

Taktisch: Optimale Gruppenzusammensetzung in verschiedenen Unternehmensbereichen.

Strategisch: Welche langfristigen Planungsmöglichkeiten existieren bezüglich der langfristigen Bedarfsstruktur.

- **Personalbeschaffung**

Operativ: Auswahl und Förderung durch Assessment-Center-Konzepte.

Taktisch: Arbeitsmarktevaluation im Geschäftsbereich.

Strategisch: Arbeitsmarktstrategien von vergleichbaren Unternehmen.

- **Personalentwicklung**

Operativ: Identifikation von Fähigkeitslücken und individuellen Maßnahmen der Personalentwicklung.

Taktisch: Personalentwicklungsrichtung im Unternehmen.

Strategisch: Weiterbildung und Bildungsplanung im Spannungsfeld individueller Qualifizierung und Organisation.

- **Personalfreisetzung**

Operativ: Individuelle Personalfreisetzungsplanung.

Taktisch: Freisetzungsabwicklung und Freisetzungsformen.

Strategisch: Langfristige Strategien zum Personalabbau.

- **Personaleinsatzmanagement**

Operativ: Die richtige Person an der richtigen Stelle durch gezielte Personalauswahl.

Taktisch: Gruppenbezogene Personaleinsatzprinzipien im Unternehmensbereich.

Strategisch: Humanisierungsmanagement im Unternehmen.

- **Personalführung**

Operativ: Einsatz von relevanten Instrumenten, z. B. Mitarbeitergespräch als Instrument zur Mitarbeiterförderung und Zielvereinbarung.

Taktisch: Nebeneinander – Gegeneinander – Miteinander, Teamentwicklung und Besprechungskultur.

Strategisch: Konzepte und Qualifizierung von Führungskräften im Unternehmen.

- **Personalkostenmanagement**

Operativ: Leistungs- und anforderungsabhängige Entgeltdifferenzierung im Unternehmen.

Taktisch: Personalkostenbudget und seine Computerunterstützung.

Strategisch: Personalkostenstrukturanalyse und -planung im Unternehmen.

- **Personalmarketing**

Operativ: Präsentation des Krankenhauses im Bewerbungsprozess.

Taktisch: Analyse von kulturellen Subsystemen im Unternehmen.

Strategisch: Mitarbeiterbefragung als strategisches Instrument des internen Personalmarketings.

- **Personalcontrolling**

Operativ: Personalbedarfsrechnung und Personalcontrolling: Instrumente im Dienst eines sorgfältigen Ressourceneinsatzes.

Taktisch: Methoden des Personalcontrollings im Unternehmen und der unternehmensweite Implementierungsaspekt.

Strategisch: Vom Verwalten zum Gestalten, zukunftsorientiertes Leistungsprofil von Personalabteilungen.

- **Personalinformationsmanagement**

Operativ: Zeiterfassungssysteme

Taktisch: Der Einsatz von Computersystemen zur Optimierung unternehmensinterner Abläufe und Steuerungsaktivitäten

Strategisch: Management-Informationssysteme als führungsunterstützendes System (vgl. SCHOLZ, C., 1996, S. 11).

1.3.6.4   Zukunft der Personalführung

Die oben aufgeführte strategische Komponente des Personalmanagements weist bereits die wesentlichen Zukunftsperspektiven auf. Allerdings sind diese ohne eine grundlegende Führungskultur nicht zu verwirklichen. In diesem Zusammenhang scheint es angemessen, auf zwei Ansätze hinzuweisen, die eine Neuausrichtung dieser Führungskultur ermöglichen (bzw. den Anspruch dazu erheben).

Leadership

Mit **Leadership** wird die Person bzw. das Verhalten des Führenden in den Blick genommen. Es erweitert den Begriff Management u. a. um eine emotionale Dimension. Vor dem Hintergrund der Komplexität der Umwelt/des Wettbewerbs hat HINTERHUBER, auf der Basis des Ansatzes von KOTTER[6], ein neues Modell strategischer Unternehmensführung entworfen, das so genannte „Führungsrad", welches u. a. die Elemente Kundenzufriedenheit, Mitarbeiterengagement, gesellschaftliche Verantwortung und unternehmerische Vision miteinbezieht. Daraus ergeben sich nach seiner Ansicht für die Führungskraft nicht-delegierbare Aufgaben:

> „Die nicht delegierbaren Aufgaben der Führenden sind: Wellbeing[7], Vision und Leitbild, Strategie, Kernprodukte und Kerndienstleistungen, Kernkompetenzen, Direktiven/Ressourcen, Organisation und Geschäftsprozesse sowie Unternehmungskultur und Corporate Identity" (HINTERHUBER, H. H., 2000, S. 115).

Diese komplexen Aufgaben solide zu erfüllen sieht er mit Leadership ermöglicht:

> „Leadership betrifft nicht nur den kognitiven, sondern auch und vor allem den emotionalen Bereich. Bei Veränderungsprozessen, wenn das Führungsrad in Bewegung gesetzt oder beschleunigt werden soll, ist in erster Linie der emotionale Bereich gefordert. Der kognitive Bereich steht dagegen im Vordergrund, wenn gemäß dem Prinzip des „Business-as-usual" Spitzenleistungen erbracht und das Führungsrad in Bewegung gehalten werden muss" (HINTERHUBER, H. H., 2000, S. 115).

Human Ressource Management

Unter Human Ressource Management ist der Wandel im Sinne der Neuorientierung der Personalarbeit zu einer integrativen, strategischen Perspektive zu sehen. Die integrative Perspektive meint dabei die Berücksichtigung der Mitarbeiter in ihrer Individualität, die strategische Perspektive umfasst die Einbeziehung/Berücksichtigung der Mitarbeiter in Struktur- und Strategieentscheidungen. In Deutschland wird die Bewegung durch die Entwicklung der klassischen Personalverwaltung/Personalwirtschaftlehre hin zum Personalmanagement dokumentiert (vgl. SCHOLZ, C., 1993, S. 44).

---

6 ausführlich in: KOTTER, J., 1991

7 Unter Wellbeing versteht HINTERHUBER... „der Zustand, in dem der Mensch mit sich selbst und der Welt im Einklang ist. (...) Die Pflege des Wellbeing ist Pflicht eines jeden Führenden" (HINTERHUBER, H. H., 2000, S. 100).

1.3.6.5 Personalführung und BSC

Die Prämisse von KAPLAN und NORTON ist die Einbeziehung der Mitarbeiter in die Unternehmensstrategie:

„Nun sollen alle Mitarbeiter durch ihr Wissen und ihre Informationen zur Wertschöpfung beitragen. Die Investition in das Wissen und die Nutzung der Fähigkeiten eines jeden Mitarbeiters ist ein Schlüssel zum Erfolg des Unternehmens im Informationszeitalter geworden" (KAPLAN, R./NORTON, D., 1997, S. 6).

Diese fundamentale Aussage verwirklicht die Balanced Scorecard durch die Perspektive Lernen und Entwicklung, die mit den entsprechenden Kennzahlen die Integration der Mitarbeiter dokumentiert.

Die Rolle der Führungskraft sehen KAPLAN und NORTON wie folgt:

„Die Führungskräfte der heutigen technologie- und kundenorientierten Unternehmen haben jedoch erkannt, dass sie nicht alle lokalen Aktionen, die für eine erfolgreiche Umsetzung der Strategie notwendig sind, festlegen und vermitteln können. Organisationen, bei denen jeder einzelne Mitarbeiter zur Umsetzung der Strategie beitragen soll, müssen ihre langfristige Strategie und ihre Vision, festgelegt in der Balanced Scorecard, mit ihren Mitarbeitern teilen und sie aktiv dazu ermuntern, Vorschläge zur Erfüllung der Vision bzw. Strategie zu machen" (KAPLAN, R./ NORTON, D., 1997, S. 192).

Eine solche Orientierung an gemeinsamer Vision und Strategie sehen KAPLAN und NORTON als komplexen Prozess, der einiger integrierter Methoden bedarf. Dabei kommen nach ihrer Ansicht besonders drei Methoden zur Anwendung:

Kommunikations- und Weiterbildungsprogramme:

Kontinuierliche und konsistente Information über die Komponenten der Strategie und Verstärkung dieser Information durch entsprechendes Feedback bilden nach KAPLAN und NORTON eine der Grundlagen für eine einheitliche Ausrichtung des Unternehmens.

Zielbildungsprogramme:

Nachdem ein grundlegendes Verständnis über die Strategieausrichtung erreicht ist, soll durch Zielbildungsprogramme Einzelpersonen und Teams die Möglichkeit und das Know-how übermittelt werden, ihre Aufgaben entsprechend herunterzubrechen. Eine Möglichkeit sehen KAPLAN und NORTON beispielsweise in der Einbindung der BSC in traditionelle Management by Objektives-Programme.

Verknüpfung mit dem Anreizsystem:

Durch die Verknüpfung mit einem Anreizsystem sehen KAPLAN und NORTON die Möglichkeit, einen Motivationsschub zu erreichen. KAPLAN und NORTON mahnen hier allerdings zur Vorsicht und sehen diese Verknüpfung erst dann ermöglicht, wenn Kommunikations- und Weiterbildungspro-gramme etabliert sind (vgl. KAPLAN, R./NORTON, D., 1997, S. 193).

Durch die genannten Elemente und Methoden der BSC hinsichtlich der Mit-arbeiter wird eine klare Ausrichtung am Human Ressources Management erkennbar.

1.4 Die Zusammenführung von Kennzahlen-und Managementsystem – Der Aufbau von Ursache-Wirkungs-Ketten

In den obigen Abschnitten wurden die Grundlagen der BSC erläutert. Grundlegende Komponente, die dabei immer wieder zum Ausdruck kommt, ist die Verknüpfung der Kennzahlen mit der Unternehmensstrategie. Dies erst lässt die BSC vom „einfachen" Kennzahlensystem zum Managementsys-tem werden.

> „Eine Scorecard sollte sich nicht nur aus der Strategie herleiten, sie sollte auch Rückschlüsse auf
> die Strategie ermöglichen. Beim Lesen einer Scorecard sollte der Betrachter dazu in der Lage
> sein, auch deren Sinn zu verstehen und die Strategie herauszulesen, die sich hinter den Ziel-
> setzungen und Kennzahlen verbirgt" (KAPLAN, R./NORTON, D., 1997, S. 143).

Die Verknüpfung der BSC mit der Unternehmensstrategie und damit die Ver-knüpfung bzw. Erweiterung des Kennzahlensystems zu einem Management-system beruht auf folgenden drei Prinzipien:

Ursache-Wirkungsbeziehungen
Eine Strategie wird von KAPLAN und NORTON grundsätzlich als ein Katalog von Hypothesen über Ursache und Wirkung beschrieben. Diese Beziehung zwischen Ursache und Wirkung kann nach KAPLAN und NORTON in einer Reihe von Wenn-Dann Aussagen ausgedrückt werden. Dies wird an folgen-dem Beispiel deutlich:

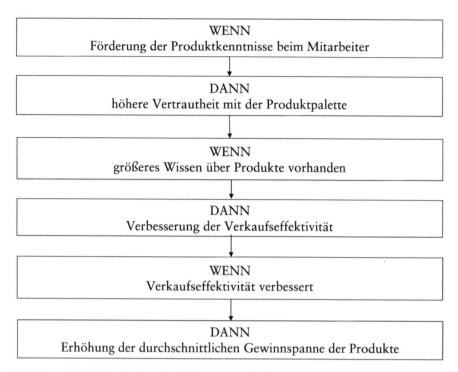

Abbildung 8: Beispiel einer Ursache-Wirkungs-Kette (Nach KAPLAN, R./NORTON, D., 1997, S. 144)

KAPLAN und NORTON unterstreichen, dass jedes Kriterium, das für die Balanced Scorecard gewählt wird, ein Element einer solchen Kette von Ursache-Wirkungsbeziehung sein soll (vgl. KAPLAN, R./NORTON, D., 1997, S. 144).

Ergebnisse und Leistungstreiber

Eine Balanced Scorecard enthält auch immer bestimmte traditionelle Kennzahlen, diese sind meist Ergebniskennzahlen. Solch traditionelle Kennzahlen, wie beispielsweise Rentabilität, Marktanteil, Kundenzufriedenheit oder Mitarbeiterqualifikation, sind häufig „Spätindikatoren", d.h. sie beruhen auf Daten die am Schluss eines betriebswirtschaftlichen Prozesses stehen. Die Leistungstreiber oder auch „Frühindikatoren" sind auf die frühen Phasen eines Prozesse orientiert. Diese sind häufig spezifisch für eine bestimmte Geschäftseinheit und reflektieren deren Besonderheit, z.B. die finanziellen Treiber für Rentabilität oder die spezifischen Zielsetzungen für die Lern- und Entwicklungsperspektive.

Eine gute BSC sollte aus einer Mischung von Ergebniskennzahlen (Spätindikatoren) und Leistungstreibern (Frühindikatoren) bestehen. Ergebniszahlen ohne Leistungstreiber vermitteln nicht, wie die Ergebnisse erreicht werden sollen. Leistungstreiber ohne Bezug zu Ergebniskennzahlen können zwar zur kurzfristigen Verbesserung einer Geschäftseinheit führen, lassen aber grundsätzlich nicht erkennen ob die operative Verbesserung auch zu einer Ergebnisverbesserung geführt hat (vgl. KAPLAN, R./NORTON, D., 1997, S. 144).

Verknüpfung mit den Finanzen
Nach KAPLAN und NORTON muss die Kausalkette aller Kennzahlen der Scorecard zwingend mit den finanziellen Zielen verknüpft sein. Nur so ist auch gewährleistet, dass Ziele wie Qualität, Kundenzufriedenheit, Innovation und Personalentwicklung nicht zum reinen Selbstzweck verkommen, sondern zur Leistungssteigerung des Unternehmens beitragen.

1.5 Zusammenfassung und Bewertung

Ziel dieses Abschnitt war es, die grundlegenden theoretischen Inhalte der Balanced Scorecard zu prüfen und damit festzustellen, ob sie dem Anspruch, mehr als ein Kennzahlensystem, vielmehr ein Managementsystem zu sein, gerecht wird.

Grundsätzlich ist dazu festzuhalten, dass die BSC den Anforderungen eines Kennzahlensystems in jeder Weise gerecht wird. Auch die Elemente eines Managementsystems sind, wie in den entsprechenden Abschnitten deutlich wird, enthalten.

Die Vorteile der BSC werden hierbei offensichtlich. Die Strategieumsetzungsproblematik, die schon KAPLAN und NORTON zum Anlass für die Entwicklung gesehen haben, kann durch die BSC behoben werden. Durch die Einbeziehung von „harten" und „weichen" Fakten bzw. Kennzahlen, kommt es zu ausgewogenen Steuerungsinformationen. Die Kombination von Spät- und Frühindikatoren bietet ein ausgeglichenes Bild des Unternehmens. Durch die Darstellung von Ursachen- und Wirkungszusammenhängen werden nicht nur Informationen über Symptome geliefert. Es erfolgt außerdem eine fundierte Darstellung der zugrundeliegenden Ursachen. Obige Aussage hat zudem gezeigt, dass, betrachtet man die einzelnen Elemente des Kennzahlenbzw. Managementsystems, durch die BSC innovative Management-Ansätze umgesetzt werden (können). Zu nennen sind hier organisationales Lernen, Human Ressources Management, Wissensmanagement und vieles mehr.

Auf der negativen Seite stehen generalisierte Aussagen von KAPLAN und NORTON, bei denen es wünschenswert wäre, diese wirtschaftswissenschaftlich zu beleuchten, beispielsweise die Rolle der Führungskraft und die BSC.

Theoretisch unausgewogen sind auch Aussagen der Ursache-Wirkungs-Ketten, die nur generisch durch KAPLAN und NORTON erfolgten und deren Wirkung nur durch einzelne Erfolgsstories von Unternehmen belegt werden. Hier ist eine Befruchtung der Theorie durch die Praxis zu wünschen. Abzuwarten bleibt auch, ob es gelingt, die Perspektive „Lernen und Entwicklung" wirtschaftswissenschaftlich auf eine solide theoretische Basis zu stellen.

Auch die Praktiker sind gefordert, bei der Implementierung der BSC und beim Entwickeln angemessener IT-Lösungen mitzuwirken.

Von dem Erfolg dieser Aufgaben wird es abhängen, ob die BSC zum innovativen Instrument wird, was sie durch die Basiselemente unseres Erachtens, nach durchaus verdient oder ob sie als „Management-Modewelle" langsam versandet.

2 Die Rahmenbedingungen von Pflege in Deutschland

Um die Frage der Einsatzmöglichkeit der BSC im Bereich des Berufsfeldes der Pflege adäquat beantworten zu können, ist es zunächst erforderlich, sich den Rahmenbedingungen von Pflege auf der Makroebene zuzuwenden.
Der Rahmen dieser Arbeit erlaubt es dabei nicht, alle relevanten Aspekte zu beleuchten und darzustellen.
Im Verlauf dieses Kapitels werden wir der perspektivischen Sichtweise der Balanced Scorecard folgen und auf abstrakter Ebene für jede Perspektive (Finanzen/Kunde/Prozesse/Lernen und Entwicklung) einige signifikante Punkte beleuchten. Die Strategieorientierung und die innovative Komponente der BSC gebot es dabei auch, auf neueste Entwicklungen im Gesundheitsbereich Rücksicht zu nehmen. Dies hat im Hinblick auf die, in der Finanzperspektive wichtige, Einführung des Diagnosis Relation Group-Systems (DRG-System) im Krankenhaussektor zu einer entsprechenden Ausweitung dieses Abschnittes geführt.

2.1 Rahmenbedingungen der Perspektive Finanzen

Das Grundgesetz der Bundesrepublik Deutschland ist die Basis für die Gestaltung des gesellschaftlichen und sozialpolitischen Umfeldes der Pflege. Im Sozialstaatsprinzip (Art. 20/GG) und der Unantastbarkeit der Menschenwürde (Art. 1/GG) finden sich die Wurzeln für das Sozialrecht der Bundesrepublik Deutschland. Das Sozialrecht gliedert sich in die Sozialversicherung und die Sozialhilfe. Die Sozialversicherung ruht im Wesentlichen auf den fünf Säulen Krankenversicherung, Rentenversicherung, Arbeitslosenversicherung, Unfallversicherung und Pflegeversicherung. Besonders die Krankenversicherung und die Pflegeversicherung haben Auswirkungen auf die Handlungsspielräume der Pflege.

Das ebenfalls aus Art. 20 hergeleitete föderalistische System der BRD hat insoweit Einfluss, als dass Rahmenvereinbarungen im Sozialgesetzgebungsbereich nicht generell bundesweit gelten, sondern von Bundesland zu Bundesland verschieden sein können, bzw. durch Ländergesetze ergänzt werden können.

Des Weiteren leiten sich die Prinzipien der sozialen Marktwirtschaft und das Solidaritätsprinzip aus Art. 20 GG ab. Insbesondere in Bezug auf das Solidaritätsprinzip zeigen neue politische Trends, dass die angespannte finanzielle Lage des Staates und die hohen Kosten im Gesundheitswesen ihren Tribut fordern. So ist mit der Diskussion um den Eigenanteil bei der Rentenversicherung ein erster Schritt getan, um das umfassende Solidaritätsprinzip auszuhebeln bzw. den Anforderungen der Zeit anzupassen. Es ist zu vermuten, dass sich dieser Trend fortsetzt und auch für das Gesundheitswesen in zunehmendem Maße relevant wird.

Zu einem besseren Verständnis der derzeitigen Entwicklungen im Gesundheitswesen und der Auswirkungen auf den Pflegedienst ist eine Betrachtung einzelner Kernpunkte des Rechts der Finanzierung von Gesundheitsleistungen, die einschneidende Veränderungen im ambulanten Pflegesektor und im Krankenhaus hervorgerufen haben, notwendig. Von wesentlicher Bedeutung dabei ist, dass das deutsche Gesundheitssystem gekennzeichnet ist, durch

> „...die sozialrechtliche und institutionelle Trennung von Krankheit und Pflegebedürftigkeit. Krankheit und Pflegebedürftigkeit sind Leistungskriterien zweier unterschiedlich strukturierter sozialer Sicherungssysteme" (IGL, G., 1987, S. 55).

2.1.1 Grundlagen der Finanzierung im Krankenhaussektor

2.1.1.1 Kernpunkte des Gesundheitsstrukturgesetzes (GSG 93)

Zum 1. Januar 1993 ist das Gesetz zur Sicherung und Strukturverbesserung der gesetzlichen Krankenversicherung (GSG 93) in Kraft getreten. Anlass für die Schaffung des GSG 93 war die damalige prekäre finanzielle Lage der gesetzlichen Krankenversicherung (GKV); so wurde für 1992 „...mit fast 10 Mrd. DM das bisher höchste Defizit erwartet" (TUSCHEN, K.H. /QUAAS, M., 1996, S. 16).

Ziele des GSG 93 waren die Aufhebung des Selbstkostendeckungsprinzips*, eine quantitative Verringerung der Krankenhausbehandlungen, eine Verzahnung der ambulanten und stationären Versorgungsformen sowie die Schaffung neuer Verhandlungsgrundlagen und -ziele zwischen den Kostenträgern* und Leistungserbringern.

Grundsätzlich sollte durch die Umsetzung des GSG eine Reduzierung der Kosten im Gesundheitswesen erreicht, beziehungsweise durch Strukturänderungen Kosten begrenzt werden.

Mit Inkrafttreten des GSG wurde der Grundstein für eine **leistungsorientierte Vergütung** der voll- und teilstationären Krankenhausleistungen gelegt. Da in den Jahren 1993 bis 1996, im Zuge einer Sofortbremsung der Kostenexpansion im Gesundheitswesen, eine Deckelung* der Krankenhausbudgets ohne Leistungsbezug stattfand, spricht man erst ab 1997 von einer leistungsorientierten Krankenhausfinanzierung (vgl. TUSCHEN, K. H./QUAAS, M., 1998, S. 33).

Die Umsetzung des GSG 93 wurde durch die Bundespflegesatzverordnung (BPflV 1995/1997), das SGB V und das 2. GKV-Neuordnungsgesetz (2. NOG, 1997) ergänzt und präzisiert.

Für die Krankenhäuser und deren Beschäftigte, aber auch für die Leistungsnehmer, ergaben sich aus diesen Gesetzesänderungen eine Vielzahl von Veränderungen, die in erheblichem Umfang die Versorgungsstrukturen im allgemeinen und die interne Krankenhausorganisation betrafen.

Der Abbau von Fehlbelegung

Im Rahmen des GSG 93 wurde der § 17 a KHG eingeführt. Der Gesetzgeber fordert hier die Krankenhausträger auf, sicherzustellen, dass kein Patient in ein Krankenhaus aufgenommen wird oder dort stationär weiter behandelt wird, der einer Krankenhausbehandlung nicht bzw. nicht mehr bedarf. Dies bedeutet, dass der Träger des Krankenhauses darauf hinwirken muss, dass Patienten nach Abschluss der medizinischen Behandlung entlassen werden müssen. Es wird dadurch ein Abbau der Fehlbelegung*, dass heißt von fehlbelegten Krankenhausbetten, erwartet. Eine Überprüfung der Krankenhäuser (= Fehlbelegungsüberprüfung) findet durch den medizinischen Dienst der Krankenkassen statt (vgl. § 17a Abs. 1 und 2 KHG).

Die Prämisse „Ambulant vor stationär"

Der Art. 1 GSG 93 änderte den bisherigen Anspruch der Versicherten bezüglich der stationären Krankenhausbehandlung. Nach § 39 SGB V hat der Versicherte nur Anspruch auf vollstationäre Behandlung,

> „…wenn die Aufnahme nach Prüfung durch das Krankenhaus erforderlich ist, weil das Behandlungsziel nicht durch teilstationäre, vor- oder nachstationäre oder ambulante Behandlung einschließlich häuslicher Krankenpflege erreicht werden kann" (§ 39 SGB V).

Die vor- und nachstationäre Krankenhausbehandlung

Durch die Einführung alternativer Behandlungsformen gemäß § 115a und § 115b SGB V wurde den Krankenhäusern die Möglichkeit eingeräumt,

neben den bisherigen voll- und teilstationären Behandlungen neue Leistungs-
formen anzubieten, bzw. neue Entgeltarten abzurechnen.

So wurde durch den § 115a SGB V die gesetzliche Grundlage für die vor-
und nachstationäre Behandlung im Krankenhaus geschaffen. Dabei soll im
Rahmen einer vorstationären Behandlung abgeklärt werden, ob eine vollstationäre Behandlung erforderlich ist, beziehungsweise auf diese vorbereiten
(z. B. geplante Operationen). Die nachstationäre Behandlung soll den stationären Behandlungserfolg sichern und festigen (vgl. § 115a SGB V). Ziel beider Behandlungsformen ist die Verkürzung des vollstationären Aufenthaltes
der Patienten im Krankenhaus (= Verweildauerverkürzung).

Das ambulante Operieren im Krankenhaus

§ 115 b SBG V ermöglichte es den Krankenhäusern, das ambulante Operieren als Institutsleistung des Krankenhauses anzubieten. Ziel der Einführung
des ambulanten Operierens im Krankenhaus ist auch hier die Senkung der
Ausgaben der GKV, in dem es zu einer Ersetzung der stationären Leistung
durch die kostengünstigere ambulante Leistungserbringung kommt.

Die Einführung differenzierter Entgeltformen
nach §§ 10 und 11 BPfV 1995

Im Rahmen des GSG 93 ist ein neues leistungsbezogenes Entgeltsystem eingeführt worden. Durch eine neue Bundespflegesatzverordnung (1995), die
zwischenzeitlich einigen Änderungen unterworfen war, wurde der seit 1972
übliche allgemeine Pflegesatz abgeschafft und durch ein System unterschiedlicher Entgelte ersetzt. Die Anwendung des neuen Pflegesatzrechts ist seit
dem 1. Januar 1996 für alle Krankenhäuser verbindlich.

Das heutige Entgeltsystem für die vollstationäre Versorgung besteht aus vier
Elementen:

• dem Abteilungspflegesatz*,
• dem Basispflegesatz*,
• den Fallpauschalen* und
• den Sonderentgelten*.

Die Pflegepersonalregelung (PPR)

Die Pflegepersonalordnung (PPR), als Bestandteil des Gesundheitsstruktur-
gesetzes 1993, wurde erlassen, um in den Krankenhäusern für das Fachper-
sonal im Pflegedienst, mit Ausnahme der Intensivpflege, des OP-Dienstes,
der Pflege in Dialyseeinheiten sowie in anderen Funktionsdiensten, aktuelle
und den damaligen Anforderungen der Tätigkeit entsprechende Personalstel-
len zu schaffen. Auf Basis der PPR wurden 13.000 neu einzurichtende Stellen berechnet, was mit einer geschätzten Belastung von zusätzlich 900 Mil-

lionen DM für die Krankenkassen verbunden war. Die Stellen sollten in einem Zeitraum von 4 Jahren besetzt werden.

Aufgrund der gespannten Finanzlage der Gesetzlichen Krankenversicherung kam es 1996 zu einer verschärften „Deckelung" der Krankenhausbudgets.

Durch die Änderungsverordnung vom 17. 4. 1996 wurde § 5 Abs. 1 der PPR ausgesetzt, was zur Folge hatte, dass die Schaffung neuer Stellen im Pflegedienst 1996 schon nicht mehr realisiert wurde. Die mit der PPR verbundene Zuordnungspflicht der Patienten in Pflegestufen und die Dokumentationspflicht dieser Zuordnung blieben jedoch weiter bestehen.

Durch Artikel 13 des 2. GKV-NOG wurde die PPR 1997 endgültig aufgehoben.

Als internes Steuerungsinstrument ist die PPR aber nach wie vor von Bedeutung für das Pflegemanagement, da die PPR zum einen eine Leistungserfassung und -zuordnung des pflegerischen Handelns ermöglicht und auf dieser Basis eine Personalbemessung und -planung möglich macht.

2.1.1.2 Kernpunkte der GKV-Gesundheitsreform 2000

Das Gesetz zur GKV-Gesundheitsreform 2000 ist zum 1. Januar 2000 in Kraft getreten. Durch dieses Gesetz ergeben sich durch die neuen Bestimmungen zum verpflichtenden Qualitätsmanagement, zum leistungsabhängigen Vergütungssystem in Form von pauschalen Entgelten (DRGs), zur integrierten Versorgung und der Stärkung der Patientenrechte weitreichende Folgen für die einzelnen Krankenhäuser und stellen diese vor neue Führungs- und Planungsaufgaben.

Die GKV-Gesundheitsreform 2000 beinhaltet keine Änderungen im Rahmen der Versorgungsverträge* und der Krankenhausplanung*. Auch die zur Zeit bestehende duale Finanzierung* der Krankenhäuser wird zunächst nicht durch eine monistische Finanzierung* abgelöst. Außerdem bleibt es weiterhin bei einer Begrenzung der einzelnen Krankenhausbudgets, das heißt, es bleibt bei den sektoralen Budgets für die einzelnen Leistungsbereiche, da eine Einführung der angestrebten Globalbudgets* der Krankenkassen und der geplante landesweite Gesamtbetrag für die Vergütung der Krankenhausleistungen nicht umgesetzt wurden (vgl. TUSCHEN, K. H., 2000, S. 8).

2.1.1.2.1 Die Verpflichtung der Krankenhäuser zum internen Qualitätsmanagement

Nach den §§ 135a und 137d SGB V sind zugelassene Krankenhäuser verpflichtet, ein internes Qualitätsmanagement einzuführen und weiterzuentwickeln.

„Die Spitzenverbände der Krankenkassen und der Verband der privaten Krankenversicherung vereinbaren mit der Deutschen Krankenhausgesellschaft unter Beteiligung der Bundesärzte-kammer sowie der Berufsorganisation der Krankenpflegeberufe Maßnahmen der Qualitätssi-cherung für nach § 108 zugelassene Krankenhäuser" (§ 137 SGB V).

Kommt ein Krankenhaus seiner Verpflichtung zur Qualitätssicherung nicht nach, sind Abschläge von den Pflegesätzen vorzunehmen (§ 14 Abs. 10 BPflV neue Fassung).

2.1.1.2.2 Die Möglichkeit der integrierten Versorgung

Durch die neu zugelassenen, integrierten Versorgungsformen wird eine Ver-sorgung der Versicherten über verschiedene Leistungssektoren hinweg ermöglicht. Durch eine verbesserte Zusammenarbeit der Beteiligten soll die Behandlung der Patienten optimiert und die Behandlungskosten gesenkt wer-den (vgl. §§ 140a bis h SGB V).

Die Krankenkassen können mit in § 140b Abs. 2 genannten Vertragspart-nern (z. B. Träger von Krankenhäusern, Kassenärztlichen Vereinigungen) Verträge zur integrierten Versorgung abschließen. Diese Verträge enthalten auch die Festlegung der Vergütung für die vertraglich bestimmten Leistungen (vgl. § 140c SGB V).

2.1.1.2.3 Die Einführung eines DRG-Systems in Deutschland

Im Rahmen der Gesundheitsstrukturreform 2000 und der Neueinführung des § 17b KHG hat der Gesetzgeber einen weitreichenden Paradigmenwech-sel bei der Finanzierung von Krankenhausleistungen in Gang gesetzt.

Im Jahre 2003 bzw. 2004 (Optionsmodell*) soll das bisherige Mischsystem der Krankenhausfinanzierung, bestehend aus Fallpauschalen, Sonderentgel-ten, Basis- und Abteilungspflegesätzen durch die Einführung eines leistungs-orientierten, durchgängigen und pauschalierten Vergütungssystem für die voll- und teilstationären Krankenhausleistungen, auf der Grundlage der Dia-gnosis Related Groups (DRGs*), budgetneutral abgelöst werden (vgl. § 17b Abs. 1 KHG 2000). Dies „… bedeutet, dass wie bisher prospektiv ein kran-kenhausindividuelles Erlösbudget (Gesamtbetrag) vereinbart wird" (TUSCHEN, K. H., 2000 (a), S. 7).

Ausgenommen ist nur der Bereich der Psychiatrie.

Nach den Vorgaben des § 17b KHG hat sich die Selbstverwaltung* am 27.06.2000 auf die Grundstrukturen der Australian Refinded Diagnosis Related Groups (AR-DRG*) in der Version 4.1 geeinigt.

Die AR-DRGs, welche insgesamt 661 Fallgruppen beinhalten, bilden damit die Grundlage eines künftigen deutschen DRG-Systems. Auch in Deutschland soll die Anzahl der Fallgruppen auf 600 bis maximal 800 festgelegt werden (vgl. HOBERG, R., 2000, S. 332).

DRGs als Fallklassifikationssystem

Ein DRG-System ist per Definition ein System zur Klassifikation voll- und teilstationärer Behandlungsfälle* in aufwandshomogene Gruppen, d.h. Gruppen mit ähnlichen Behandlungskosten.

> „Um kostenwirksamen Unterschieden in der Fallschwere Rechnung zu tragen, verwenden diese Systeme bei der Eingruppierung von Behandlungsfällen im Rahmen hierarchischer Entscheidungsbäume so genannte CC- (Comorbidity or Complication) und gegebenenfalls MCC-Listen (Major Comorbitity or Complication) sowie entsprechende Ausschlusslisten" (RAU, F./SCHNÜRER, M., 2000, S. 46).

Die finanzielle Bewertung der DRGs

Wird ein DRG-System zur Vergütung von Krankenhausleistungen eingesetzt, ist es erforderlich, eine Ergänzung des Fallklassifikationssystems (= Klassifikationssystem nach Behandlungsfällen) um operationale Kostengewichte und Kennziffern (= Bewertungsrelationen) vorzunehmen, damit eine ökonomische Bewertung je Fallgruppe möglich wird. Nur so wird eine Einordnung der Fälle nach fest definierten, transparenten Kriterien untereinander möglich. Dies ist nötig, um eine widerspruchsfreie, eindeutige Umsetzung der DRG-Einstufungen in Vergütung zu erhalten (vgl. SIMON, M., 2000, S. 660).

Mit der Entscheidung für das AR-DRG-System als Grundlage für das kommende Klassifikationssystem in Deutschland ist noch keine Entscheidung über die konkrete Ausgestaltung eines Vergütungssystems im Krankenhausbereich als Ganzes verbunden.

Ein Vergütungssystem enthält auf der Basis der DRG-Eingruppierungen zum einen Abrechnungsvorschriften zur Vergütung der verschiedenen DRGs, umfasst aber auch Elemente wie z.B. Regeln über die Vergütung von Leistungen, welche nicht als DRG erbracht werden oder Vorschriften zur Berechnung der gesamten, dem Krankenhaus zur Verfügung gestellten Finanzmittel (vgl. BRAUN, T., 2000, S. 5).

> „Diagnosis Related Groups (DRG) sind ein Patientenklassifikationssystem. Verknüpft mit entsprechenden Finanzierungsregeln werden DRG als pauschalierte Entgelte von Krankenhausleistungen eingesetzt" (CLADE, H., 2000, S. 342).

Im Rahmen dieser Arbeit ist eine weitere Auseinandersetzung mit den zukünftigen Finanzierungsregeln nicht möglich.

Der Eingruppierungsprozess von Patienten in AR-DRGs

Das Verfahren der Eingruppierung („Grouping") soll hierarchisch geordnet, d.h. streng regelhaft und mathematisch logisch ablaufen. Aus diesem Grund kann die Zuordnung mit Hilfe eines „Groupers" erfolgen. Es handelt sich hierbei um ein spezielles EDV-Modul. Dabei ist der Grouper

„...lediglich ein „Werkzeug", welches einen Behandlungsfall auf der Basis der zur Verfügung gestellten Daten (Diagnosen, Prozeduren) in die entsprechende DRG-Fallgruppe unter Berücksichtigung der im DRG-System festgeschriebenen Regeln einordnet" (ROEDER, N. et al., 2000 (b), S. 466/477).

Folgende Abbildung verdeutlicht diesen Prozess:

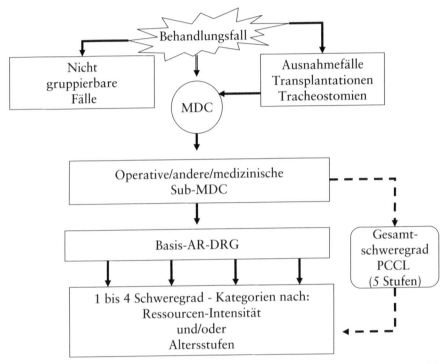

Abbildung 9: Der Eingruppierungsprozess von Patienten in AR-DRGs (vgl. FISCHER. W., 2000 (b), S. 337)

Um zu gewährleisten, dass vergleichbare Krankenhausfälle auch derselben DRG zugeordnet werden, ist es zwingend notwendig, die Diagnosen- und Prozedurenklassifikationen in einheitlicher Weise anzuwenden. Aus diesem Grund traten die „Deutschen Kodierrichtlinien", eine auf Deutschland angepasste Form der Australischen Kodierrichtlinien, nach einer entsprechenden Übergangsphase zum 01.01.2002 in Kraft. Aufgeteilt in allgemeine und spezielle Kodierrichtlinien machen sie beispielsweise Aussagen über die Definition von Haupt- und Nebendiagnose, die konkrete Verschlüsselung in bestimmten Fällen und die Verschlüsselung von Prozeduren (näheres vgl.:

DEUTSCHE KRANKENHAUS VERLAGSGESELLSCHAFT MBH: Deutsche Kodierrichtlinien 2002).

Für die Zuweisung eines Patientenfalles in eine konkrete DRG sollten die Patientendaten am Ende des Krankenhausaufenthaltes eines Patienten, zur EDV-gestützten Ermittlung der AR-DRGs zunächst auf Plausibilität und Vollständigkeit geprüft werden.

Der spezielle Behandlungsfall wird unter Berücksichtigung der Deutschen Kodierrichtlinien mittels der Fallmerkmale (Kriterien)

- Hauptdiagnose (Verschlüsselt nach ICD-10*),
- Nebendiagnose (Verschlüsselt nach ICD-10),
- Prozeduren (Verschlüsselt nach OPS 301*),
- Alter, Geschlecht,
- Verweildauer,
- Entlassungsart (nach Hause, verstorben, verlegt),
- bei Entbindungen das Geburtsgewicht der Säuglinge und
- der Beatmungsstunden auf Intensivstation

einer der 23 organbezogenen Major Diagnostic Categories*(MDC) zugeordnet (z. B. MDC 06 Erkrankung des Verdauungsapparat).

Im AR-DRG-System definierte „Spezialfälle", wie z. B. Transplantationen, werden in Fallgruppen für Spezialfälle, so genannte Pre-MDCs, eingruppiert. Für unzureichend kodierte und nicht systemkonforme Fälle existiert die Möglichkeit der Bildung von sieben „Fehler-DRGs" (vgl. METZGER, F., 2001, S. 91 ff.)

MDC - Kode	Kode	Hauptfallgruppe (MDC)	Anzahl DRGs
00 (Pre-MDC)	A	Prioritätsgruppe (Pre-MDC)	8
MDC 01	B	Nervensystem	50
MDC 02	C	Augen	20
MDC 03	D	Ohren, Nase, Mundhöhle, Hals	27
MDC 04	E	Atmungsorgane	41
MDC 05	F	Kreislaufsystem	64
MDC 06	G	Verdauungsapparat	52
MDC 07	H	Leber, Gallentrakt, Bauchspeicheldrüse	30
MDC 08	I	Bewegungsapparat, Bindegewebe	79
MDC 09	J	Haut, Unterhaut, Brustdrüse	32
MDC 10	K	Endokrine Drüsen, Stoffwechsel	19
MDC 11	L	Niere und Harnwege	37
MDC 12	M	Männliche Geschlechtsorgane	19

MDC - Kode	Kode	Hauptfallgruppe (MDC)	Anzahl DRGs
MDC 13	N	Weibliche Geschlechtsorgane	20
MDC 14	O	Schwangerschaft und Geburt	18
MDC 15	P	Neugeborene	25
MDC 16	Q	Blut und blutbildende Organe, Immunsystem	10
MDC 17	R	Tumorerkrankungen	18
MDC 18	S+T	Infektionen und parasitäre Erkrankungen	20
MDC 19	U	Psychische Erkrankungen	13
MDC 20	V	Alkohol- und Drogenmissbrauch	7
MDC 21	W+X	Verletzungen, Vergiftungen	24
MDC 22	Y	Verbrennungen	8
MDC 23	Z	Sonstige Erkrankungen	13
–	9	„Fehler DRGs"	7
			661 Insgesamt

Tabelle 3: MDCs im AR-DRG-System (Version 4.1) (Modifiziert nach FISCHER, W., 2001, S. 36 f.)

Im nächsten Schritt erfolgt dann eine Unterteilung nach der Art der Leistungserbringung in so genannte Sub-MDCs.
Hierzu ist das australische DRG-System in drei Partitionen gegliedert. Es erfolgt eine Unterscheidung von:

- **chirurgischen DRGs** (DRGs, deren Prozeduren die Benutzung eines OP-Saals voraussetzen),
- **sonstigen DRGs** (DRGs, deren Prozeduren die Benutzung eines OP-Saals nicht voraussetzen) und
- **medizinischen DRGs** (DRGs, die keine Prozeduren enthalten) (vgl. ROEDER, N. et al., 2000 (c), S. 344).

Durch diese beiden ersten Schritte der Zuordnung kommt es zur Bildung der Adjacent DRG*(A-DRG), die in einem nächsten Schritt, nach dem Schweregrad des Falles, weiter differenziert wird.
Nach dem Prinzip der „kumulierten Schweregradermittlung" werden zusätzlich zur Hauptdiagnose Komplikationen und Begleiterkrankungen berücksichtigt (Compexities and Comorbidities = CCs*).
In diesem Zusammenhang wird jede kodierte Nebendiagnose nach ihrer Ressourcenintensität, in Abhängigkeit von der A-DRG durch einen 5-stufigen Complication and Comorbidity Level (CCL*) selbstständig bewertet (vgl. REHWINKEL, I., 2000 (a), S. 485).

CCL 0	Nebendiagnose zählt nicht als Komplikation oder Begleiterkrankung
CCL 1	leichte (minor) Komplikation oder Begleiterkrankung
CCL 2	mittlere (moderate) Komplikation oder Begleiterkrankung
CCL 3	schwere (severe) Komplikation oder Begleiterkrankung
CCL 4	sehr schwere (catastrophic) Komplikation oder Begleiterkrankung

Tabelle 4: Complication and Comorbidity Level (CCL)

Die abschließende „kumulative" Betrachtung aller Schweregrade der anhand der für den Patienten individuell dokumentierten Nebendiagnosen ist dann entscheidend für die Ableitung eines Gesamt Schweregrades der jeweiligen DRG-Fallgruppe, wozu jeder DRG einer von fünf Gesamtschweregraden (Patient Clinical Compexity Level = PPCL*) zugeordnet wird (vgl. FISCHER, W., 2001, S. 39 ff.).

PCCL 0	keine relevante Komplikation oder Begleiterkrankung
PCCL 1	leichte Komplikation oder Begleiterkrankung
PCCL 2	mittlere Komplikation oder Begleiterkrankung
PCCL 3	schwere Komplikation oder Begleiterkrankung
PCCL 4	sehr schwere Komplikation oder Begleiterkrankung

Tabelle 5: Gesamtschweregrade (Patient Clinical Compexity Level)

Im Rahmen des Groupings erfolgt somit die endgültige Zuweisung eines Falles in eine definierte DRG.
Das folgende Beispiel anhand der Basisfallgruppe G67 soll die Nomenklatur des australischen DRG-Systems verdeutlichen:

DRG G67	Oesophagitis, Gastroenteritis und sonstige ausgewählte Störungen des Verdauungssystems, Alter über 9 Jahre
DRG G67A	…**mit** katastrophalen oder schwerwiegenden Komplikationen bzw. Begleiterkrankungen
DRG G67B	…**ohne** katastrophale oder schwerwiegende Komplikationen bzw. Begleiterkrankungen

Tabelle 6: Beispiel der Nomenklatur des australischen DRG-Systems der Basisfallgruppe G67

Die Darstellung der australischen DRGs erfolgt über einen vierstelligen alphanumerischen Kode, wie z. B. G67B.

Die erste Stelle im Code beschreibt die Zugehörigkeit zur Hauptfallgruppe (MDC) (siehe Tabelle 3).

Die numerische zweite und dritte Stelle (...67) markieren die Basis-AR-DRG und geben Auskunft über die ausschlaggebende Verfahrensweise (Partition) im konkreten Fall.

Die numerische Nennung von 01 bis 39 verweist auf eine chirurgische Partition, von 40 bis 59 auf eine sonstige Partition und von 60 bis 99 auf eine medizinische Partition.

Die vierte Stelle der DRG, welche durch einen Buchstaben bezeichnet wird (z. B. G67B), informiert über die Rangfolge der Ressourcenintensität in Bezug auf die entsprechende Schweregradgruppe (PCCL) und andere zuvor dokumentierte Kriterien der Fallzuordnung (vgl. FISCHER, W., 2001, S. 43) In Frage kommen hier nachstehende Möglichkeiten:

A	höchster Ressourcenverbrauch
B	zweithöchster Ressourcenverbrauch
C	dritthöchster Ressourcenverbrauch
D	vierthöchster Ressourcenverbrauch
Z	Refined DRG entspricht der Basis-DRG, d. h. es existiert keine Unterteilung

Tabelle 7: Rangfolge der Ressourcenintensität

Die Kennziffern und Kostengewichte im AR-DRG-System

Zur Umsetzung des Fallklassifikationssystems der DRGs in Vergütung ist die Bildung der folgenden Kostengewichte und Kennzahlen notwendig. Diese werden in einem zukünftigen Berichtswesen im Krankenhaus von entscheidender Bedeutung sein.

Die Relativgewichte (cost-weight = CW)

Die finanzielle Bewertung der DRGs erfolgt mit Hilfe der Zuordnung von so genannten Relativgewichten als Gewichtungsfaktoren, zu jeder DRG, „...die sich aus dem relativen Ressourcenverbrauch der verschiedenen Krankheitsfälle ergeben" (PETERS, J., 2000 (c), S. 730).

Ziel der Relativgewichte ist es, die mittleren Behandlungskosten für jede Fallgruppe abbilden zu können, jedoch nicht die individuellen Behandlungskosten für einen einzelnen Patienten (vgl. ROEDER, N. et al., 2000 (a), S. III).

Das Relativgewicht setzt den durchschnittlichen Kostenaufwand in Beziehung zur mittleren Gewichtung eines festgesetzten Durchschnittsfalles der Grundgesamtheit (= Base-Rate), der mit 1,0 bewertet ist.

Dieses Kostengewicht spiegelt die Aufwändigkeit der Behandlung im Durchschnittsfall wieder und wird vom DRG-Katalog für jede DRG vorgegeben (vgl. GRATIAS, R. et al., 2000, S. 946 / DEITMAR-HÜNNEKENS, A., 2000, S. 663).

Die Relativgewichte geben somit den Abstand des Kostenaufwandes zwischen den einzelnen DRG an und entsprechen den Punktzahlen des derzeitigen Fallpauschalensystems.

„Im Ergebnis wird für jede DRG eine solche Kostenbewertung vorgenommen. Dies führt dazu, dass die unterschiedlichen DRGs zueinander gemäß ökonomischem Aufwand ins Verhältnis gesetzt werden. Dabei werden (…) Gewichtungsfaktoren ausgewiesen. Diese erhält man, indem die für eine bestimmte Fallgruppe gefundene Punktsumme durch die Punktsumme einer (fiktiven) Einheitsleistung dividiert wird. Es ergibt sich ein Gewichtungsfaktor" (BRAUN, T., 2000, S. 9).

Diese Relativgewichte können, aufgrund der unterschiedlichen Kostenstrukturen der verschiedenen Länder (z. B. Lohnkosten), nicht einfach aus Australien übernommen werden. Sie sind zunächst auf deutsche Verhältnisse zu übertragen (vgl. LÜNGEN, M. et al., 2000, S. 352).[8]

Der Basisfallwert (= Base-Rate = BR)
Im Grundsatz entspricht der „Basisfallwert" dem Parameter „Punktwert" des derzeitigen Fallpauschalensystems nach BPflV 1995.[9]
Laut der Vereinbarung der Vertragspartner auf Bundesebene in Deutschland wird der Basisfallwert als bundeseinheitlicher Basisfallwert, der möglicherweise noch regionale Differenzierungen erfährt, definiert (vgl. § 2, Abs. 9, Vereinbarung (…) über die Einführung eines pauschalierten Entgeltsystems nach § 17b KHG).
Aus allen Behandlungsfällen eines Krankenhauses lässt sich mit Hilfe dieser Relativgewichte, als Kenngröße für die ökonomische Fallschwere, ein Case-Mix berechnen (vgl. REHWINKEL, I., 2000 (b), S. 555).

Der Case-Mix (CM)
Der Case-Mix

„…beschreibt die Summe der Kostengewichte aller Behandlungsfallgruppen, die in einem bestimmten Zeitraum in einem Krankenhaus – im weiteren Sinne auch im Gesundheitssystem insgesamt – erbracht werden" (ROEDER, N. et al., 2000 (a), S. III).

Aufgrund des Case-Mix lässt sich ein Case-Mix-Index errechnen.

Der Case-Mix-Index (CMI)
Der Case-Mix-Index ist das

---

8 Anmerkung: Zu der Problematik der Kalkulation der Relativgewichte siehe : LÜNGEN, M. et al., 2000, S. 352-354, REHWINKEL, I., 2000 (b), S. 555 f.
9 Anmerkung: Zur Berechnung des Base Rate siehe BRAUN, T., 2000, S. 10

„…Maß für die medizinisch bedingte Behandlungsschwere (Ressourcenverbrauch) des Fallspektrums eines Krankenhauses oder Fachabteilung…"(GRATIAS, R. et al., 2000, S. 946).

Dividiert man die Summe der Relativgewichte der Fälle eines Krankenhauses durch die Fallzahl einer Periode, erhält man den CMI für das betreffende Krankenhaus (vgl. PETERS, J., 2000 (c), S. 730).

Dadurch, dass der CMI die relative Fallschwere und damit das durchschnittliche Kostengewicht pro Behandlungsfall eines Krankenhauses abbildet, ist er „… ein geeigneter Parameter für den Vergleich zwischen den Krankenhäusern und ein Instrument des Benchmarkings" (PETERS, J., 2000 (c), S. 730).

Die Berechnung der Gesamtvergütung aus DRG-Leistungen für das einzelne Krankenhaus

Über die Formel:

BR × FZ × CMI = gesamte DRG-Einnahmen = Budget

lässt sich prinzipiell die gesamte Einnahme aus DRG-Leistungen für das Krankenhaus errechnen (vgl. PETERS, J., 2000 (c), S. 730; BRAUN, T., 2000, S. 10). Unberücksichtigt bleiben dabei allerdings weitere Vorschriften, die im Gesamtvergütungssystem enthalten sein müssen und die Gesamtvergütung beschränken könnten.

Welche Folgen und Probleme sich aus den beschriebenen Veränderungen der gesetzlichen Rahmenbedingungen für das Krankenhaus und die stationäre Pflege im Krankenhaus ergeben, soll im nächsten Kapitel dargestellt werden.

2.1.1.2.4 Ausgewählte Problemfelder der DRGs

Das Problem der Homogenität der Kosten innerhalb einzelner DRGs

Ziel des DRG-Systems ist es unter anderem

„… Fallgruppen zu bilden, die bezüglich ihrer Fallkosten vergleichbar sind, also eine homogene Fallkostenstruktur aufweisen…" (SIMON, M., 2000 (c), S. 820).

Erreichbar ist dieses Ziel nur, wenn bei der Fallgruppenbildung alle kostenrelevanten Faktoren berücksichtigt werden.

Bedingt durch einige Konstruktions- und Anwendungsprobleme, ist innerhalb der einzelnen Fallgruppen die Streuung der Kosten sehr hoch. Nach FISCHER kommt hier besonders der unpräzisen Falldefinition und der Missachtung weiterer kostenrelevanter Faktoren, die von ärztlichen Diagnosen und Prozeduren unabhängig sind, Bedeutung zu (vgl. FISCHER, W., 2000 (b), S. 337).

„So fallen im Bereich der Pflege Leistungen an, die nicht in direktem Zusammenhang mit ärztlichen Verordnungen stehen, z. B. die Sterbebegleitung" (PETERS, J., 2000 (b), S. 10).

Nach SIMON können innerhalb einer DRG Kostenunterschiede aufgrund eines unterschiedlichen Pflegeaufwandes entstehen. Somit erscheint es als unwahrscheinlich, dass für pflegerische Leistungen, bedingt durch die Nichterfassung des fallbezogenen Pflegeaufwandes, eine pflegerische Kostenhomogenität erreicht werden kann.

Bedingt durch den hohen Anteil der Personalkosten des Pflegepersonals an den Gesamtkrankenhauskosten handelt es sich nicht nur um ein Problem der Berufsgruppe der Pflegenden, sondern der Krankenhäuser im Allgemeinen (vgl. SIMON, M., 2000 (c), S. 820).

Die Problematik der Darstellung des Anteils pflegerischer Leistung an einer DRG

Zur Darstellung des Anteils der pflegerischen Leistung an einer DRG wird in der pflegerelevanten Fachliteratur die Einführung eines Pflegefaktors, wie z. B. durch die Verwendung von Pflegediagnosen, die Anwendung der Pflegepersonalregelung (PPR) und die Übernahme eines ausländischen Pflegeklassifikationssystems diskutiert (vgl. GRATIAS, R./SCHMITHAUSEN, D., 2000, S. 665 ff.).

> „Denn in den DRGs müssen alle pflegerischen Leistungen Niederschlag finden. Nur so wird die Leistung der Pflege definiert und vergütet, was für die zukünftige Qualifikation und Personalbemessung von entscheidender Bedeutung ist" (PETERS, J., 2000 (b), S. 10).

SIMON verweist darauf, dass die PPR in einem zukünftigen Krankenhausfinanzierungssystem, welches nicht mehr vom Selbstkostendeckungsprinzip geprägt ist, nur bedingt als Instrument zur Darstellung der Selbstkosten eines Krankenhauses Verwendung finden kann. Zum einen wird durch die PPR nur ein Teil des fallbezogenen Pflegeaufwandes erfasst, da z. B. gerade der Bereich der sehr kostenintensiven Intensivpflege unberücksichtigt bleibt. Auf der anderen Seite wurde die PPR geschaffen, um auf ihrer Basis Daten, über den jeweiligen krankenhausspezifischen Pflege- und Personalbedarf, zur Vereinbarung eines krankenhausspezifischen Budgets, mit den Krankenkassen zu ermitteln. Da in einem zukünftigen, von DRGs geprägtem System, krankenhausspezifische Selbstkosten keinen Einfluss auf die Höhe der Vergütung haben, sind die PPR-Daten gegenüber den Kostenträgern „... somit auch zukünftig zur Begründung von Stellenplanforderungen nicht einsetzbar" (SIMON, M., 2000 (c), S. 821).

Da es nach SIMON im DRG-System keinen gesondert ausgewiesenen Pflegeanteil der DRGs geben wird, ist seiner Meinung nach auch eine Ermittlung der PPR-Daten für interne Zwecke (z. B. für die interne Budgetierung) als fragwürdig zu betrachten (vgl. SIMON, M., 2000 (c), S. 821).

> „Einen Pflegeanteil an den DRG zu ermitteln kann folglich nur Sinn machen, wenn er bundesweit als Bezugsgröße für alle Krankenhäuser ausgewiesen wird und einen Anteil an den DRG definiert, aus dem der jeweilige Pflegedienst zu finanzieren ist" (SIMON, M., 2000 (c), S. 821).

Zum Wohl der Patienten und aus qualitätsorientierter Sicht, aber auch aus betriebswirtschaftlicher Sicht sollten nur noch Leistungen erbracht werden, deren Wirksamkeit wissenschaftlich nachgewiesen ist, d. h. die Evidenzbasierte Praxis wird an Bedeutung gewinnen. Die Angemessenheit der Leistungserbringung ist grundsätzlich kritisch zu hinterfragen. Unnötige Leistungen müssen aus ökonomischen Gründen vermieden werden, da sie als Kosten die Erlöse für die Unternehmen schmälern.

In diesem Zusammenhang hält SIMON die PPR nicht dazu geeignet, nachzuweisen, dass die erbrachten pflegerischen Leistungen auch notwendig waren.

„Die Angemessenheit medizinischer Prozeduren wird im zukünftigen DRG-System vor allem aus den medizinischen Diagnosen abgeleitet, die Notwendigkeit pflegerischer Leistungen wäre dementsprechend am ehesten aus Pflegediagnosen abzuleiten" (SIMON, M., 2000 (c), S. 822).

Nach SIMON könnten zur Prüfung der Angemessenheit von tatsächlich erbrachten pflegerischen Leistungen fallbezogene Leistungsstandards je Diagnosegruppe dienen, die bundesweit entwickelt und vereinbart werden.

„Sie definieren sowohl eine Untergrenze im Sinne von notwendigen Mindestleistungen als auch eine Obergrenze im Sinne der Identifizierung nicht notwendiger und damit unter Umständen auch nicht abrechnungsfähiger Leistungen" (SIMON, M., 2000 (c), S. 822).

Bei der Entwicklung eines pflegerischen Systems, welches Diagnosen, Prozeduren und Leistungsstandards integriert, muss auch die Tatsache Beachtung finden, dass nur eine interdisziplinäre Zusammenarbeit und damit eine Orientierung an gemeinsamen Standards für definierte Patientengruppen dem Anspruch der DRGs, eine Vergütung für sämtliche Leistungen eines Krankenhausaufenthaltes zu sein, gerecht werden kann.

„Der ökonomische Ansatz, kostenhomogene Gruppen zu bilden, verlangt danach, den fallbezogenen Ressourcenverbrauch in allen Kostenarten und das heißt auch in allen Berufsgruppen zu berücksichtigen und mit Blick auf den Behandlungserfolg und vor allem auch auf die Erlöse zu koordinieren" (SIMON, M., 2000 (c), S. 822).

In der Betrachtungsweise von SIMON werden die Entwicklung und Anwendung eines pflegespezifischen Patientenklassifikationssystems, pflegerischen Leitlinien und Prozedurenklassifikationen nicht überflüssig. Sie erhalten nur eine andere Zielorientierung.

„Die Entwicklung und Einbringung einer pflegerischen Sichtweise können die Unzulänglichkeiten einer am naturwissenschaftlichen Paradigma orientierten Medizin aufzeigen und durch die Einbringung einer pflegerischen Sichtweise auf Aspekte der Patientenversorgung hinweisen, die im arztorientierten Krankenhaus bislang vernachlässigt werden" (SIMON, M., 2000 (c), S. 823).

So kann eine Ergänzung der Codierung der pflegerelevanten Tatbestände auch über einzelne ICD-10-Codes erfolgen. Aus diesem Grund ist es wichtig, festzustellen, welche ICD-10-Codes für die Pflege relevant sind. Dies ist insbesondere dann von großem Interesse, wenn die betreffenden Codes aus ärztlicher Sicht nur ungenügend berücksichtigt werden.

Im Auftrag des Deutschen Pflegerates (DPR) hat eine Expertengruppe aus dem Höhenrieder Kreis einen „Diskussionsvorschlag von Listen ausgewählter ICD-10-Kodes für die Pflege mit potentziellen CC-Einstufungen im AR-DRG-System" entwickelt.

ICD-10-Code	Bezeichnung nach ICD-10
A09	Diarrhoe und Gastroenteritis, vermutlich infektiösen Ursprungs
I89	Dekubitalgeschwür
N39.4	Sonstige näher bezeichnete Harninkontinenz
R15	Stuhlinkontinenz
Z43.0	Versorgung eines Tracheostomas

Tabelle 8: Beispiele für pflegerelevante ICD-10-Diagnosen

Die einzelnen Einrichtungen sollten diese Liste jedoch nicht unreflektiert übernehmen. Vielmehr empfiehlt es sich, individuelle, hauseigene Listen zu erstellen (vgl. www.dbfk.de/bv/icd-drg/dricd 10.htm).

Da sich mit den ICD-10-Codes nur ein sehr begrenzter Anteil von Problemen der Pflege abbilden lassen, braucht es ergänzende Kodierungssysteme.

Hier wird es Aufgabe der Pflege sein „(...) zu prüfen, welche weiteren patienten- und/oder behandlungsbezogenen Merkmale aus dem Pflegebereich kostenrelevant sind und nicht durch Diagnosen und Prozeduren hinreichend abgebildet werden. Dazu können zum Beispiel der Allgemeinzustand, Fähigkeitsstörungen und soziale Beeinträchtigungen gehören. Nur so werden Pflegeleistungen transparent, was für die zukünftige Qualifikation und Personalbemessung von entscheidender Bedeutung ist" (Peters, J., 2000(c), S. 731).

2.1.1.2.5 Betrachtung der Folgen der gesetzlichen Rahmenbedingungen auf der Mesoebene und Mikroebene des Krankenhausbetriebes

Wie aus der Beschreibung einiger der gesetzlichen Rahmenbedingungen deutlich wird, ändern sich die finanziellen Rahmenbedingungen der Krankenhäuser in immer kürzeren Intervallen und verändern dadurch auch die Handlungsfelder der Pflegenden.

Infolge der gesetzlichen Rahmenbedingungen wird es zu einem verstärkten Wettbewerb um knappe Ressourcen zwischen den Leistungserbringern im Gesundheitssystem kommen.

Da die Kosten jedes Aufenthaltstages vom Gesamterlös der entsprechenden DRG abgehen, wird versucht werden, die Patienten möglichst frühzeitig zu entlassen. Dies wird auch in Zukunft zu weiteren Verweildauerkürzungen führen.

Jahr	stationäre Betten	Patienten	Pflegetage	Verweildauer
1990	685.976	13.776.912	209.826.156	15,3
1991	665.565	13.924.907	203.551.823	14,6
1992	646.995	14.233.471	198.027.691	13,9
1993	628.658	14.358.416	189.935.000	13,2
1994	618.176	14.627.000	185.178.000	12,7
1995	609.123	15.002.000	181.696.000	12,1
1996	593.743	15.232.000	174.313.000	11,4
1997	580.743	15.502.000	170.918.633	11,0

Tabelle 9: Entwicklung von Betten, Patienten, Pflegetagen und Verweildauer (vgl. FISCHER, W., 1999, S. 17)

Schon bei der Betrachtung der Belegungszahlen von 1990 bis 1997 wird die Tendenz ersichtlich, dass die Zahl der Krankenhausbetten rückläufig ist und die Anzahl der zu behandelnden Patienten stetig ansteigt.
Gleichzeitig reduzierte sich die Anzahl der Pflegetage, was nur durch eine Verkürzung der Verweildauer möglich ist.
Neben der **Senkung der Verweildauer** durch die Vergütung durch die DRGs wird es auch durch die Einführung neuer integrierter Versorgungsformen und durch eine erhöhte Anzahl von ambulanten Operationen zu einer verminderten Auslastung der Krankenhäuser kommen (vgl. BAUM, G./ TUSCHEN, K. H., 2000, S. 452).
Durch die aus ökonomischen Gründen angestrebte Verweildauerverkürzung wird es am Anfang des stationären Patientenaufenthalts zur Konzentration der behandlungsrelevanten diagnostischen und therapeutischen Maßnahmen und damit zu einer **Erhöhung der Leistungsdichte** kommen, um das Ziel einer möglichst frühen Entlassung des Patienten erreichen zu können.

„Parallel dazu steigt die Belastung der „patientennah" arbeitenden Mitarbeiter, da die betreu-ungsintensiven Anfangstage durch zunehmende Patientenzahlen steigen, die weniger intensi-ven Tage vor der Entlassung aber rückläufig sind" (FISCHER, W., 1999, S. 17).

Nach der Aussetzung der Pflegepersonalregelung wird der Faktor „Bela-stung" aber nicht mehr berücksichtigt.
Nach LANDENBERGER hat die Kostendämpfungspolitik im Gesundheitswe-sen

„...durch ihre Selektivität und durch Maßnahmenverzichte dazu beigetragen, dass einerseits Personalkapazitäten bei den Ärzten weiter steigen konnten, andererseits jedoch Personalknappheit und Unterbezahlung bei den stationären und ambulanten Pflegekräften sich weiter negativ entwickelten" (LANDENBERGER, M., 1998, S. 83).

Jahr	Personal im Krankenhaus	Ärzte	Pflegedienst	Schüler
1991	1.119.791	88.548	388.511	89.177
1992	1.133.050	95.673	388.816	87.370
1993	1.134.690	100.082	405.848	85.896
1994	1.146.779	102.426	417.272	87.109
1995	1.181.863	104.552	428.183	88.841
1996	1.150.857	106.243	427.271	89.188
1997	1.188.408	107.752	420.306	88.270

Tabelle 10: Personal im Krankenhaus (vgl. FISCHER, W. 1999, S. 18)

Wie aus Tabelle 10 hervorgeht, ist seit 1991 ein kontinuierlicher Stellenzuwachs im ärztlichen Bereich zu beobachten. Bedingt durch die Einführung der PPR findet sich auch im Bereich der Pflege bis zum Jahr 1995 ein Stellenzuwachs.

„Nachdem die Regelung deshalb ab 1997 wieder zurückgenommen wurde, ist in den Kliniken schon „vorsorgend" reagiert worden. Frei werdende Stellen werden nicht mehr besetzt" (FISCHER, W., 1999, S. 19) und „aktuelle Zahlen zeigen im Frühjahr 1999 einen Rückgang im Pflegedienst" (FISCHER, W., 1999, S. 20).

Bedingt durch die zu erwartende weitere Reduzierung der Pflegetage* im Krankenhausbereich wird es zu einem weiteren **Bettenabbau** bis hin zur Schließungen ganzer Einrichtungen und infolgedessen auch zu Personalfreisetzungen kommen.

Aus gesellschaftspolitischer Sicht ist zu berücksichtigen, dass der „... Abbau nicht erforderlicher oder unwirtschaftlicher Strukturen und Kapazitäten..." seine Grenze dort hat, „...wo es um den in unserer Gesellschaft allseits akzeptierten Grundsatz der flächendeckenden Versorgung geht" (BAUM, G./TUSCHEN, K.H., 2000, S. 458).

Mit § 5 BPflV hatte der Gesetzgeber die Grundlage für den ab 1. Januar 1998 durchzuführenden Leistungsvergleich zwischen den Krankenhäusern (= Betriebsvergleich) geschaffen (vgl. § 5 BPflV). Durch den so initiierten zusätzlichen Wettbewerbsfaktor sollten Kosten gesenkt und die medizinische Qualität gesichert werden.

Mit der Einführung des DRG-Systems „... sind die bisher dominierenden passiven Parteivergleiche durch Externe nicht mehr erforderlich" (MÖWS, V./SEIDEL, J., 2001, S. 44).

Bedingt durch die Einführung einer überschaubaren Anzahl von Fallpauschalen werden das Leistungsspektrum insgesamt und dadurch Bereiche mit Besonderheiten und/oder nicht ausreichender Leistungszahl aber auch Leistungsschwerpunkte sichtbar. Dies führt zu einer ungekannten, erhöhten **Transparenz der Leistungsstrukturen** und somit zur Möglichkeit der Durchführung eines internen und externen **Benchmarking***.

„Da die Fallpauschalen kostengewichtet sind, wird mit Hilfe des „case-mix-index" und der krankenhausbezogenen „base-rate" (vergleichbar einem krankenhausindividuellen Punktwert) auch sofort deutlich, in welchen Bereichen das Krankenhaus günstig arbeitet und in welchen es wirtschaftliche Probleme hat (Leistungsmengen, Kosten). Das System zwingt zur Überprüfung der Leistungs-, Kosten- und Organisationsstrukturen" (BAUM, G./TUSCHEN, K.H., 2000, S. 452).

Die zukünftigen Anforderungen an die Kosten- und Leistungsrechnung im Krankenhausbetrieb werden sich erhöhen.

„Für das einzelne Krankenhaus kommt es darauf an, die Kosten der eigenen Leistungserstellung für sämtliche behandelten Fälle zu kennen, um auch unter kosten- sowie unter erlösstrategischen Gesichtspunkten rationale Entscheidungen treffen zu können" (SCHMITZ, H. et al., 2000, S. 53).

Erreichbar wir die Transparenz der eigenen Kosten durch eine patientenbezogene, bzw. DRG bezogene Kalkulation der internen Kosten. Die Einführung einer Kostenträgerrechnung* wird somit unabdingbar. Die patientenbezogene (bzw. DRG-bezogene) Kalkulation der internen Kosten „… setzt eine anforderungskonforme Gestaltung der internen Leistungsdokumentation sowie des Kostenrechnungssystems voraus" (SCHMITZ, H. et al., 2000, S. 53).

Somit wird der **Dokumentationsqualität** zukünftig, gerade unter dem Aspekt der DRG Einführung und dem damit verbundenen Ziel einer Optimierung der Codierqualität, eine entscheidende Rolle zukommen.

Durch die mögliche unterschiedliche Kombination der Patientendaten (Fallmerkmale) kann es auch zu unterschiedlichen Schweregradeinstufungen und damit im Ergebnis zu einer unterschiedlichen Einstufung in verschiedene DRGs kommen. Aufgrund der Tatsache, dass mit den unterschiedlichen DRGs auch unterschiedliche Erlöse für das Krankenhaus verbunden sind und eine hausinterne Kalkulation der Kosten erfolgen muss, wird die Bedeutung einer exakten Dokumentation offensichtlich.

Auch von den Pflegenden wird zukünftig mehr Datenmaterial gefordert. Hierzu zählen Daten zur Vor- und Nachkalkulation der DRGs ebenso wie Daten für die Qualitätsindikatoren für die DRGs. Diese Daten müssen es ermöglichen, den pflegerischen Anteil an den Kosten der Versorgung von Patienten einer bestimmten Fallgruppe zu bestimmen.

„Der Behandlungs- und Pflegeprozess und insbesondere seine Dokumentation rücken verstärkt in den Fokus der Betrachtung. Der Erfassungsaufwand abrechnungsrelevanter Daten steigt gegenüber dem gegenwärtigen System weiter an" (GRATIAS, R. et al., 2000(b), S. 949).

Die qualitativen und quantitativen Anforderungen an die Dokumentation machen den Ausbau und die Nutzung eines **Krankenhaus-Informationssystem (KIS)** zwingend notwendig. Sie

„… sind ein Muss und dürfen nicht mehr auf die lange Bank geschoben werden. (…)"Voraussetzung ist die „elektronische Patientenakte", wobei auch die prozessgestützte Pflegeplanung und -dokumentation einbezogen werden muss" (GRATIAS, R. et al., 2000(b), S. 950).

Um die diagnostischen und therapeutischen Maßnahmen in möglichst kurzer Zeit ohne Schnittstellenverluste durchführen zu können, ist ein reibungsloser Ablauf der internen Versorgungsprozesse notwendig. Hier kommt dem **Prozessmanagement** eine zunehmende Bedeutung zu.

„Es bedarf einer Abkehr von der funktionalen und einer Hinwendung zur objekt-, d. h. patienten- und prozessorientierten Betrachtungsweise der Leistungsprozesse. (…) Ein prozessorientiertes Vorgehen ermöglicht die Leistungstransparenz für das Krankenhausmanagement. Einbahnstraßen und Kommunikationsdefizite sind zwischen den an der Behandlung und Pflege eines Patienten beteiligten Personen zu beheben, damit das Network aller Dienstleister auch mit Leben gefüllt werden kann. Durch den interdisziplinären Ansatz sollen Synergieeffekte für das Gesundheitswesen abgeleitet werden" (GRATIAS, R. et al., 2000(b), S. 946/947).

Zur Optimierung von Prozessabläufen gewinnt die durch **Informationstechnologie (IT) unterstützte Kommunikation** einen hohen Stellenwert. Informationen, wie z. B. Leistungsanforderungen oder Befundungen, aber auch Belegungskennzahlen, Leistungs- und Erlöskennzahlen etc. müssen zeitnah an den entsprechenden Stellen abrufbar sein. Dies impliziert eine Vernetzung der einzelnen Abteilungen mittels geeigneter EDV-Lösungen.

Im Rahmen der Informationsweitergabe kommt nach GRATIAS et al. dem Pflegepersonal eine bedeutende Rolle zu. Da sich Mediziner, bedingt durch ihre therapeutisch-diagnostischen Aufgaben, häufig außerhalb des Leistungsbereiches Station aufhalten, muss das Pflegepersonal dem Arzt zur Optimierung des Behandlungsverlaufes zeitnah Informationen über:

- Behandlungsverläufe,
- Veränderungen des Gesundheitszustandes (im Rahmen der Krankenbeobachtung) bezüglich möglicher Zusatzerkrankungen,
- Verweildauerkontrolle,
- rechtzeitig eingeleitete Entlassungsplanung,
- Vorschläge zur Kostenreduktion im Medikamenten- und Sachmittelbereich liefern (vgl. GRATIAS, R. et al., 2000(b), S. 948).

Wichtig wird außerdem die **Optimierung der Aufnahme-, Verlegungs- und Entlasspraxis von Patienten.** So sollten Aufnahmen und Entlassungen nicht ad-hoc durchgeführt, sondern geplant sein.

„Hier muss durch Verhaltensänderungen bei allen Beteiligten auf eine möglichst flüssige und störungsfreie Entscheidungsstruktur hingearbeitet werden" (GRATIAS et al., 2000(b), S. 948).

Da der wirtschaftlich attraktive Patient derjenige sein wird, der das Krankenhaus nach abgeschlossener Diagnostik und Therapie schnellstmöglich verlässt, wird dem **Case Management*** zukünftig eine bedeutende Stellung zukommen.

„Dies wird zur Folge haben, dass Krankenschwestern und Krankenpfleger zu Managern eines geordneten Patientendurchlaufes werden" (DEITMAR-HÜNNEKENS, A., 2000, S. 664).

Zur Optimierung des Leistungserstellungsprozesses, zur Sicherung der Qualität und zur Senkung der Kosten werden vermehrt Standards für die Versorgungsprozesse (**Clinical Pathways***) zum Einsatz kommen. Diese sind interdisziplinär zu entwickeln und zu kalkulieren (vgl. GRATIAS, R. et al., 2000(b), S. 948).

Durch die Clinical Pathways ist die Transparenz der DRGs zu erreichen.

„Diese Transparenz fördert die optimale Behandlung und ermöglicht eine weitere Ökonomisierung von Diagnostik und Therapie" (ROEDER, N. et al., 2000 (a), S. XIV).

Bedingt durch die gesetzlichen Vorgaben und auch dadurch, dass Wettbewerbsfähigkeit nur über eine qualitativ hochwertige Leistungserstellung zu erreichen ist, werden **Qualitätssicherungsmaßnahmen** verstärkt in den Mittelpunkt des Interesses gerückt.

Mit dem Ziel der Qualitätssicherung, aber auch mit dem **Ziel der Kostensenkung** muss eine Vermeidung von Fehldiagnosen und von suboptimalen Behandlungen stattfinden. Ein mögliches Instrument dazu wird in Zukunft die „**evidenced Based medicine**", aber auch das „**evidenced based nursing**" sein.

Um die Kontinuität in der Versorgung der Patienten gewährleisten zu können, wird es z. B. zu vermehrten **Kooperationen** zwischen Krankenhäusern, Rehabilitationseinrichtungen, ambulanten und stationären Pflegeeinrichtungen kommen.

„Flankierende Maßnahmen wie die Einrichtung einer Überleitungs- oder Nutzung der Kurzzeitpflege sowie die Sicherung von Anschlussbehandlungen in Kooperationseinrichtungen müssen sichergestellt werden" (GRATIAS, R. et al., 2000(b), S. 948).

DRGs sind, wie zuvor beschrieben, Vergütungen für alle Leistungen während eines Krankenhausaufenthaltes. Somit rückt eine berufsgruppenübergreifende Form der **kooperativen und multiprofessionellen Leistungserbringung** in den Vordergrund. Auf dieser Grundlage wird auch schon darüber diskutiert, bisherige Abteilungsstrukturen aufzulösen um eine **Neuorganisation** des Krankenhauses unter **prozessorientierter** Sicht zu organisieren.

„Die Beibehaltung von klassischen Abteilungsstrukturen ist auf Dauer nicht mehr gefragt. Die Bettenverteilung darf mittelfristig nicht mehr nach Fachabteilungen, sondern muss nach den notwendigen voll-/teilstationären und ambulanten Behandlungsformen sowie nach erforderlichen medizinisch-pflegerischen Behandlungsprozessen/-spektren und Servicekomponenten entsprechend der Bedarfsberechnung aus der DRG-Systematik erfolgen" (GRATIAS, R. et al., 2000(b), S. 947).

„Behandlungsmechanismen dürfen nicht mehr auf der besitzstandswahrenden Abteilungs- oder Leistungsstellenebene sektoral abgegrenzt werden, sondern müssen verzahnt und in den Behandlungsprozessen ergebnisorientiert einfließen (nach dem jeweils erforderlichen Grad von Arbeitsdivision und Arbeitsintegration). Paramilitärisch strukturierte Hierarchiegefüge, also vertikale Rangordnungen mit abgestuften Führungsinstanzen und arbeits-/funktionsanteilige Organisationsstrukturen, werden über kurz oder lang der Vergangenheit angehören müssen" (GRATIAS, R. et al., 2000(b), S. 947/948).

Auf das Krankenhaus- und Pflegemanagement kommen zur Zukunftsbewältigung eine Vielzahl von Aufgaben hinzu. Dabei darf das Management nicht nur reagieren. Es muss offensiv Position beziehen, innovativ denken und strategisch handeln.

„Es sind neue Denkmodelle und alternative Handlungsstrategien beim Prozessmanagement, bei der Leistungsdokumentation und bei der Mitarbeiterinnovation gefragt, denn nur so werden Krankenhäuser und Pflegedienste in Deutschland auch weiterhin erfolgreich sein" (GRATIAS, R. et al., 2000, S. 946).

Auch im Bereich der mittleren Führungsebene (Stations- und Funktionsleitungen) wird verantwortliches Handeln einen neuen Stellenwert erhalten.

„Die Stations- und Funktionsleitungen müssen künftig als Endkostenstellen- und Budgetverantwortliche medizinisch-pflegerisch notwendige Leistungen und Kosten gemeinsam mit dem ärztlichen Dienst planen und steuern. Sie sind sorgfältig zu schulen, damit sie dieser Funktion pflichtbewusst und angstfrei gerecht werden" (GRATIAS, R. et al., 2000, 951).

Zur Bewältigung der Zukunftsaufgaben wird auch von den übrigen Mitarbeitern des Pflegedienstes eine erhöhte Leistungsbereitschaft erwartet. Um diesen Zukunftsaufgaben gerecht zu werden, werden dreijährig examinierte, fachlich hochqualifizierte, motivierte und flexible Krankenschwestern und -pfleger benötigt. Diese müssen in der Lage sein, neben den herkömmlichen Pflegeaufgaben bei der Schaffung einer interdisziplinären Ablauforganisation mitzuhelfen sowie ihr Organisationstalent bei der Durchführung eines geordneten Patientendurchlaufs einzubringen und Pflegeschwerpunkte zu definieren und zu setzen (vgl. DEITMAR-HÜNNEKEN A., 2000, S. 664). Pflege muss sich an den notwendigen Veränderungsprozessen aktiv beteiligen und sich im Sinne einer gleichberechtigten Kooperation mit interdisziplinären Sachverhalten inhaltlich auseinandersetzen und innovative Maßnahmen im Bereich der Pflege entwickeln und implementieren.

„Auch für die Pflege werden Patienten- bzw. Kundenorientierung, Qualität und Effizienz zu entscheidenden Komponenten der Leistungserbringung werden. Bisher haben Effizienz und Outcome von Pflegeleistungen auch bei Pflegenden selbst kaum Beachtung gefunden. Sowohl Quantität als auch Qualität sowie die Orientierung an Prozessen werden künftig von der Pflege nicht nur nachgewiesen, sondern auch verbessert werden müssen. Bei der Berechnung von Fallpauschalen und Budgets und bei der Verteilung knapper Ressourcen muss die Pflege daher ihre Kosten und ihren Nutzen begründen und verteidigen können" (BLAUDSZUN, A., 2000, S. 31).

Die notwendige Beteiligung der Pflege an den zukünftigen Veränderungsprozessen im Krankenhaus setzt voraus, dass eine Auseinandersetzung mit der leistungsorientierten Krankenhausfinanzierung stattfindet und ökonomisches Denken Einzug in die Handlungsweisen aller Pflegenden hält.

2.1.2 Grundlagen der Finanzierung im ambulanten Pflegesektor

Die schon angesprochene Trennung von Krankheit und Pflegebedürftigkeit bestimmt die Kernleistungen im ambulanten Pflegebereich.

2.1.2.1 Ziele und Leistungen der Pflegeversicherung

Leistungsbeginn für die ambulanten, teilstationären und Kurzzeitpflegeeinrichtungen war der 1.4.1995, für die vollstationäre Pflege der 1.7.1996. Die Einigung über die 2. Stufe der Pflegeversicherung kam erst im Mai 1996 zustande, durch Übergangsregelungen wurden die Anpassungsprobleme deutlich entschärft (vgl. KLIE, T., 1998, S. 10).
Die grundlegende Diskussion um die Einführung und Gestaltung der Pflegeversicherung führte zu den festgeschriebenen Zielen, die implizit (in grundlegenden Aussagen) und explizit (in den definierten Leistungen) zum Ausdruck gebracht wurden und grundsätzlichen Einfluss auf die quantitative und qualitative sozial-pflegerische Versorgung in der Bundesrepublik Deutschland haben. Nachstehende Aufstellung macht dies deutlich:

Ziele	SGB XI
Wiedergewinnung bzw. Erhaltung der körperlichen und seelischen Kräfte des Pflegebedürftigen	§ 2 ABS. 1
Gewährleistung einer möglichst selbstständigen und selbstbestimmten Lebensführung die – trotz Hilfebedarfs – der Würde des Menschen entspricht (wenn möglich) unter Berücksichtigung der Wünsche des Pflegebedürftigen bei der Gestaltung der Hilfen	§ 2 Abs. 1+2
Erhaltung der möglichst langen und selbstständigen Lebensführung in der häuslichen Umgebung (Vorrang der häuslichen Pflege)	§ 7 Abs. 1

Ziele	SGB XI
Unterstützung und Förderung der Pflegebereitschaft von Angehörigen, Nachbarn sowie ehrenamtlichen Helfern	§ 4
Förderung einer neuen Kultur des Helfens und der menschlichen Zuwendung	§ 8 Abs. 2
Prävention, Rehabilitation, aktivierende Pflege zur Vermeidung bzw. Herauszögerung von Pflegebedürftigkeit und stationärem Versorgungsbedarf	§ 5
Aktivierung der Mitwirkungsbereitschaft und Eigenverantwortung des Pflegebedürftigen und seines sozialen Umfelds.	§ 6, § 7
Aktivierung des Pflegebedürftigen, um vorhandene Fähigkeiten zu erhalten und verlorengegangene Fähigkeiten wiederzugewinnen.	§ 28 Abs. 4
Gewährleistung von fachlich anerkannten und medizinisch-pflegerischen Standards und Erkenntnissen bei der Pflege und Betreuung	§ 11
Gewährleistung von humaner und aktivierender Pflege unter Achtung der Menschenwürde bei Inhalt und Organisation der Leistungen	§ 11
Gewährleistung von einheitlich festgelegten Qualitätsgrundsätzen und Maßstäben sowie Verpflichtung zur Qualitätssicherung	§ 80
Berücksichtigung der Wirtschaftlichkeit, Angemessenheit und Wirksamkeit bei Art und Umfang der Leistungserbringung	§ 4 Abs. 3
Bereitstellung und Weiterentwicklung von Leistungen, Angeboten und Maßnahmen, die darauf ausgerichtet sind, die Mitwirkung von Pflegebedürftigen und ihrer Angehörigen bei der Pflege und Betreuung zu gewährleisten (Beratung, Anleitung) sowie die selbstständigen Lebensführung langfristig zu sichern (z. B. Ausbau von teilstationären Angeboten, Kurzzeitpflege, Pflegehilfsmittel, Wohnraumanpassung, aktivierende, rehabilitative Pflegeleistungen)	§ 8
Gemeinsame Verantwortung von Ländern, Kommunen, Pflegeeinrichtungen, Pflegekassen, Medizinischem Dienst der Krankenkassen (MDK) für die Entwicklung einer bedarfsgerechten, abgestimmten, wohnortnahen und leistungsfähigen Versorgungsstruktur sowie Angebotsentwicklung	§ 8 Abs. 2

Tabelle 11: Die Ziele der Pflegeversicherung (vgl. DAMKOWSKI, W. et al., 1997, S. 26)

Die Pflegebedürftigkeitsdefinition des Pflegeversicherungsgesetzes richtet sich im Wesentlichen nach der Definition des BSHG:

„Pflegebedürftig sind Personen, die wegen einer körperlichen, geistigen oder seelischen Krankheit oder Behinderung für die gewöhnlichen und regelmäßig wiederkehrenden Verrichtungen im Ablauf des täglichen Lebens auf Dauer, voraussichtlich für mindestens sechs Monate, in erheblichem oder höherem Maße der Hilfe bedürfen" (SGB XI, § 14).

Das Pflegeversicherungsgesetz kennt dabei 3 Stufen der Pflegebedürftigkeit, „erheblich pflegebedürftig", „schwerpflegebedürftig" und „schwerstpflegebedürftig". Auf Antrag des Versicherten prüft der medizinische Dienst der Krankenversicherung (MDK) die Einstufung in die entsprechende Pflegestufe (Pflegestufen § 15; Verfahren zur Einstufung § 18 SGB XI).

Die Leistungen der Pflegeversicherung nach SGB XI umfassen Leistungen im stationären (§ 42 und 43), teilstationären (§ 41) und häuslichen Pflegebereich (§ 36; § 38; § 39). Hinzu kommen Leistungen zu Pflegehilfsmitteln (§ 40 Abs. 1), finanzielle Zuschüsse zur Verbesserung des Wohnumfeldes (§ 40 Abs. 4), Leistungen zur sozialen Sicherung selbstbeschaffter Pflegepersonen (§ 44), Pflegekurse für Angehörige und ehrenamtliche Pflegepersonen (§ 45), sowie Pflegegeld (§ 37). Pflegebedürftige Personen, die ausschließlich Pflegegeld beziehen, sind verpflichtet einen Pflegeeinsatz bei einer zugelassenen Pflegeeinrichtung abzurufen, bei dem die Sicherstellung der Pflege geprüft wird und eine entsprechende Mitteilung an die Pflegekassen erfolgt (§ 37 Abs. 3).

Für das hier relevante Themengebiet der professionellen ambulanten Pflege sind die Pflegesachleistungen nach § 36 von besonderer Bedeutung. Die Leistungen der Pflegeversicherung hinsichtlich der häuslichen Pflege gliedern sich nach den Pflegestufen.

Bei Pflegestufe I werden Pflegesachleistungen bis zu € 384,00 von der Pflegekasse gezahlt, bei Pflegestufe II bis zu € 921,00, bei Pflegestufe III bis zu € 1432,00, in besonderen Härtefällen bis zu € 1918,00 (§ 36).

Die einzelnen Leistungen werden nach § 75 in Rahmenverträgen auf Landesebene vereinbart:

„Die Landesverbände der Pflegekassen schließen unter Beteiligung des Medizinischen Dienstes der Krankenversicherung mit den Vereinigungen der Träger der ambulanten oder stationären Pflegeeinrichtungen im Land gemeinsam und einheitlich Rahmenverträge mit dem Ziel, eine wirksame und wirtschaftliche pflegerische Versorgung der Versicherten sicherzustellen (…)" (§ 75 SGB XI).

Hier werden die so genannten Leistungskomplexe, die sich auf die Bundesempfehlung berufen und Leistungen im Bereich der Grundpflege und hauswirtschaftlichen Versorgung definieren, spezifiziert und monetär bewertet.

Das Leistungsangebot der Pflegeversicherung macht deutlich, warum hier häufig von einer so genannten Teilkasko-Versicherung gesprochen wird. Zum einen werden Leistungen nur an einen begrenzten Personenkreis gezahlt (Mindestvoraussetzung – erheblich pflegebedürftig); zum anderen werden Leistungen nur in begrenztem Umfang gezahlt.

2.1.2.2 Anforderungen der Pflegeversicherung an ambulante Pflegedienste

Der Anspruch der Pflegeversicherung an die ambulanten Pflegedienste ist weitreichend. In § 71 werden beispielsweise die Anforderungen an ambulante Pflegeeinrichtungen genauestens definiert; § 72 beschäftigt sich mit der Zulassung zur Pflege durch Versorgungsvertrag.

Das besondere Spannungsfeld der Wirtschaftlichkeit und der Qualität wird durch die §§ 79 (Wirtschaftlichkeitsprüfungen) und 80 (Qualitätssicherung) verdeutlicht. Besonders § 80 hat innerhalb der ambulanten Pflegeeinrichtungen weitreichende Konsequenzen nach sich gezogen.

„Der gesetzliche Auftrag der Pflegekassen, eine bedarfsgerechte und gleichmäßige, dem allgemein anerkannten Stand medizinisch-pflegerischer Erkenntnisse entsprechende pflegerische Versorgung der Versicherten zu gewährleisten, erfordert eine ständige Sicherung der Qualität" (MDS, 2000, S. 7).

Die Medizinischen Dienste sind für die Qualitätsprüfungen aller Leistungsbereiche, die das Pflegeversicherungsgesetz umfasst, zuständig. Der MDK richtet sich in seinen Formulierung und Prüfkriterien nach den üblichen Unterscheidungen von Struktur-, Prozess- und Ergebnisqualität.

Die Strukturqualität bezieht sich dabei auf die Ausstattung, Organisation und Qualifikation.

Die Prozessqualität betrifft die Pflegeprozessplanung, Pflegedokumentation, Pflegestandards sowie die Durchführung der Pflege.

Die Ergebnisqualität beschäftigt sich mit dem Aktivierungserfolg, der Unterstützung bei der Inanspruchnahme rehabilitativer Maßnahmen, Zufriedenheit der Pflegebedürftigen, Einbeziehung sozialer Netze usw. (vgl. MDS, 2000, S. 9).

2.1.2.3 Anforderungen der Krankenversicherung an ambulante Pflegedienste

Neben den nach dem Pflegeversicherungsgesetz definierten Leistungen betreffen Kerngeschäfte ambulanter Pflegedienste die Verrichtung nach der Vorgabe des SGB V, also der Leistungen bei Krankheit des Versicherten. Auf Grundlage des § 37 SGB V (Häusliche Krankenpflege) werden nach § 92 Abs. 1 Satz 2 Nr. 6 SGB V von den Bundesausschüssen (hier die Bundesausschüsse der Ärzte und Kassen) Richtlinien beschlossen, die inhaltlich die Verordnung der häuslichen Krankenpflege und deren ärztliche Zielsetzung, sowie Inhalt und Umfang der Zusammenarbeit des verordnenden Vertragsarztes mit dem jeweiligen Leistungserbringer regelt. Wichtiger Bestandteil der Richtlinien ist die Anlage „**Verzeichnis verordnungsfähiger Maßnahmen der häuslichen Krankenpflege**". Diese regelt die Art, Dauer und Häufigkeit der möglichen Leistungen der Krankenpflege und hat prägende Bedeutung für alle nachfolgenden Regelungen.

Nachfolgende Regelungen sind die Rahmenempfehlungen nach § 132a SGB V. Diese werden von den Spitzenverbänden der Krankenkassen (gemeinsam und einheitlich) und den für die Wahrnehmung der Interessen von Pflegediensten maßgeblichen Spitzenorganisationen auf Bundesebene abgegeben. Sie sollen die o. g. Vorgaben aus den Richtlinien der Bundesausschüsse nach § 92 Abs. 1 Satz 2 Nr. 6 berücksichtigen und regeln, insbesondere:

* Inhalte der häuslichen Krankenpflege einschließlich deren Abgrenzung
* Eignung der Leistungserbringer
* Maßnahmen zur Qualitätssicherung
* Inhalt und Umfang der Zusammenarbeit des Leistungserbringers mit dem verordnenden Vertragsarzt
* Grundsätze der Wirtschaftlichkeit der Leistungserbringung einschließlich deren Prüfung
* Grundsätze der Vergütung und ihrer Strukturen.

2.1.2.4 Konsequenzen aus den unterschiedlichen Anforderungen

Aus der bereits mehrfach angesprochenen Trennung von Krankheit und Pflegebedürftigkeit und den hieraus resultierenden unterschiedlichen Zielsetzungen des Gesetzgebers ergeben sich für ambulante Pflegedienste unterschiedliche Orientierungsansätze und Steuerungsspielräume. Nachfolgende Gegenüberstellung soll dies verdeutlichen:

SGB XI	VS.	SGB V
Wettbewerbsprinzip	vs.	Bedarfsanerkennung (über ärztliche Definitionsmacht)
Nachfragesteuerung in der ambulanten Pflege	vs.	Steuerung der Patientenkarriere durch Arzt und Krankenkasse
Trend zur Stagnation bei der ambulanten Pflege über Vergütungen und Nachfrage bei steigenden Anforderungen an das Pflegemanagement	vs.	mittelfristiger Bedeutungsgewinn ambulanter Versorgung durch Konzentration der Krankenhausbehandlung auf das medizinisch Notwendige
Pflegefachkräfte leisten Pflege und Anleitung von Helfern und Angehörigenberatung	vs.	spezifischere Anforderungen in der ambulanten Pflege mit Blick auf unterschiedliche Patientenkreise

SGB XI	VS.	SGB V
ambulante Pflege reduziert sich auf Behandlungspflege von SGB XI Patienten	vs.	mehr Koordination mit dem Gesundheitswesen bzw. Ärzten, Einfluss auf ambulante Pflege
Ambulante Pflegeeinrichtungen versuchen, im pflegeflankierenden Bereich (soziale Hilfen) Angebote zu profilieren und suchen Kooperation zur Bildung von Pflegeketten.	vs.	Ambulante Pflegedienste definieren sich über Behandlungspflege, die spezialisiertes Krankenpflegefachpersonal für unterschiedliche Patientenkreise leistet.

Tabelle 12: Unterschiedliche Steuerungen und Orientierung für ambulante Pflegedienste im Spannungsfeld SGB XI und SGB V Pflegeversicherung (vgl. SCHMIDT, R. 1999, S. 86)

2.1.2.5 Aktuelle Entwicklungen für den ambulanten Bereich

Als grundlegende Entwicklungen für die Zukunft im Bereich des SGB XI ist das Pflege-Qualitätssicherungsgesetz (PQsG), das am 1. Januar 2002 in Kraft getreten ist. Hier sollen die zwei zentralen Vorhaben

- Sicherung und Weiterentwicklung der Pflegequalität und
- Stärkung der Verbraucherrechte

aufgegriffen und verbunden werden.

Das Gesetz konzentriert sich dabei auf die Stärkung der Eigenverantwortung der Pflegeselbstverwaltung. Die Sicherung, Weiterentwicklung und Prüfung der Pflegequalität ist ein weiterer herausragender Punkt mit dem sich dieses Gesetz befasst.

Das heißt, Pflegeeinrichtungen sind mit Inkrafttreten des PQsG verpflichtet, ein einrichtungsinternes Qualitätsmanagement einzuführen und weiterzuentwickeln. Hier ist nicht nur der Nachweis von einzelnen Qualitätsmaßnahmen gefordert, vielmehr ist die Festlegung von Strukturen und Prozessen unumgänglich.

Der Nachweis der Qualität wird als „Bringschuld" der Pflegedienste definiert. Erstmals sind hier beispielsweise externe Qualitätsprüfungen gesetzlich vorgeschrieben (vgl. BMG, 2000). Die damit zusammenhängende Pflegeprüfverordnung ist jedoch mit ihrer Gesetzesvorlage im Bundesrat gescheitert. Inwieweit diese Maßnahmen, die auch mit Kosten für die Pflegedienste einhergehen, sich auch in den Vergütungen niederschlagen, bleibt abzuwarten.

Im Bereich des SGB V haben sich, durch das Inkrafttreten der neuen Richtlinien im Mai 2000 (nach § 92, siehe oben), auch einige einschneidende Änderungen vollzogen.

Die Zielsetzung der neuen Richtungen betreffen:

- die größtmögliche Einbeziehung der Versicherten und der Angehörigen in die Leistungserbringung.
- die Eliminierung von Verordnungen, die (angeblich) von den Pflegediensten induziert werden.
- genaueste Überprüfbarkeit der Verordnungen durch die Kassen sowohl hinsichtlich der Notwendigkeit der einzelnen Leistungen als auch der Länge des Verordnungszeitraums als auch der Frequenz der Leistungen.
- Bundeseinheitlicher Leistungskatalog und Verfahrensweisen auch im Verwaltungsablauf (vgl. SCHÜLKE, H., 2000, S. 24 f.).

Entsprechend dieser Ziele sind Richtlinien entstanden, die eine Begrenzung der möglichen Leistungen und (zunächst) einen erhöhten Verwaltungsaufwand nach sich ziehen.

Keine Einigung besteht für den Leistungsbereich der Prophylaxen. Sollten diese wie geplant, in die Verantwortung des Pflegedienstes bzw. der Pflegefachkraft gelegt werden, würde dies in der Konsequenz bedeuten, dass entsprechende Maßnahmen durch diese initiiert würden. Uneinigkeit besteht hier über die adäquate Vergütung. Sollte es hier zu einer entsprechenden Vereinbarung kommen, wäre dies auch als Stärkung des Berufstandes der Pflege zu verstehen (vgl. ebenda, S. 29).

2.2 Rahmenbedingungen für die Kundenperspektive

Grundsätzlich ist der Themenbereich Kunde im Gesundheitswesen mehrdimensional zu betrachten. An dieser Stelle steht der Leistungsempfänger, also der pflegebedürftige oder kranke Mensch, im Vordergrund. Eine differenziertere Darstellung erfolgt an späterer Stelle.

2.2.1 Demographische und strukturelle Entwicklung

Bereits Ende der 60er Jahre zeichneten sich weitreichende Veränderungen im Altersaufbau der Bevölkerung ab. Die daraus resultierenden Konsequenzen gehören zu den großen gesellschaftspolitischen Herausforderungen der westlichen Industrieländern. Letztlich hat die Bundesrepublik Deutschland mit

Einführung der Pflegeversicherung schon einen entscheidenden Schritt vollzogen (vgl. DAMKOWSKI, W. et al., 1997, S. 9).

Nach Modellrechnungen des Statistischen Bundesamtes ist von 1984 bis 2030 mit einer Abnahme des Anteils der unter 20-Jährigen von 24 % auf 16 % zu rechnen. Der Anteil der über 60-Jährigen wird hingegen von 21 % auf 37 % anwachsen. Die Veränderung der Altersstruktur zeigt sich auch in grafischen Darstellungen. Was um 1910 einer Pyramide glich, wird heute grafisch zum Pilz (vgl. DEUTSCHER BUNDESTAG, 1986, S. 30).

Beim Anteil der über 60-Jährigen ist zudem zu verzeichnen, dass die Altersgruppen nicht gleichmäßig anwachsen wird. Vielmehr ist der stärkste Zuwachs bei den Hochbetagten (über 85-Jährigen) zu verzeichnen. Der Anteil der Frauen bei der älteren Bevölkerung überwiegt (vgl. DEUTSCHER BUNDESTAG, 1986, S. 31).

Die genannten statistischen Daten lassen sich wie folgt zusammenfassen:

- **Quantität:** Die Zahl der über 60-Jährigen hat sich erhöht.
- **Proportionen:** Die Gesellschaft altert nicht nur, weil der Anteil der älteren Bevölkerung steigt, sondern auch, weil sich der Anteil der jüngeren Generationen verringert hat.
- **Feminisierung:** Die Geschlechter-Proportionen sind unausgeglichen. Die Altersgesellschaft ist zu zwei Dritteln eine Frauengesellschaft.
- **Hochaltrigkeit:** Die Anteil der Hochaltrigen steigt (1970 – 2,4 %; 1987 – 4,8 % der Gesamtbevölkerung)(vgl. TEWS, H. P., 1995, S. 21).

Alter geht nicht zwangsläufig mit Krankheit und Hilfsbedürftigkeit einher. Dennoch zeigen Untersuchungen, dass mit zunehmenden Alter der Anteil derjenigen die Hilfe und Pflege benötigen steigt (vgl. DAMKOWSKI, W. et al., 1997, S. 9).

Auch sind bestimmte Erkrankungen im Alter häufiger bzw. treten im Alter erst auf. So nehmen beispielsweise Erkrankungen des Kreislaufsystems, des Bewegungsapparates und des Stoffwechsels im Alter zu. Es zeigt sich zudem, dass die Zahl der in Anspruch genommenen Krankenhaustage mit zunehmenden Alter sowohl für Männer als auch für Frauen überproportional steigt. Mehr als 40 % aller Krankenhaustage entfallen auf die über 64-Jährigen (STATISTISCHES BUNDESAMT, 1998, S. 450).

Eine, insbesondere für das häusliche Pflegearrangement bedeutende Entwicklung ist der mit der demographischen Entwicklung einhergehende Anstieg an Personen mit Altersdemenz in ihren unterschiedlichen Formen. Im Jahr 1995 ergaben statistische Erhebungen eine Zahl von 950.000 Betroffenen. Die Häufigkeit der Demenz und die Zahl der Neuerkrankungen (z. Zt. ca. 190.000/Jahr) wird durch die Verschiebung der Altersstruktur weiter ansteigen (ebenda, S. 210).

Aufgrund der Zunahme der Krankenhausaufenthalte von Patienten mit einem Alter von über 64 Jahren und des damit verbundenen Anstiegs der multimorbiden Patienten, ist von einer zusätzlichen Leistungsverdichtung im Bereich der stationären Krankenhauspflege auszugehen (vgl. ROBERT BOSCH STIFTUNG, 2000, S. 130).

Der Bedeutungszuwachs der Pflege und Betreuung von Kranken und Pflegebedürftigen in Privathaushalten macht es notwendig, an dieser Stelle neben den demographischen und epidemiologischen Daten auch einen Blick auf strukturelle Veränderungen der Gesellschaft zu werfen.

So haben sich die familiären Strukturen gravierend verändert. Es lässt sich eine vertikale Ausdehnung feststellen, d. h., immer häufiger kommt es zu mehreren Altersgenerationen. Zum anderen ist eine horizontale Verengung festzustellen, da die Zahl der Kinder bei den nachwachsenden Generationen geringer wird.

Durch die steigende Zahl von Scheidungen wird die familiäre Situation der nachwachsenden Altersgeneration zunehmend diffuser (vgl. TEWS, H. P., 1995, S. 22).

Der Anteil Alleinlebender im Allgemeinen und der Anteil der älteren Bevölkerung im Besonderen wird steigen (vgl. DEUTSCHER BUNDESTAG, 1986, S. 40).

Festzustellen ist, dass auch heute noch die Hauptpflegepersonen Familienangehörige, besonders Frauen, sind. Diese traditionelle Versorgungsform stößt aber, bedingt durch die zunehmende Berufstätigkeit der Frauen sowie durch eine Mehrfachbelastung der mittleren Generation („Sandwich-Generation" zwischen Kindern/Enkeln und Eltern/Großeltern) immer häufiger an Grenzen. Generell wird langfristig mit dem Rückgang des familiären Hilfepotenzials gerechnet. Somit ist mit einer Bedarfssteigerung an professionellen Pflege- und Hilfeleistungen zu rechnen (vgl. DAMKOWSKI, W. et al., 1997, S. 13).

2.2.2 Gesellschaftliche Entwicklung

Die Bedarfssteigerung aufgrund der oben ausgeführten Entwicklungen ist ein Aspekt, der für die Rahmenbedingung der Kundenperspektive relevant ist. Ein weiterer, für den Dienstleister im Gesundheits- bzw. Pflegebereich bedeutender Gesichtspunkt, ist die Komplexität der gesellschaftlichen Strukturen. Diese bedingt, dass je nach Bedarfslage, der Mensch als Leistungsnehmer aus unterschiedlichen Perspektiven betrachtet und in unterschiedliche Systemen eingeordnet wird.

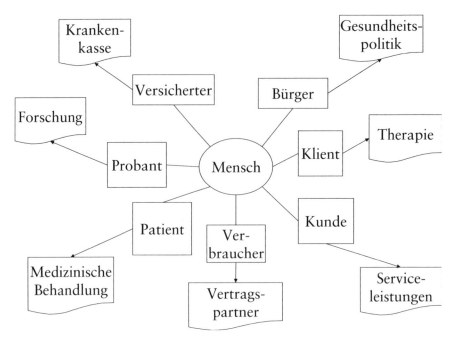

Abbildung 10: Rollenkomplexität des Nachfragers von Gesundheitsdienstleistungen

Diesem Merkmal übergeordnet ist ein allgemeiner Wertewandel zu verzeichnen, der sich z. B. mit Stichworten wie „vom Patient zum Kunden", „mündiger Patient" oder „Verbraucherrechte stärken" auch im Bereich des Gesundheitswesens zeigt.

In Repräsentativerhebungen über einen Zeitraum von mehr als 40 Jahren wurde deutlich, dass als das zentrale Merkmal des Wertewandels ein starker Bedeutungsverlust der Wertegruppe „Gehorsam und Unterordnung" auszumachen ist. Gleichzeitig erfährt die Wertegruppe „Selbstständigkeit und freier Wille" eine erhebliche Aufwertung. Somit ist die vorherrschende Trendrichtung von Pflicht- und Akzeptanzwerten hin zu den Selbstentfaltungswerten abgebildet (vgl. KLAGES, H., 1998, S. 701).

Grundsätzlich hat der Wertewandel der Individuen Auswirkungen auf die Gesellschaft. So sollte es nach Klages ein wesentliches Ziel sein, bestehende Spannungen zwischen individuellen Wertorientierungen und gesellschaftlichen Institutionen aufzulösen.

„Die Fortführung und „Optimierung" des Wertewandels kann als eine Grundbedingung der Zukunftsfähigkeit unter den Bedingungen der **Globalisierung** angesehen werden" (KLAGES, H., 1998, S. 708).

Für den Einzelnen als Teil der Gesellschaft heißt dies:

„Abschied zu nehmen von dem Wunsch nach einem Wohlfahrtsstaat, der in paternalistischer
Weise allen Bürgerinnen und Bürgern die Lebensvorsorge abnimmt" (GEMEINSAMES KIR-
CHENWORT, 1997 zitiert nach KLAGES, H., 1998, S. 708).

Der Wertewandel im Spannungsfeld zwischen Individuum und Gesellschaft
hat damit auch Auswirkungen auf den Anbieter von Gesundheitsleistungen.
Der Indikator der Selbstentfaltung impliziert beim Nachfrager von Gesundheitsdienstleistungen das Bestreben, zwischen verschiedenen Möglichkeiten
entscheiden zu können.

So ist es eine Tatsache, dass Patienten und auch ihre Angehörigen heute

„...selbstbewusster und deutlicher ihr Bedürfnis und ihr Recht nach umfassender Information
und Partizipation bei der Entscheidung über Pflege-, Diagnose- und Behandlungsmaßnahmen..." (BLAUDSZUN, A., 2000, S. 38)

fordern.

Aufgrund der vielfältigen Möglichkeiten der Patienten, sich über die Medien
(TV, Presse, Internet) und durch Selbsthilfegruppen ein „Expertenwissen"
über ihre Erkrankung anzueignen, wandelt sich der Anspruch der Nachfrager von Gesundheitsleistungen weg vom erduldenden Hinnehmen von Hilfe,
hin zu einem kritischen und selbstbewussten Konsumenten.

Diese Veränderung

„... erfordert auch von der Pflege die Entwicklung einer neuen Gesprächskultur und Beratungskompetenz" (BLAUDSZUN, A., 2000, S. 38).

2.2.3   Technischer Fortschritt

Die rasante Technisierung in den letzten 20 bis 30 Jahren hat vor allem in
den Akutkrankenhäusern zu einem Prozess der Umstrukturierung des Krankenhausbetriebes und damit verbunden unter anderem zu neuen Mustern
der Arbeitsteilung geführt. Die Technisierung führte zu neuen diagnostischen
und therapeutischen Behandlungsmethoden, wie z. B. der Möglichkeit der
maschinellen Aufrechterhaltung der Vitalfunktionen im Anästhesie- und
Intensivbereich, die Technik der mikrochirurgischen Operationsverfahren
und die computer- und nuklearphysikalisch unterstützten Diagnoseverfah-
ren.

„So bildeten sich neue medizinische Fachrichtungen heraus, und es kam zu grundlegenden Veränderungen in der Medizin, die sich mehr und mehr zur apparatezentrierten „High-Tech-
Medizin" entwickelt hat. Auch die Pflege unterlag erheblichen Veränderungen. Es verstärkten
sich all die Merkmale der zerteilten, von der Medizin und dem Krankenhausbetrieb anhängi-
gen Arbeit, die das Bild der Pflege seit langem prägen" (MOERS, M., 1994, S. 161).

Somit wurde die Organisation der Pflegearbeit in den vergangenen Jahren in großem Umfang an den Bedürfnissen der diagnostischen und operativen Abteilungen ausgerichtet.

„Die inhaltliche Anpassung der Pflege zur Bewältigung der anfallenden Assistenz- und Hilfstätigkeiten, zeigt sich heute darin, dass im pflegerischen Arbeitsablauf ein großer Anteil an patientenferner und berufsfremder Tätigkeiten enthalten sind. Die Pflegeorganisation in Form der Funktionspflege, eine Folge der inhaltlichen und organisatorischen Anpassung an die Bedürfnisse des ärztlichen Dienstes, führt dazu, dass erhebliche Dimensionen des Pflegebedarfs unbeachtet bleiben" (BLAUDSZUN, A., 2000, S. 37).

In der Organisation der Pflege nach dem Funktionspflegeprinzip ist eine wesentliche Ursache für Defizite in der Patientenorientierung im Krankenhaus zu sehen. In einem solchen Pflegesystem

„… wird ein Patient von den Pflegekräften nicht in seiner Subjektivität wahrgenommen, seine Pflege wird nicht gezielt geplant, sondern er wird von der Aufnahme bis zur Entlassung als Objekt zahlreicher Maßnahmen gesehen, die – überspitzt gesagt – seiner Einsozialisierung in den normalen Tagesablauf und den Durchführungsmodalitäten der medizinischen Therapie dienen" (MOERS, M.,1994, S. 161 f.).

2.3 Rahmenbedingungen für die Perspektive interne Prozesse

Im vorangegangenen Abschnitt ist bereits deutlich geworden, dass der Markt potenzieller Kunden sowohl im ambulanten als auch im stationären Sektor wachsen wird. Die abstrakte Darstellung des Wertewandels ist zu berücksichtigen, damit die Parameter für Kundenzufriedenheit adäquat analysiert werden können. Um diesen Gedankengang im Sinne der Balanced Scorecard weiterzuverfolgen, gilt es nun, kritische Prozesse zu identifizieren, um die Ziele der entsprechenden Kundensegmente erfüllen zu können.

Der an dieser Stelle vorherrschende Blick auf die entsprechenden Rahmenbedingungen zeigt dabei einen Wandel von ehemals einfachen Behandlungsstrukturen hin zu einem immer komplexer werdenden Prozess der Leistungserstellung im Gesundheitswesen.

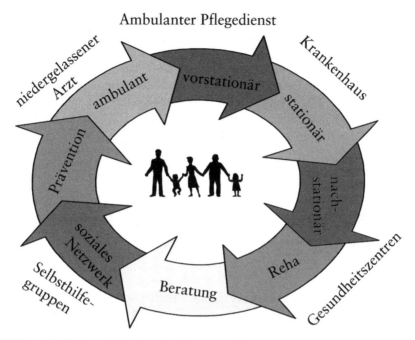

Abbildung 11: Die Komplexität der Dienstleistungserstellung im Gesundheitswesen

Neben der demographischen Entwicklung, die ihren Tribut bereits gefordert hat, ist hierbei auch ein sich änderndes Verständnis von Krankheit und Gesundheit als ursächlich anzusehen. Herrschte lange Zeit noch das naturwissenschaftliche Verständnis „Behandelt wird die Krankheit nicht der Kranke" (C. BERNARD um 1900) vor, so hat sich dieses Verständnis weitgehend zu einer anthropologischen Sichtweise verändert.

Die WHO formuliert beispielsweise als elementares Prinzip:

> „die grundlegenden Menschenrechte in der Gesundheitsversorgung zu bestätigen, insbesondere die Würde und Unverletzlichkeit der Person zu schützen und die Achtung vor dem Patienten als Person zu fördern" (WHO, 1994, S. 6).

Angesichts dieses Paradigmenwechsels lassen sich die Kernprozesse eines Gesundheitsbetriebes nicht mehr klassisch von der Aufnahme bis zur Entlassung des Patienten beschreiben, vielmehr sind Maßnahmen und Prozesse, die das soziale Netzwerk des Patienten mit einbeziehen und Prävention, Gesundheitsvorsorge, Aufklärung und Information mit in den Blick nehmen, als zukunftsfähig anzusehen und zu berücksichtigen.

Ausdruck findet dieser Gedanken beispielsweise in der Aufwertung von salutogenetischen Konzepten. Mit diesem Begriff wird eine neue Sichtweise auf Gesundheit und die Auswirkung auf Gesundheitsförderung beschrieben (vgl. BRIESKORN-ZINKE, M., 2000, S. 373 f.).

Für Gesundheitsbetriebe heißt dies in Konsequenz, dass kritische Prozesse in ihrer ganzen Komplexität erfasst werden müssen, aber auch, dass interdisziplinäres Denken und Arbeiten, Beachtung der Schnittstellen von ambulant zu stationär und umgekehrt unverzichtbar sind. Die Nutzung von Instrumenten wie Case- und Care-Magement*, die Einbeziehung von Kooperationen zwischen verschiedenen Anbietern sind dabei unumgänglich. Letztlich werden diesbezügliche Fähigkeiten und Fertigkeiten eines Gesundheitsbetriebes entscheidendes Element für die Konkurrenzfähigkeit sein.

2.4 Rahmenbedingungen für die Perspektive Lernen und Entwicklung

Die hier bezüglich der Rahmenbedingung zu analysierende Perspektive „Lernen und Entwicklung" ist grundlegend mit den Mitarbeitern im Gesundheitswesen verbunden und hat große Auswirkung auf die Zukunftsfähigkeit des Unternehmens. Hier ist die enge Verzahnung zwischen Personal- und Organisationsentwicklung als wesentlich anzusehen.

Maßgeblich für die Betrachtung sind hier zwei Elemente. Zum einen hat der unter Punkt 2.2.2 angesprochene Wertewandel auch Auswirkung auf die Einstellung zur Arbeit, zum anderen hat im Speziellen das Berufsverständnis der Pflege einen grundlegenden Wandel vollzogen bzw. ist in Begriff, diesen zu vollziehen.

Der angesprochene Wertewandel von den **„Pflicht- und Akzeptanzwerten"** zur Orientierung an **„Selbstwertentfaltungswerten"** (vgl. KLAGES, H., 1988, S. 56) hat Auswirkungen auf das Individuum und damit auch Auswirkungen auf die Einstellung zur Arbeit.

Der Beruf wird von einem Großteil der Bevölkerung nicht mehr nur als Pflicht angesehen. Vielmehr weitet sich der Wunsch nach sinnvoller Beschäftigung und Selbstverwirklichung im Bereich der Freizeit auch auf den Berufsbereich aus.

„Man will innerlich an der Arbeit beteiligt sein, sich als Person in sie einbringen können und über sie eine Bestätigung eigener Kompetenzen erfahren. Man will sich in der Arbeit nicht wie ein Jedermann, sondern als Subjekt mit besonderen Fähigkeiten, Neigungen und Begabungen verhalten und die Tätigkeit in der Dimension persönlicher Entfaltung und Selbstverwirklichung interpretieren können. Sätze wie: Die Arbeit soll mir persönlich etwas bringen; sie soll mir Spaß machen..." (BAETHGE, M., 1994, S. 246).

Nach SPRENGER erwarten die Menschen

„...mithin auch von ihrer Arbeit Sinn und Identität. Die basalen Antworten auf die Frage nach dem Berufsverständnis kreisen daher in der Regel um Selbstbestimmung und Autonomie: Nach bestem Wissen arbeiten, nicht stehen bleiben, Fachwissen ausbauen durch Fortbildung, Unabhängigkeit anstreben, nicht nur tun was gefordert ist, sein Umfeld beeinflussen und verändern, Verantwortung übernehmen, sich für größere Entscheidungsspielräume einsetzen. Der Kerngedanke von Arbeit ist dabei nicht, dass ich gerne für andere arbeite, sondern für mich selbst. Ich tue etwas, an das ich glaube, das mir richtig erscheint und das ich verwirklichen will" (SPRENGER, R. K., 2000, S. 38; vgl. auch BOCK-ROSENTHAL, E., 1996, S. 14).

Die Bedeutung der Individualisierung im Berufsleben führt automatisch zu Konflikten zwischen der Organisation und ihren Mitgliedern, denn auch Organisationen sind an Werten orientiert. Diese drücken sich vielfach im Zielsystem einer Organisation aus (vgl. SPRENGER, R. K., 2000, S. 38).

Individuum	↔	Organisation
Selbstbestimmung	↔	Fremdbestimmung
ganzheitliches Tun	↔	Arbeitsteilung
Freiheit	↔	Unterordnung
an persönlichen Interessen orientiert	↔	an Organisationszielen orientiert
individuelle Prägung	↔	Durchschnittsregulierung

Tabelle 13: Spannungen zwischen dem Einzelnen und der Organisation (vgl. VON ROSENSTIEHL, L. et al., 1993, S. 53)

Mit obiger Abbildung wird deutlich, dass der Aspekt des Wertewandels und der Individualisierung mit berücksichtigt werden muss und Mitarbeiterinteressen in die Zielsysteme mit einbezogen werden sollten, um durch eine Zielkongruenz eine effektive und effiziente Zusammenarbeit im Unternehmen zu ermöglichen.

Diese allgemeinen Gesichtspunkte können für den Pflegebereich und die Entwicklung des Berufstandes nochmals spezifiziert werden. Verdeutlicht man sich hierzu, dass mit ca. 1,1 Millionen Beschäftigten die Pflegeberufe 27,1 % aller Erwerbstätigen im Gesundheitswesen darstellen und somit die größte Gruppe unter den Gesundheitsdienstberufen bilden (vgl. STATISTISCHES BUNDESAMT, 1998, S. 370) so wird der Stellenwert der Mitarbeiterorientierung besonders deutlich.

In diesem Sinne stellt auch das Professionalisierungsbestreben der Pflege einen Wachstumsfaktor für Gesundheitsbetriebe dar.

„Künftig bestehen nur noch solche Einrichtungen im Wettbewerb um Klienten und öffentliche Mittel, die ihr Personal und insbesondere die „front-Line"-Professionen als primäre Unternehmensressource betrachten" (LANDENBERGER, M. 1998, S. 169).

Zudem macht LANDENBERGER deutlich, welch enger Zusammenhang unter den vorherrschenden und künftigen Rahmenbedingungen zwischen Kunden und Mitarbeitern besteht:

> „In einer Organisationsumwelt, in der die „Kunden" über ein Wahlrecht der in Anspruch genommenen Pflegeeinrichtung verfügen, benötigen diese kreative, freiwillig mitdenkende und engagierte Mitarbeiter. Dies um so mehr, als sich Personal, das sich auf Routinearbeit und eine ausführende Rolle beschränkt, im Hinblick auf Kundenakzeptanz und Wirtschaftlichkeit kontraproduktiv erweisen wird" (LANDENBERGER, M., 1998, S. 169).

2.5 Zusammenfassung und Bewertung

Bei einer analytischen Betrachtung der Rahmenbedingungen von Pflege ist als herausragendes Merkmal die Diskrepanz zwischen den einerseits starren Vorgaben der Finanzierungsseite und der andererseits hohen Komplexität des Gesundheitswesens als Ganzes anzusehen.

Differenziert man die Betrachtung, so ist die Finanzierungsseite rein auf Bedarfsdeckung ausgerichtet, die sich dabei aber nicht in Einklang mit den Bedürfnissen der Menschen als Leistungsnehmer und Leistungserbringer deckt.

Hier stellt sich die Frage, inwieweit eine Deckung dieser beiden Aspekte zu erreichen ist und damit letztlich die Frage, inwieweit Wirtschaftlichkeit und Qualität angesichts knapper Ressourcen in Einklang gebracht werden können.

Die mit den Gesetzesgrundlagen verbundenen Leistungseinschränkungen sieht beispielsweise Landenberger auch als Chance zur Neuorientierung.

> „Veränderte Rahmenstrukturen begünstigen die Entwicklung organisationsspezifischer Handlungsstrategien zur Ressourcenbeschaffung und Nachfragesicherung. Um im neu entstehenden Wettbewerb zwischen öffentlichen, freigemeinnützigen und privaten Pflegeeinrichtungen bestehen zu können, sind die Organisationen und ihre Träger aufgefordert, sich stärker als bisher um Klientenorientierung sowie um ein gezieltes Leistungsprofil zu bemühen" (LANDENBERGER, M., 1998, S. 17).

Das die Einbeziehung der Mitarbeiter hierbei von großer Bedeutung ist macht auch Landenberger deutlich:

> „Voraussetzung für Produktivität und „Kundenzufriedenheit" ist das Entstehen einer Vertrauens- und Interessengemeinschaft zwischen allen Mitarbeitergruppen im sozialen Dienstleistungsunternehmen" (LANDENBERGER, M., 1998, S. 169).

LANDENBERGER führt weiter an:

„Nur in einem ziele- und wertbezogenen Miteinander kann es gelingen, die zur Bestandssicherung der Organisation notwendige Marktbeobachtung und Beschaffung von Orientierungsdaten zu bewältigen" (LANDENBERGER, M., 1998, S. 170).

Eine Zusammenfassung der derzeitigen Auswirkungen und Anforderungen an die Pflege bzw. die Gesundheitsbetriebe macht deutlich, dass trotz unterschiedlicher gesetzlicher Regelungen grundsätzliche Anforderungen sowohl auf den ambulanten als auch den stationären Krankenhaubereich zukommen werden.

Kriterium	ambulante Pflege	stationäre Pflege im Krankenhaus
Erhöhung der Leistungsdichte	+	+
erhöhte Transparenz der Leistungserbringung	+	+
erhöhte Transparenz der Kosten- und Erlössituation	+	+
Budgetierung der Erlöse	+	+
gesteigerte Nachfrage der Leistungen	+	+
Erhöhung des Wettbewerbs	+	+
erhöhtes Dokumentationsaufkommen	+	+
erhöhte Anforderungen an die Qualität der Leistungen	+	+
stärkere Orientierung an Kundenbedürfnissen	+	+
Erhöhung der Kundenzufriedenheit	+	+
verstärkter Einfluss der Kostenträger	+	+
vermehrter Einsatz von Informationstechnologie	+	+
Veränderung in der Personalstruktur	+	+
Abbau von Krankenhausbetten/Schließung von Einrichtungen	+	+
Notwendigkeit einer verbesserten Produktivität	+	+
veränderte Patientenströme	+	+
Erhöhung der Kooperationsbereitschaft	+	+
Erhöhung des Images	+	+
erhöhter Informationsbedarf auch seitens der Patienten (Kunden)	+	+
erhöhte Nachfrage von präventiven Maßnahmen	+	+
Notwendigkeit integrierte Versorgung	+	++

Tabelle 14: Derzeitige und zukünftige Anforderungen an Gesundheitsbetriebe

Dass ein notwendiges, zukunftsorientiertes Vorgehen nur mit adäquaten Methoden zu bewältigen ist, scheint unumstritten. Dies macht die Untersuchung von Instrumenten wie der Balanced Scorecard auf die Anwendbarkeit im Dienstleistungsbereich Pflege besonders interessant.

3 Einführung der Balanced Scorecard im Dienstleistungsbereich Pflege

3.1 Die Mesoebene – Der Gesundheitsbetrieb als Betrachtungsgegenstand

Im Grundsatz handelt es sich bei einer Gesundheitseinrichtung (ob ambulant oder stationär) um einen Betrieb. Denn dieser erbringt als produktives, also von Input- und Outputfaktoren gekennzeichnetes System, zielorientierte Leistungen für spezifische Abnehmer (vgl. BECK, G., 1999, S. 43).

Im Speziellen sind Krankenhäuser nach der Legaldefinition § 107 Abs. 1 SGB V definiert. Die Definition für ambulante Pflegeeinrichtungen findet sich in § 71 Abs. 1 SGB XI. Für Krankenhäuser und ambulante Pflegedienste gilt gleichermaßen, dass sie durch Gesetz und durch Vertrag zugelassen werden.

Bei der Trägerschaft überwiegen derzeit freigemeinnützige Träger (vgl. GERSTE, B./REHBEIN, I., 1998, S. 9). Größtenteils handelt es sich bei den Gesundheitsbetrieben um Non-Profit-Organisationen, die sich dadurch auszeichnen, dass sie zwar Gewinne erzielen können, diese aber nicht an die Mitglieder der Organisation verteilen dürfen.

Unabhängig von diesen Faktoren sind herausragende Merkmale von Gesundheitsbetrieben, dass es sich um Dienstleistungsbetriebe, mit speziellen Attributen handelt und dass sie einen gesellschaftlichen Auftrag erfüllen.

Da diese Merkmale für die Strategie und so auch für die Erstellung einer BSC von besonderer Bedeutung sind, ist eine Darstellung der entsprechenden Besonderheiten erforderlich.

3.1.1 Der Gesundheitsbetrieb als Dienstleistungsbetrieb

3.1.1.1 Definitionen von Dienstleistung

Eine eindeutige Definition von Dienstleistung ist aufgrund ihrer Vielfältigkeit und Heterogenität schwierig und so finden sich in der Literatur eine Vielzahl unterschiedlicher Definitionsansätze.

Aus betriebswirtschaftlicher Sicht sind Dienstleistungen „...Güter immaterieller Art, also keine Waren i. S. von Sachleistungen" (SCHNECK, O., 1998, S. 168).

Stellt man die drei Phasen der Dienstleistungsproduktion bzw. die drei konstitutiven Merkmale in den Mittelpunkt, lassen sich drei Definitionsansätze von Dienstleistungsunternehmen unterscheiden.

Potenzialorientierte Definition

„Dienstleistungen sind das Dienstleistungspotenzial des Betriebes, das jederzeit in der Lage ist, eine nachgefragte Dienstleistung zu erbringen" (EICHHORN, S., 1997, S. 3).

Prozessorientierte Definition

„Dienstleistungen sind die dienstleistende Aktivität, also der Prozess der Leistungserstellung bei Synchronisation von Produktion und Absatz (so genanntes „uno-actu Prinzip")" (EICHHORN, S., 1997, S. 3).

Ergebnisorientierte Definition

„Dienstleistungen sind das immaterielle Ergebnis des Dienstleistungserstellungsprozesses" (EICHHORN, S., 1997, S. 3).

Die Dienstleistungen können sich dabei an einem Kunden direkt oder an einem Objekt des Kunden vollziehen.

Durch eine Integration der oben beschriebenen drei Phasen wird eine kombinierte Betrachtung der konstitutiven Merkmale einer Dienstleistung möglich.

„Danach ist der Charakter einer Dienstleistung nur zu erfassen, wenn alle drei Phasen durch jeweils ein gesondertes Merkmal in die Dienstleistungsdefinition eingehen. Erst aus den spezifischen Fähigkeiten und der Bereitschaft des Dienstleistungsanbieters zur Erbringung einer Dienstleistung (Potenzialorientierung) und der Einbringung des externen Faktors durch den Dienstleistungsnachfrager als prozessauslösendes und -begleitendes Element (Prozessorientierung) resultiert ein Dienstleistungsergebnis (Ergebnisorientierung)" (MEFFERT, H./BRUHN, M., 2000, S. 28).

Auf Basis dieser Aussagen definieren MEFFERT und BRUHN den Begriff der Dienstleistung wie folgt:

„Dienstleistungen sind selbständige, marktfähige Leistungen, die mit der Bereitstellung (...) und/ oder dem Einsatz von Leistungsfähigkeiten (...) verbunden sind (Potenzialorientierung). Interne (zum Beispiel Geschäftsräume, Personal, Ausstattung) und externe Faktoren (also solche, die nicht im Einflussbereich des Dienstleisters liegen) werden im Rahmen des Erstellungsprozesses kombiniert (Prozessorientierung). Die Faktorkombination des Dienstleistungs-anbieters wird mit dem Ziel eingesetzt, an den externen Faktoren, an Menschen (zum Beispiel Kunden) oder deren Objekten (…) nutzenstiftende Wirkung (…) zu erzielen (Ergebnis-orientierung)" (MEFFERT, H./BRUHN, M., 2000, S. 30).

Nach MEYER sind Dienstleistungen

„…angebotene Leistungsfähigkeiten, die direkt an externen Faktoren (Menschen oder deren Objekte) mit dem Ziel erbracht werden, an ihnen gewollte Wirkungen (Veränderungen oder Erhaltung bestehender Zustände) zu erreichen" (MEYER, A., 1994, S. 179).

3.1.1.2 Die typischen Merkmale einer Dienstleistung

Nach Eichhorn lassen sich aus der Definition von Meyer die drei konstituti-ven Merkmale ableiten, die im Ergebnis die Besonderheit einer Dienstleis-tung ausmachen:

Das Angebot an Leistungspotenzialen ist geprägt von den Leistungsfähigkei-ten der „internen Faktoren" (Arbeitskräfte, Sachgüter und Betriebsmittel) der Dienstleistungsproduktion.

Eine Dienstleistung ist grundsätzlich immateriell. Damit verbunden ist ihre Nicht-Sichtbarkeit, Nicht-Lagerfähigkeit und Nicht-Transportierbarkeit.

„Entgegen der Produktion von Sachgütern bedeutet die Nichtlagerfähigkeit der Dienstleistung, dass sämtliche (internen) Produktionsfaktoren in ausreichender Quantität und Qualität zur Verfügung stehen müssen, um eine ständige Leistungsbereitschaft für den Faktorkombinati-onsprozess zu gewährleisten" (MEFFERT, H./BRUHN, M., 2000, S. 45).

Zeitgleich zur Einbringung der „internen Faktoren" erfolgt eine aktive oder passive Integration „externer Faktoren" in den Leistungserstellungsprozess, d. h. die Dienstleistung ist gekennzeichnet durch die Synchronität von der Erbringung und Inanspruchnahme einer Dienstleistung (=uno actu – Prinzip) (vgl. EICHHORN, S., 1997, S. 3 f.; FISCHER, R., 2000, S. 42-46; MEFFERT, H. / BRUHN, M., 2000, S. 41 ff.).

Die Integration der Person als „externer Faktor" in den Dienstleistungspro-duktionsprozess beinhaltet eine Beteiligung

„…in physischer, intellektueller und/oder emotionaler Form unter Zurverfügungstellung ihrer Zeit und ihrer Möglichkeiten. (…) Dieser interaktive Charakter der Dienstleistungserstellung und -konsumption ist das zentrale Merkmal einer jeden Dienstleistung" (EICHHORN, S., 1997, S. 4).

3.1.1.3 Interaktionsorientierte Kategorien der Dienstleistung

EICHHORN unterscheidet auf der Basis der unterschiedlichen Beziehungen zwischen den Dienstleistungsgebern und deren Kunden und den daraus resultierenden differenten Arten und Intensitäten der Kundenbindung folgende drei Dienstleistungskategorien:

- persönlich-interaktive Dienstleistungen,
- problemorientierte-interaktive Dienstleistungen und
- unterstützend-interaktive Dienstleistungen.

Die pflegerische Versorgung, die ärztliche Behandlung und die Krankenhausproduktion im Gesamten ordnet er der persönlich-interaktiven Dienstleistung zu (vgl. EICHHORN, S., 1997, S. 4 f.).

„Bei persönlich-interaktiven Dienstleistungen (…) bringt sich der Kunde selbst als externen Faktor in den Prozess der Dienstleistungserstellung ein. Persönlich-interaktive Dienstleistungen wirken mithin physisch, psychisch, intellektuell oder emotional auf den Kunden ein, wobei Dauer und Intensität des persönlichen Kontakts zwischen dem Kunden und dem Personal des Dienstleistungsbetriebes im Vergleich zu anderen Dienstleistungstypen besonders intensiv ausgeprägt sind. Der Dienstleistungsbetrieb erbringt seine Dienstleistung „als Person" an der Person des Kunden. Auch wenn er in beschränktem Umfang technische Hilfsmittel einsetzt, bleibt dennoch der Einsatz menschlicher Arbeitsleistung das bestimmende Element des Dienstleistungserstellungsprozesses" (EICHHORN, S. 1997, S. 5).

In der Literatur wird häufig der Begriff „personenbezogene Dienstleistung" als Synonym für die Bezeichnung „persönlich-interaktive Dienstleistung" verwendet.

3.1.1.4   Die Wertschöpfung im Dienstleistungsprozess

Der Konsument der Dienstleistung stellt im Bereich der personenbezogenen Dienstleistung als Koproduzent einen dritten Produktionsfaktor dar.
Die „Wertschöpfung" im Dienstleistungsprozess geschieht durch die Arbeit mit und an hilfsbedürftigen Menschen. Somit ist neben der Qualifikation der Mitarbeiter und der eingesetzten Technik die Mitarbeit/Compliance des Patienten für die Wertschöpfung von entscheidender Bedeutung (vgl. DAMKOWSKI et al., 2000, S. 176).
Die unmittelbare Nähe der Pflegekräfte zum Patienten kann damit als bedeutender Faktor im Wertschöpfungsprozess angesehen werden.

„Pflege kann als personenbezogene Dienstleistungsarbeit in einer personenbezogenen Dienstleistungsorganisation beschrieben werden, die als interpersoneller Prozess zwischen Produzent und Konsument abläuft und durch Kooperation und Kommunikation wesentlich zur humaneren und effizienteren Behandlung beitragen kann" (BORSI, G./SCHRÖCK, R., 1995, S. 243).

Aus wirtschaftlicher Sicht ergibt sich aus der speziellen Situation von Dienstleistungsbetrieben im Gesundheitswesen, dass die Aufrechterhaltung der Leistungsbereitschaft mit erheblichen (Fix)Kosten verbunden ist.

„Eine weitere Konsequenz ist die geringe Kapazitätselastizität, d. h. soziale Dienstleistungen (Personal, Dienstzeit und andere Ressourcen) müssen vorgehalten werden und sind deshalb nur in geringem Maße rationalisierbar" (LANDENBERGER, M., 1998, S. 129).

3.1.2 Der gesellschaftliche Auftrag eines Gesundheitsbetriebes

Wie bereits erwähnt, ergibt sich der gesellschaftliche Auftrag von Gesundheitsbetrieben aus dem gesetzlichen Regelwerk.

„Aus der Doppeleigenschaft sozialpolitischer Dienstleistungen einerseits als auf politischen Entscheidungen, Gesetzen und öffentlichen Programmen beruhenden Leistungen sowie andererseits als auf die individuelle Lebenslage und die subjektiven Bedürfnisse des Menschen gerichtete Hilfen ergeben sich spezifische Implikationen für Dienstleistungsinstitutionen (Pflegeeinrichtungen) sowie Dienstleistungsberufe" (LANDENBERGER, M., 1998, S. 129).

Entsprechend dieser Anforderungen besteht vor Implementierung einer BSC die Notwendigkeit, grundsätzliche Überlegungen über relevante strategische Züge zu treffen. Die Strategie kann nur zum Erfolg führen, wenn sie mit der Mission des Unternehmens korrespondiert. Keinesfalls sollte eine BSC aus dem privaten Sektor unüberlegt kopiert werden.

Die Unterschiede macht nachfolgende Tabelle deutlich:

Strategischer Zug	Privater Sektor	Öffentlicher Sektor
generelles strategisches Ziel	Wettbewerbsfähigkeit	Auftragserfüllung
generelles finanzielles Ziel	Profit, Wachstum, Marktanteil	Kostenreduzierung, Effizienz
Werte	Innovation, Kreativität	Gesellschaftliche Verantwortung, Integrität, Fairness
gewünschtes Ergebnis	Kundenbefriedigung	Kundenbefriedigung
Stakeholder	Anteilseigner, Eigentümer, Markt	Steuerzahler, Gesetzgeber
Budget, Prioritäten definiert durch	Nachfrager	Träger, Gesetzgeber
Hauptaugenmerk	Schutz des intellektuellen Kapitals, Wissensvorsprung	nationale Sicherheit
Schlüssel-Erfolgsfaktoren	Wachstumsrate, Marktanteil	herausragende Management-Praktiken
	Einzigartigkeit	Gleichheit
	fortschrittliche Technologien	standardisierte Technologien

Tabelle 15: Unterschiede zwischen privaten und öffentlichen Unternehmen (vgl. ARVESON, P., 1999, S. 2)

„This table illustrates the necessity for significant revision or „translation" of much of the private-sector focused guidance commonly avaible for implementing the balanced scorecard and other stratetic planning efforts" (ARVESON, P., 2000, S. 2).

KAPLAN und NORTON machen hierzu deutlich:

„Der Erfolg von staatlichen und Non-Profit Organisationen sollte daran gemessen werden, wie effektiv und effizient sie die Aufgaben in ihrem Zuständigkeitsbereich erfüllen" (KAPLAN, R./NORTON, D., 1997, S. 174).

Im Bereich des Gesundheitswesens sind und werden viele der statischen strategischen Ziele öffentlicher Einrichtungen langsam aufbrechen.

„Sowohl der Wettbewerb zwischen verschiedenen Anbietern als auch die Stärkung der Konsumentenkaufkraft stellen wichtige Beispiele für die Neubewertung marktwirtschaftlicher Prozesse dar. Für alle Bereiche, in denen sich Pflegeeinrichtungen auf Wettbewerbsmärkten bewegen, wird von Bedeutung sein, mit welcher Einstellung sie Konkurrenten und Kunden begegnen" (MOOS, G., 2000, S. 33).

KAPLAN und NORTON betonen hier die Bedeutung der BSC:

„Die BSC kann auch staatlichen und Non-Profit Organisationen eine klare Richtung geben sowie Motivation und Verantwortungsgefühl fördern. In solchen Organisationen ist die BSC Ausdruck des Zwecks ihrer Existenz (die Bedienung von Kunden/Bürgern, nicht einfach die Einhaltung von Finanzplänen) und vermittelt externen Parteien und internen Mitarbeitern die Ergebnisse und Leistungstreiber, mit deren Hilfe die Organisation ihre Mission und strategischen Zielsetzungen erfüllen wird" (KAPLAN, R./NORTON, D., 1997, S. 181).

Grundlegende Voraussetzung ist dabei eine strategische Willensbildung im Sinne einer Vision und langfristiger strategischer Ziele.

3.2 Die Mikroebene – Der Pflegebereich im Gesundheitsbetrieb

Die Bedeutung der Profession Pflege innerhalb des Gesundheitsbetriebes ist bereits an vielen Stellen dieser Arbeit implizit zum Ausdruck gekommen. An dieser Stelle soll, auch bedingt durch die Profession der Autorinnen, explizit diese Bedeutung erläutert werden.

Im Laufe der historischen Entwicklung hat sich das Berufsverständnis der Pflegenden fortlaufend verändert. Diese Entwicklung ist auch im Kontext der jeweils gesellschaftlichen Bedingungen zu sehen.

Eine eindeutige und allgemein gültige Definition von Pflege gibt es nicht.

Es ist deshalb erforderlich, sich den wesentlichen Merkmalen durch Betrachtung einiger der bekanntesten Definitionen der Pflege zu nähern.

VIRGINA HENDERSON (geb. 1897) veröffentlichte 1955 in der 5. Auflage ihres 1939 erstmalig erschienenen Buchs „Textbook of the Principles and Practices of Nursing" eine eigene Definition der Krankenpflege, die weltweit zu den bekanntesten zählt. Für sie besteht die einzigartige Funktion der Krankenpflege darin:

„...dem einzelnen, krank oder gesund, bei der Durchführung jener Tätigkeiten zu helfen, die zur Gesundheit oder Rekonvaleszenz (oder zum friedlichen Tod) beitragen, die er ohne Hilfe selbst ausführen würde, wenn er dazu die notwendige Kraft, den Willen oder das Wissen hätte. Dieses ist auf eine Weise zu tun, die dem Patienten die schnellstmögliche Wiedererlangung seiner Unabhängigkeit erlaubt" (zit. n. STEPPE, H., 1990, S. 585).

DOROTHY JOHNSON (geb. 1919)

„...sieht Pflege als Dienstleistung, die nicht abhängig von der Medizin ist, sondern ergänzend zu ihr einen eigenständigen Beitrag zur Gesundheit und zum Wohlbefinden der Menschen leistet. Während die Medizin den Menschen als biologisches System sieht, sieht die Pflege den Menschen als Verhaltenssystem" (zit. n. BOTSCHAFTER, P./MOERS, M., 1991, S. 892).

1960 veröffentlichte FAYE G. ABDELLAH ihr Buch „Patiencentered approaches to Nursing". Pflege ist für sie:

„...eine Dienstleistung an Individuen und Familien und damit an der Gesellschaft. Pflege ist **eine Kunst und Wissenschaft**, die die Verhaltensweisen, intellektuellen Kompetenzen und technischen Fähigkeiten der einzelnen Pflegeperson formt in den Wunsch und die Fähigkeit, Mensch, ob krank oder gesund, dabei zu helfen, ihre Gesundheitsbedürfnisse zu befriedigen. Pflege kann unter allgemeiner oder spezieller medizinischer Anweisung erfolgen" (zit. in STEPPE, H., 1990, S. 1048).

ABDELLAH betont hier zum einen den Dienstleistungscharakter der Pflege und damit verbunden den gesellschaftlichen Auftrag, den Pflege zu erfüllen hat. Sie macht aber auch auf die Notwendigkeit des Vorhandenseins von sozialen, technischen und intellektuellen Kompetenzen des Pflegepersonals aufmerksam, die zur Ausführung der Dienstleistung Pflege notwendig sind.
Die Auffassung von Pflege als personenbezogene Dienstleistung hat sich in den letzen Jahren entscheidend verändert.

„Diese Änderungen liegen nicht so sehr an einem inhaltlichen Wandel des Dienstes am Patienten als vielmehr in der Auffassung von Pflegetätigkeit (Pflege als Interaktion, Patient und Pflegende als Partner, die die Pflegeinhalte aushandeln) und in der Abgrenzung gegenüber den anderen Gesundheitsberufen" (ECKHARDT-ABDULLA, R., 1998, S. 6).

1989 hat eine Arbeitsgruppe des Deutschen Berufverbandes für Pflegeberufe e. V. (DBfK) das Berufsbild „Pflege" erstellt. Diese Berufsordnung macht, auch speziell für Deutschland, die Stellung der Pflege als personenbezogene Dienstleistung deutlich. Die Autonomiebestrebungen sind ebenso beachtet wie die Berücksichtigung wissenschaftlicher Erkenntnisse in der Praxis.

„Pflege ist Lebenshilfe und für die Gesellschaft notwendige Dienstleistung. Sie befasst sich mit den gesunden und kranken Menschen aller Altersgruppen. Pflege leistet Hilfen zur Erhaltung,

Anpassung oder Wiederherstellung der physischen, psychischen und sozialen Funktionen und Aktivitäten des Lebens. Pflege ist eine abgrenzbare Disziplin mit einem Gebiet von Wissen und Können, welches sie von anderen Fachgebieten des Gesundheitswesens unterscheidet. Pflege ist als ein eigenständiger Beruf und selbständiger Teil des Gesundheitsdienstes für die Feststellung der Pflegebedürftigkeit, die Planung, Ausführung und Bewertung der Pflege zuständig und für die eigene Aus-, Fort- und Weiterbildung verantwortlich. Pflege stützt sich in der Ausübung des Berufes und in der Forschung auf ihre eigene wissenschaftliche Basis und nützt dabei die Erkenntnisse und Methoden der Natur-, Geistes- und Sozialwissenschaften" (DBFK BUNDESVERBAND, 1995, S. 1f).

Die unterschiedlichen Definitionen weisen auf das Kernmerkmal der Pflege hin: die „Hinwendung zum Menschen" oder im heutigen Sprachgebrauch ausgedrückt die „personenbezogene Dienstleistung".

Landenberger spricht von einem

„...derzeit sich vollziehenden grundlegenden Paradigmawandel im Gesundheitswesen vom bio-medizinischen Modell („cure") zum interaktionsintensiven, ganzheitlichen Modell („care")" (LANDENBERGER, M., 1998, S. 22).

Gerade wegen des gewachsenen Selbstverständnisses ist der Paradigmenwandel für die Pflegeprofession mehr oder weniger Ausdruck und Anerkennung ihrer schon jahrzehntelangen Tätigkeit. Die deutsche Schulmedizin hat, wohl auch bedingt durch ihr berufständisches Ziel der Heilung, hier erheblich mehr Schwierigkeiten. Bei Datenbankrecherchen zeigt sich, dass erst seit Beginn der neunziger Jahre die Sichtweise des Patienten in medizinischen Veröffentlichungen berücksichtigt wird (vgl. MÜLLER, K./THIELHORN, U., 2000, S. 24).

Da sich die Zufriedenheit der Patienten als wichtiger Faktor für den ökonomischen Unternehmenserfolg erwiesen hat und die Nähe zum Patienten zu den Kernkompetenzen der Pflegeprofession zählt, ist eine Einbeziehung der Pflege in die Steuerung des Unternehmens von herausragender Bedeutung.

Die wachsende Bedeutung des Leistungsnehmers lässt so auch die Bedeutung der Pflege in den Vordergrund rücken. Zusammenfassend kann man den Wirkungsbereich der Pflege als verschiedene Sektoren darstellen:

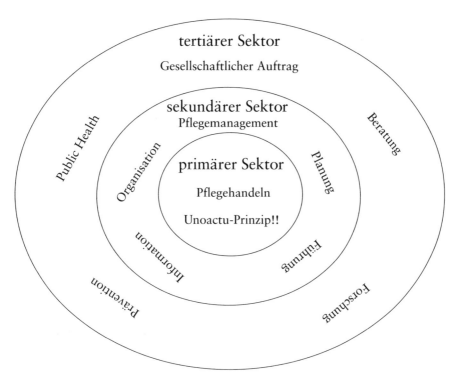

Abbildung 12: Handlungssektoren von Pflege

Primärer Sektor für die Pflege ist die Pflegepraxis. Durch das Uno actu-Prinzip ist dieses von großer Bedeutung für die Reputation des Unternehmens, denn dort geleistete Qualität wirkt direkt auf das Ansehen des Gesundheitsbetriebes. Die Interaktion bedingt ein schnelles Erkennen von Bedürfnissen des Patienten. So können wesentliche innovative Impulse von der pflegerischen Praxis ausgehen.

Der sekundäre Sektor wirkt auf die direkten Rahmenbedingungen der Pflege. Die Wichtigkeit hier gut ausgebildete Pflegekräfte zu etablieren, wurde spätestens mit der Denkschrift der Robert-Bosch-Stiftung „Pflege braucht Eliten" deutlich:

> „Eine wissenschaftlich fundierte und interdisziplinär ausgerichtete Qualifizierung der Führungskräfte im mittleren und oberen Management stationärer und ambulanter Pflegeeinrichtungen, für neue Aufgaben von Pflegeexperten in der Gesundheitsverwaltung, bei Verbänden und Sozialversicherungen und in der Versorgungsplanung soll dazu beitragen, dass sich Qualität und Leistungsfähigkeit in den Institutionen des Gesundheitswesens verbessern" (ROBERT-BOSCH-STIFTUNG, 1993, S. 4).

Pflegepraxis (primärer Sektor) und Pflegemanagement (sekundärer Sektor) wirken selbstverständlich indirekt auf die Gesellschaft als solche. Direkt leistet Pflege ihren gesellschaftlichen Beitrag durch präventive und beraterische Tätigkeit und ist in diesen Funktionen auch als Lobby für die Patienten zu sehen.

Die Bedeutung des Berufstandes Pflege für den Gesundheitsbetrieb ist somit offensichtlich. Das kann in Konsequenz nur heißen, dass Pflege in die Entscheidungsfindung des Betriebes mit einbezogen werden muss, um eine innovative Ausrichtung des Gesundheitsbetriebes zu ermöglichen.

Das Topmanagement von Gesundheitsbetrieben sollte aus allen relevanten Fachdisziplinen bestehen. Erst so ist der Prozess der Strategiefindung, der nachfolgend dargestellt wird, adäquat zu bewältigen.

3.3   Grundlagen der Einführung einer BSC im Gesundheitsbetrieb

Wie bereits im ersten Kapitel deutlich wurde, ist die Balanced Scorecard ein ernst zu nehmendes Instrument strategischer Unternehmensführung. Dass dieses Instrument ohne eine geeignete Einführung an Wert verlieren kann, ist unbestritten.

„Der Erfolg hängt – da sagen wir sicher nichts Neues – zumeist primär von der Umsetzungsfähigkeit, nicht von der intellektuellen Brillanz und theoretischen „Richtigkeit" ab" (WEBER, J./SCHÄFFER, U., 2000 (a), S. 67).

Die Frage der Implementierung nimmt auch bei den Ausführungen von KAPLAN und NORTON einen großen Raum ein. Grundsätzlich machen sie aber deutlich:

„Jede Organisation ist einzigartig und wird ihren eigenen Weg zur Erstellung der BSC gehen wollen" (KAPLAN, R./NORTON, D., 1997 S. 290).

Trotz dieser Prämisse geben KAPLAN und NORTON einen typischen Entwicklungprozess vor (vgl. hierzu Abbildung 9). Die Fülle der Veröffentlichungen und die Aktualität der BSC bedingt, dass dieser vielfach weiterentwickelt wurde. Zu nennen sind hierbei das Implementierungsmodell nach HORVATH, das informationstechnische Modell (CorVu GmbH), die TQM-Scorecard nach Wolter, das Eschenbach-Modell und das kommunikative Modell nach Friedag (vgl. FRIEDAG, H./SCHMIDT, W., 2000, S. 80 ff.).

Im Rahmen dieser Arbeit muss eine kritische Würdigung dieser Ansätze unterbleiben. Grundsätzlich orientieren wir uns an dem Einführungsmodell von HORVATH, der eng an den Ausführungen von KAPLAN und NORTON orientiert ist und wohl zurecht als **der** Vertreter des Kaplan/Norton Modells im deutschsprachigem Raum gilt.

Das Einführungsmodell umfasst im Grundsatz die folgenden Schritte:
- strategische Grundlagen klären
- organisatorischen Rahmen schaffen
- eine BSC entwickeln
- Roll-out managen
- kontinuierlichen BSC-Einsatz sicherstellen (vgl. HORVATH & PARTNER, 2000, S. 56).

In den nachfolgenden Abschnitten werden wir den einzelnen Schritten nachgehen um die Umsetzungsfähigkeit der BSC für den Gesundheitsbetrieb bewerten zu können. Die deskriptive Vorgehensweise dieser Arbeit bedingt dabei, dass einzelne Punkte nicht abschließend geklärt werden können, da die Praxistauglichkeit hier nur eingeschränkt überprüfbar ist.

3.3.1 Erste Phase – strategische Grundlagen klären

Grundsätzlich ist die Balanced Scorecard als ein Instrument anzusehen, um vorhandene Strategien zu konkretisieren und umsetzbar zu machen. Dies macht auch der Titel einer der ersten Veröffentlichungen von KAPLAN und NORTON zum Thema BSC: „Translating Strategy into Action" deutlich. Allerdings ist, bezüglich vorhandener Strategien, in deutschen Unternehmen ein erhebliches Defizit festzustellen (vgl. WEBER, J./SCHÄFFER, U., 2000 (a), S. 45).
Dieser allgemein auf deutsche Unternehmen bezogene Mangel herrscht auch im Bereich Gesundheitswesen/Gesundheitsbetriebe und Pflegeeinrichtungen vor.

„Die Strategieorientierung setzt eine entsprechende strategische Willensbildung im Sinne einer Vision und langfristiger strategischer Ziele voraus. Gerade in diesem Bereich haben viele Pflegeeinrichtungen erheblichen Nachholbedarf zu verzeichnen" (MOOS, G., 2000, S. 34).

So ist die Strategieentwicklung nötiger Bestandteil der Entwicklung und Einführung der BSC im Gesundheitsbetrieb. HORVATH macht deutlich, dass um eine Balanced Scorecard aufbauen zu können, eine Unterscheidung von Leitbild und Strategie von Bedeutung ist. Leitbilder machen schriftliche Aussagen über Mission und Vision eines Unternehmens. Diese grundsätzlichen Aussagen sind wichtig zur Identifikation des Unternehmens nach innen und nach außen. Allerdings sind diese Aussagen für eine Balanced Scorecard zu pauschal. Eine Balanced Scorecard, so HORVATH, ersetzt keinesfalls das Leitbild eines Unternehmens, sondern hilft, diese übergeordneten Ziele strategisch umzusetzen (vgl. HORVATH & PARTNER, 2000, S. 70).

3.3.1.1 Bildung einer Vision für Gesundheitsbetriebe

KAPLAN und NORTON machen an vielen Stellen deutlich, dass die Balanced Scorecard ein Ausdruck und nicht das Mittel zur Entwicklung der Vision eines Unternehmens ist.

Mit der Einbeziehung von Vokabeln wie Vision und Firmenkultur in die Wirtschaftswissenschaften kommt auch hier der schon angesprochene Wertewandel zum Ausdruck.

> „Vision ist die Fähigkeit, das Szenario von übermorgen bereits heute klarsichtig vorwegzunehmen(…). In diesem Sinne ist die kaufmännische Vision der Ausdruck des Willens, handelnd in die Zukunft aufzubrechen" (BERTH, R., 1990, S. 11).

Zur Bedeutung von Visionen schreibt GOEUDEVERT, einer der bedeutendsten Topmanager unserer Zeit:

> „Zwischen Erstarrung, (…) und Chaos (…), gibt es ein großes Spektrum von Alternativen. Zwischen diesen beiden Polen müssen wir nach Wegen suchen, die Probleme der Gegenwart in den Griff zu bekommen. Und da es neue Wege sein müssen, werden wir ohne Phantasie und Kreativität, ohne Visionen keinen Erfolg haben" (Goeudevert, D., 2000, S. 52).

Diese Zeichen der Zeit sollten auch für den Gesundheitsbetrieb genutzt werden.

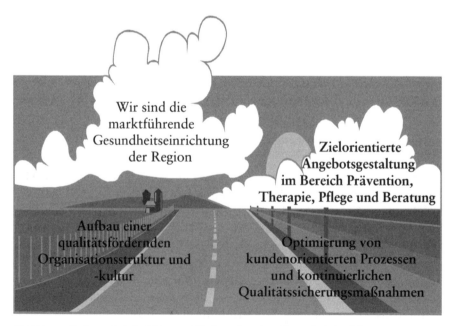

Abbildung 13: Exemplarische Vision und Meilensteine eines Gesundheitsbetriebes

3.3.1.2 Übersetzung der Vision in die Strategie

Die Übersetzung der Vision in die Strategie ist die eigentliche Phase der Strategieentwicklung. Diese ist als Top down Prozess zu gestalten. Hier gilt es, einen Konsens über die gemeinsame Zielrichtung des Unternehmens, in diesem Fall des Gesundheitsbetriebes, zu finden.

Hierzu ist es erforderlich, eine strategische Analyse durchzuführen. Dabei sollten folgende Punkte geklärt werden:

1. Werte und Grundsätze des Unternehmens

Hier kommen die Mission des Gesundheitsbetriebes, d. h. der gesellschaftliche Auftrag und die Werte, die durch das Leitbild vorgegeben sind, zum Tragen.

2. Die Visionen und der strategische Horizont

Hier wird die Frage nach der Vision des Unternehmens gestellt und der Planungshorizont festgelegt. Dabei unterscheidet man die kurzfristige, mittelfristige und langfristige Planung. In vorliegenden hypothetischen Beispielen (siehe Abbildung 13) sind die Meilensteine nach dem entsprechenden Planungshorizont formuliert.

3. Die allgemeinen Umwelteinflüsse

Als zugrundeliegenden Umwelteinflüsse für den Gesundheitsbetrieb sind die in Kapitel zwei dargestellten Rahmenbedingungen zu sehen. Die Diskrepanz zwischen den von der Gesundheitspolitik vorgegebenen möglichen Leistungen und den Bedürfnissen der Kunden müssen hier berücksichtigt werden, um im nächsten Punkt adäquate strategische Entscheidungen treffen zu können.

4. Das Produkt/die Dienstleistung

Wie erwähnt sind aus den Erkenntnissen der Umwelteinflüsse erste strategische Rückschlüsse über das Aussehen des zukünftigen Leistungsspektrums des Gesundheitsbetriebes zu ziehen.

5. Der Absatzmarkt

Entsprechend des künftigen Leistungsspektrums sind die Absatzmärkte zu prüfen, d. h., es ist hier der Frage nachzugehen, ob alte oder neue Kundengruppen bedient werden sollen.

6. Vorhandene Wettbewerber

Entsprechend des zukünftigen Leistungsspektrums sind die vorhandenen Wettbewerber zu analysieren, um so die Möglichkeit zu haben, strategisch so zu operieren, damit eine Marktchance für neue Produkte gegeben ist.

7. Die Vorstellungen des Eigentümers

Die Vorstellungen des Eigentümers sind selbstverständlich zu berücksichtigen. Im Gesundheitsbetrieb sind dies häufig die Träger der Einrichtung, deren Grundsätze bereits im Unternehmensleitbild Ausdruck finden.

Auf Grundlage dieser Basisdaten wird nun die allgemeine strategische Stoßrichtung festgelegt. Den ersten Ankerpunkt bildet dabei die Vision des Gesundheitsbetriebes, den zweiten Ankerpunkt stellen die Kernkompetenzen des Gesundheitsbetriebes dar (vgl. HORVATH & PARTNER, 2000, S. 78). Hieraus wird die Bedeutung der Einbeziehung aller relevanten Professionen, also im Krankenhausbereich Medizin und Pflege, nochmals deutlich.

Bereits in dieser Phase ist es hilfreich, perspektivisch zu denken, um im späteren Verlauf die BSC reibungslos entwickeln zu können.

3.3.2 Zweite Phase – Organisatorischen Rahmen schaffen

In der zweiten Phase werden grundlegende konzeptionelle Regeln geschaffen, die dann für alle Geschäftseinheiten von Bedeutung sind. Dazu gehört vor allem die individuelle Festlegung der notwendigen Perspektiven der BSC und die Entscheidung, für wie viele Organisationseinheiten und Ebenen die BSC im Unternehmen entwickelt wird.

Für das weitere Implementierungsprojekt gelten die Regeln, die auch im Allgemeinen für das Projektmanagement gelten.

In der deutschen Wirtschaft haben sich die, von KAPLAN und NORTON vorgegebenen vier Perspektiven bewährt. Mit zunehmender Verbreitung und Akzeptanz der Balanced Scorecard in der Praxis, so HORVATH, wird jedoch auch das Selbstbewusstsein zu einer veränderten Perspektivenwahl wachsen (vgl. HORVATH & PARTNER, 2000, S. 58).

Die strategischen Ziele der oberen Ebene können um so besser auf die unteren Ebenen heruntergebrochen werden, um so mehr Geschäfts- bzw. Unternehmenseinheiten mit der Balanced Scorecard gesteuert werden. Deshalb ist in dieser Phase die Auswahl der relevanten Geschäftseinheiten von großer Bedeutung.

Davon unabhängig ist die Frage nach einem Pilotprojekt zu klären. Mit einem entsprechenden Pilotbereich in der zweiten bzw. dritten Führungsebene lässt sich die generelle Zweckmäßigkeit des Konzepts testen (vgl. ebenda).

Aufgrund der involvierten Beteiligten, also Managern und Führungskräften unterschiedlicher Professionen und Hierarchieebenen, ist das Projektmanagement an dieser Stelle von erheblicher Relevanz.

Der wesentliche Unterschied zwischen Projekten im Gesundheitswesen und solchen, die in anderen Unternehmen durchgeführt werden, liegt vornehmlich in der Art der Unternehmensführung begründet. Gesundheitsbetriebe als

Non-Profit-Organisationen sind häufig eigenen Führungsregeln und Arbeitsverhältnissen unterworfen (vgl. JENROSCH, T., 1998, S. 42).

Als problematisch ist dabei besonders die fehlende Managementerfahrung in Gesundheitsbetrieben anzusehen. Managementdefizite bestehen vornehmlich im strukturellen Bereich, wobei oft eigene interne Strukturen autonomes Managementhandeln behindern. Daneben sind auch im fachlichen Bereich Defizite durch das Fehlen von fachlich methodischem Basis Know-how festzustellen (vgl. JENDROSCH, T., 1998, S. 42; BECK, G., 1999, S. 50 f.).

Projektmanagement im Gesundheitsbetrieb wie auch das der Implementierung der BSC, sollte daher in wesentlichen Teilen auf psychologischen und pädagogischen Säulen beruhen, die eine Vertrauensbasis schaffen um Veränderungen, struktureller und fachlicher Art im Sinne der Organisationsentwicklung zu ermöglichen.

Wegen der Bedeutung dieser frühen Phase der Implementierung (nach HORVATH fällt hier bereits die Entscheidung, ob die Balanced Scorecard als wichtiges Instrument der Unternehmensentwicklung verankert wird oder als zusätzliches Berichteblatt verkümmert) ist ein adäquates, auf den Gesundheitsbetrieb abgestimmtes Projektmanagements zur Einführung unabdingbar.

3.3.3 Dritte Phase – Eine BSC entwickeln

Ableiten der strategischen Ziele in die vier Perspektiven

Ausgehend von der Strategie, die in diesem Stadium noch nicht klar formuliert, sondern aus einzelnen Meinungen, Strategiefragmenten, Analysen und Visionen zusammengesetzt ist, werden jetzt grundlegende Fragen beantwortet und strategische Ziele formuliert.

Allgemeine Grundsätze zu Zielen und Zielsystem im Gesundheitsbetrieb

Für die betriebswirtschaftliche Betrachtung kommt den Zielvorstellungen eines Unternehmens eine hohe Bedeutung zu, da ohne eine Zielsetzung eine Bewertung der Handlungsmöglichkeiten nicht erfolgen kann.

Ziele können definiert werden als Aussagen über erwünschte Zustände, die als das Ergebnis von definierten Verhaltensweisen eintreten sollen.

Verfolgt ein Unternehmen mehrere Ziele, welche untereinander in Beziehung stehen, spricht man von einem **Zielsystem**. Das Zielsystem besteht aus Haupt- und Nebenzielen, die durch operationalisierte Unter- und Zwischenziele verwirklicht werden sollen (vgl. HAUBROCK, M. et al., 1997, S. 95).

Nach HAUBROCK, M. et al. weist ein Zielsystem von Betrieben i. d. R. die drei im Folgenden kurz erläuterten Zielkomponenten auf:

Die leistungswirtschaftliche Zielkomponente

Sie zielt z. B. auf die Versorgung der Bevölkerung mit bestimmten Gütern ab. Dieser Aspekt steht häufig bei öffentlichen Betrieben im Vordergrund.

Die finanzwirtschaftliche Zielkomponente

Die dominierende Stellung der finanzwirtschaftlichen Zielkomponente ist charakteristisch für privatwirtschaftliche Betriebe.

Die soziale Zielkomponente

Beispiele für die Ausprägung von sozialen Zielsetzungen sind die Arbeitsplatzerhaltung, die Weiterbildung der Mitarbeiter und die Mitarbeiterzufriedenheit (vgl. HAUBROCK, M. et al., 1997, S. 72).

Bei der Erarbeitung eines Zielsystems für ein Dienstleistungsunternehmen wie den Gesundheitsbetrieb, können unterschiedliche Ansätze verwendet werden. So kann eine Untergliederung der vielfältigen Ziele eines Dienstleistungsunternehmens in zwei grundlegende Zielarten erfolgen: in die potenzial-, prozess- und ergebnisorientierten Ziele und in die Basiskategorien von Zielen (vgl. MEFFERT, H./BRUHN, M., 2000, S. 148).

Bezogen auf die Qualität einer Dienstleistung können Ziele analog der verschiedenen Dimensionen der Dienstleistungsqualität in potenzialorientierte Ziele, prozessorientierte Ziele und ergebnisorientierte Ziele unterteilt werden.

Im Rahmen dieser Unterteilung beziehen sich die **potenzialorientierten Ziele** auf die Möglichkeit und Bereitschaft eines Dienstleistungsunternehmens, bestimmte Ressourcen zur Verfügung zu stellen.

Die **prozessorientierten Ziele** fokussieren die zentralen internen und externen Prozesse eines Dienstleistungsunternehmens. Diesen Zielen kommt gerade in einem Dienstleistungsbereich große Bedeutung zu.

Die **ergebnisorientierten Ziele** sind in der Regel aus Kundensicht formuliert und beziehen sich auf ein angestrebtes Resultat nach der Inanspruchnahme der Dienstleistung durch den Leistungsabnehmer (vgl. MEFFERT, H./BRUHN, M., 2000, S. 149).

Zielart nach Qualitätsdimension	Beispiele
Potenzialorientierte Ziele	Personalressourcen, Fachkompetenzen, soziale Kompetenzen, kommunikative Kompetenzen, technologische Infrastruktur
Prozessorientierte Ziele	Kundengewinnung, Kundenbindung, Kontakt des Kunden zu den Mitarbeitern, Integration des Kunden in den Leistungserstellungsprozess
Ergebnisorientierte Ziele	Schnellere Bearbeitung eines Auftrages, Perfektionierung einer Leistung, höherer Informationsgehalt bei Erteilung von Auskünften

Tabelle 16: Einteilung der Ziele nach Qualitätsdimensionen (MEFFERT, H./BRUHN, M., 2000, S. 149)

Nach Meffert und Bruhn ist davon auszugehen,

> „…dass bei gewinnorientierten Unternehmen die Marktstellungs- sowie die allgemeinen ökonomischen Ziele Voraussetzung zur Erreichung der Rentabilitätsziele sind. Die finanziellen Ziele hingegen ermöglichen erst ein Agieren auf dem Markt" (MEFFERT, H./BRUHN, M., 2000, S. 148).

Auch psychologische Ziele, Prestigeziele sowie soziale und ökologische Ziele haben Anteil an der Erreichung der Oberziele.

Die sozialen und ökologischen Ziele sind gekennzeichnet durch eine starke Ausrichtung an bestimmten Anspruchsgruppen (vgl. MEFFERT, H./BRUHN, M., 2000, S. 148).

> „Ist eine Entscheidung über die für das Unternehmen geeignete Zielsystematisierung getroffen, müssen die den verschiedenen Zielarten zugehörigen Ziele operational formuliert und konkretisiert werden. Das heißt, die festgelegten Ziele sind nach Zielinhalt, -ausmaß, -segment sowie -periode zu konkretisieren. Erfolgt dies nicht, ist eine Zielsteuerung in der gewünschten Form nicht möglich" (MEFFERT, H.; BRUHN, M., 2000, S. 150).

Da der Gesundheitsbetrieb mit seiner Umwelt im Sinne der Systemtheorie als offenes System in Verbindung steht, sind auch die unternehmerischen Zielsetzungen im System Gesundheitsbetrieb gesellschaftlich mitgeprägt. So versuchen neben dem Einrichtungsträger die verschiedenen internen Interessengruppen (z. B. Betriebsleitung, einzelne Berufsgruppen, Personalvertretung u. a.) auch die externen Interessengruppen (z. B. die Krankenkassen, Patienten, Gewerkschaften, niedergelassene Ärzte u. a.) Einfluss auf die Festlegung und Konkretisierung des Zielsystems eines Gesundheitsbetriebes zu nehmen. Dabei ist jede Gruppe bemüht, ihre Interessen und Zielsetzungen durchzusetzen. Diese Situation birgt ein großes Konfliktpotenzial und es sind Abstimmungsprozesse hinsichtlich einer gemeinsamen Zielsetzung nötig.

Hier ist eine Fokussierung auf strategisch relevante Ziele hilfreich, um Zielkongruenz zu erreichen und wesentliche Faktoren für das Erreichen eines gemeinsamen Unternehmenszieles herauszufiltern.

Entwicklung eines ausgewogenen Zielsystems im Sinne der BSC

Um aus dem allgemeinen Zielsystem wesentliche strategische Ziele zu erkennen und ein ausgewogenes Zielsystem zu entwickeln, hilft das Denken in Perspektiven im Sinne der Balanced Scorecard.

Grundlegende Überlegungen zu den Zielen entlang der vier Perspektiven dient der Reduktion und Selektion einer Vielfalt möglicher strategischer Ziele (wie oben dargestellt) auf die strategisch wirklich relevanten Ziele.

> „Die Qualität der strategischen Ziele ist zentral für die Qualität der gesamten Balanced Scorecard und hat einen hohen Einfluss auf den Erfolg der Einführung. Strategische Ziele – und nicht deren Messgrößen – sind das Herzstück einer Balanced Scorecard" (HORVATH & PARTNER, 2000, S. 132)!

In dieser Phase werden also aus der allgemein gehaltenen strategischen Stoßrichtung strategische Ziele entwickelt, im gemeinsamen Konsens strategische Ziele ausgewählt und schließlich dokumentiert.

Im nächsten Schritt gilt es, Ursache-Wirkungs-Beziehungen aufzubauen, um schließlich geeignete Messdaten auswählen zu können.

Wie bereits erwähnt, gibt es nicht **die** BSC, die für alle Unternehmen Gültigkeit besitzt. Vielmehr ist sie jeweils auf die spezifischen Anforderungen abzustimmen und individuell für ein Unternehmen zu entwickeln. Aus diesem Grund ist es im weiteren Verlauf dieser Arbeit nur möglich, Kernpunkte der einzelnen Perspektiven mit einigen möglichen Messdaten zu erarbeiten bzw. darzustellen. Zunächst werden wir zu jeder Perspektive allgemein gültige Zusammenhänge für den Gesundheitsbetrieb aufzeigen. Die unterschiedlichen gesetzlichen und institutionellen Rahmenbedingungen bedingen dabei Unterschiede in den Messdaten und Ausrichtungen des ambulanten Pflegedienstes und des Krankenhausbetriebes, die durch nachfolgende Ausführungen verdeutlicht werden.

3.3.4 Die finanzielle Perspektive des Gesundheitsbetriebs

Primäres strategisches Ziel der Finanzperspektive des Gesundheitsbetriebs ist zunächst die Existenzsicherung und solide finanzielle Basis. Dieses Ziel leitet sich aus dem gesellschaftlichen Auftrag und der Mission eines Gesundheitsbetriebes ab. Selbstverständlich ist es möglich, die Visionen im Sinne des Wettbewerbes und letztlich der Ertragssteigerung auszurichten. Dies ist unter anderem auch vom Träger und von der Rechtsform des Betriebs abhängig. Hierbei kann die Balanced Scorecard, richtig verstanden und eingesetzt, durch ihre Flexibilität und Zukunftsausrichtung ein überaus wichtiger Wegbegleiter sein.

Klassische Kennzahlen der Finanzperspektive des Gesundheitsbetriebes

Die finanzielle Perspektive wird vom klassischen finanziellen Dreieck zwischen Stabilität, Rentabilität und Liquidität bestimmt.

Damit bezieht sich die finanzwirtschaftliche Perspektive des Gesundheitsbetriebs auf typische Finanzkennzahlen, wie sie in allen Branchen üblich sind (vgl. VON EIFF, W., 2000, S. 92). Nachstehend folgt eine exemplarische Auswahl möglicher Kennzahlen.

Das Gesamtergebnis des Unternehmens

Die Finanzbuchhaltung erfasst alle Arten von Aufwendungen und Erträgen einer Rechnungsperiode. Im Gewinn- und Verlustkonto wird durch die

Gegenüberstellung aller betrieblichen und nichtbetrieblichen Erträge und Aufwendungen das Gesamtergebnis eines Unternehmen ermittelt.

Allgemein gilt:

- Erträge > Aufwendungen → Gesamtgewinn
- Erträge < Aufwendungen → Gesamtverlust

(vgl. SCHMOLKE, S./DEITERMANN, M., 1997, S. 299)

Das Betriebsergebnis

Die betriebsbezogene Kosten- und Leistungsrechnung eines Unternehmens befasst sich nur mit den im engen Zusammenhang mit den geplanten betrieblichen Tätigkeiten stehenden Aufwendungen und Erträgen. Das Ergebnis der eigentlichen betrieblichen Tätigkeit, das Betriebsergebnis, ergibt sich aus der Gegenüberstellung der Kosten und Leistungen.

Allgemein gilt:

- Leistungen > Kosten → Betriebsgewinn
- Leistungen < Kosten → Betriebsverlust

(vgl. SCHMOLKE, S./DEITERMANN, M., 1997, S. 299)

Die Rentabilität

Bei der Rentabilität handelt es sich um

„…eine der bedeutendsten Kennzahlen zur Beurteilung des wirtschaftlichen Erfolgs eines Unternehmens, in dem der Gewinn in Relation zum eingesetzten Kapital (Investment) eingesetzt wird. Abhängig von der Art des eingesetzten Kapitals lassen sich verschiedene Rentabilitätskennziffern unterscheiden" (SCHNECK, O., 1998, S. 620).

Nach STREHLAU-SCHWOLL kommt dem eingesetzten Kapital und der Abschreibung durch den Einbezug von Rentabilitätskennzahlen sowie des Cash flows, eine besondere Bedeutung zu (vgl. STREHLAU-SCHWOLL, H., 1998, S. 97).

Die Cash-flow-Kennzahlen

Der Cash-flow ist eine absolute Kennzahl, die insbesondere für die Beurteilung der Finanzlage aber auch für die Ertragslage eines Unternehmens von Bedeutung ist.

Seine Aussagefähigkeit liegt im Erkennen des Umfangs, der eigenen Kraft eines Unternehmens, sich selbst zu finanzieren.

„Aus Höhe und Entwicklung des Cash-flow können Rückschlüsse auf die Ertragskraft, Selbstfinanzierungskraft, Kreditwürdigkeit und Expansionsfähigkeit gezogen werden. Der Cash-flow ist deshalb aussagefähiger als die rein gewinnorientierten Rentabilitätskennzahlen" (SCHMOLKE, S./DEITERMANN, M., 1997, S. 293).

Grundsätzlich kann der Cash-flow auf das Eigen-, Fremd- oder Gesamtkapital bezogen werden.

Sehr aussagekräftig ist der Cash-flow, wenn man ihn zu den Umsatzerlösen in Beziehung setzt. Dann wird erkennbar, wie viel Prozent der Umsatzerlöse für Investitionen etc. zur Verfügung stehen (vgl. SCHMOLKE, S./DEITER-MANN, M., 1997, S. 293).

- Cash-flow-Umsatzverdienstrate = (Cash-flow ÷ Umsatzerlöse) x 100

Weitere Rentabilitätskennzahlen:
Kennzahl zur Verzinsung des insgesamt im Gesundheitsbetrieb eingesetzten Kapitals:

- Gesamtkapitalrentabilität
  = (Jahresüberschuss + Zinsen) ÷ (Eigenkapital + Fremdkapital) x 100

Kennzahl zur Verzinsung des Eigenkapitals:

- Eigenkapitalrentabilität = (Jahresüberschuss ÷ Eigenkapital) x 100

Kennzahl zum Durchschnittlichen Finanzierungsaufwand:

- Fremdkapitalrentabilität = (Zinsen ÷ Fremdkapital) x 100

Kennzahl zum Gewinnanteil am Preis der medizinischen und pflegerischen Dienstleistung:

- Umsatzrentabilität = (Jahresüberschuss ÷ Umsatzerlöse) x 100

In diesem Zusammenhang können je nach strategischem Objekt „...Rentabilitäten für Geschäftsbereiche, Produktlinien oder Projekte in eine BSC aufgenommen werden" (VON EIFF, W. 2000, S. 93).

Return on Investment (ROI)*

ROI „...bezeichnet die Kapitalrentabilität eines Betriebes. Dies berechnet sich aus dem Verhältnis von Gewinn zu Kapitaleinsatz. In gewinnstrebigen Unternehmen ist die Kapitalrentabilität normalerweise die zentrale Erfolgskennzahl, da sie die Gewinnerwirtschaftung eines Betriebes darstellt. In bedarfswirtschaftlichen sozialen Einrichtungen verliert diese Kennzahl stark an Bedeutung, weil der Gewinnerzielung hier eine sekundäre Rolle zukommt" (HAUSER, A. et al., 1997, S. 678).

In Zukunft wird dieser Kennzahl aber auch in Betrieben des Gesundheitswesens eine stärkere Bedeutung zukommen, da eine Gewinnerzielung zur Deckung der Kosten für die notwendigen Investitionen unausweichlich ist.

Liquiditätskennzahlen im Gesundheitsbetrieb
Grundsätzlich lässt sich die Liquidität definieren als

„... die Zahlungsfähigkeit eines Unternehmens, die sich aus dem Verhältnis der flüssigen (liquiden) Mitteln zu den fälligen Verbindlichkeiten ermitteln lässt" (SCHMOLKE, S./DEITERMANN, M., 1997, S. 279).

Kennzahlen zur kurzfristigen Finanzierungsstruktur des Gesundheitsbetriebs:

- Liquidität (1. Grad)
  = (monetäres Umlaufvermögen ÷ Fremdmittel (kurz- und langfristig) × 100

- Liquidität (2. Grad)
  = (Umlaufvermögen ÷ Fremdmittel (kurz- und mittelfristig) × 100

Kennzahl zur langfristigen Finanzierungsstruktur des Gesundheitsbetriebs:
- Anlagendeckung = (Eigenkapital ÷ Anlagevermögen) × 100

Wie bereits erwähnt können die o. g. Kennzahlen als Grundlage der Finanzperspektive gesehen werden. Nachfolgend folgt die detaillierte, auf die Besonderheit der jeweiligen Einrichtungen im Gesundheitswesen abgestimmte Darstellung relevanter Kennzahlen. Hierbei wird zunächst auf häufig genutzte Kennzahlen eingegangen, die in der Regeln das operative Geschäft betreffen. Im zweiten Schritt folgt die Überlegung zur möglichen strategischen Ausrichtung des Betriebs und der daraus resultierenden Kennzahlen.

3.3.4.1 Die finanzielle Perspektive im ambulanten Bereich

Kerngeschäfte der meisten ambulanten Pflegedienst sind Angebote im Sinne des SGB V (Behandlungspflege) und des SGB XI (Grundpflege und Hauswirtschaft). Zusätzliche Angebote sind vorwiegend im Hilfsmittelverleih, Essen auf Rädern und Kursen für pflegende Angehörige festzustellen (vgl. GERSTE, B./REHBEIN I., 1998). Weitere Angebote, wie ambulante intensivmedizinische Pflege oder spezielle Pflege eines bestimmten Personenkreises sind im bundesweiten Durchschnitt eher die Ausnahme.

Dies bedingt, dass sich Kennzahlensysteme auf die klassischen Angebote beziehen. Nachfolgend eine kurz kommentierte klassische Kennzahlentafel eines ambulanten Pflegedienstes:

Ambulanter Pflegedienst XY		
1	Umsatzerlöse Vorjahr	Summe der Erlöse aus der Leistungserstellung
2	Jahresergebnis Vorjahr	Ergibt sich aus den Gesamteinnahmen (inklusive evtl. Förderungen) abzüglich der Gesamtkosten.
3	Kostendeckung gesamt [%]	Deckungsgrad der Kosten durch die Einnahmen
4	Kostendeckung durch Umsatzerlöse	Die Kostendeckung durch Umsatzerlöse betrachtet die Deckung der Gesamtkosten durch die Umsatzerlöse (hier ohne evtl. Förderungen).
5	Gesamtzahl Vollzeitstellen (VZS)	Ergibt sich, indem die Gesamtzahl der Wochenstunden aller Mitarbeiter durch 38,5 geteilt wird.
6	Anteil der Overhead Vollzeitstellen	Gibt an, welcher Anteil an den Gesamt-Vollzeitstellen auf Verwaltungs- und Führungskräfte entfallen. **Wird in Pflegediensten sehr unterschiedlich definiert!**

Ambulanter Pflegedienst XY		
7	Kosten je VZS und Monat	monatliche Gesamtkosten dividiert durch die Anzahl der Vollzeitstellen
8	Verwaltungskosten je VZS	
9	KFZ-Kosten je VZS	
10	Raumkosten je VZS	
11	sonstige Kosten je Monat und VZS	
12	Sachkosten gesamt je Monat und VZS	
13	Personalkosten je Monat und VZS	
14	Gesamtkosten je VZS	
15	Kostenanteile	
16	Personalkosten an Gesamtkosten	
17	Sachkosten an Gesamtkosten	
18	Umsatz	Erlöse aus Leistungserstellung
19	Umsatzerlöse je VZS und Monat	sämtliche Erträge aus Leistungen in Euro: Anteil der VZS = X **Gilt als eine der wichtigsten Kennzahlen**
20	Umsatz je produktive VZS und Monat	Zieht man von der Gesamtzahl der Vollzeitstellen die Zahl der Vollzeitstellen für Verwaltungs- und Führungsaufgaben ab, erhält man die Anzahl der „produktiven" Vollzeitstellen. Diese stehen potenziell zur Erzielung von Umsätzen zur Verfügung.
21	Überschuss je VZS und Monat	
22	Umsatzanteile	
23	SGB V an Gesamt	
24	SGB XI an Gesamt	
25	BSHG an Gesamt	
26	Privat an Gesamt	
27	**Kunden**	
28	Anzahl Kunden im Monat	
29	Umsatz je Kunde und Monat	
30	Kunden je VZS	
31	**Personalstruktur**	
32	Anzahl Mitarbeiter	
33	Mitarbeiter je VZS	

Ambulanter Pflegedienst XY		
34	Anteil Pflegefachkräfte an produktiven VZS	**Diese Kennzahl bestimmt entscheidend die Wirtschaftlichkeit, da examinierte Mitarbeiter die teuersten im Pflegedienst sind.**
35	Anteil Rest an produktiven VZS	
36	Organisation	
37	Dienstbesprechung je Std. je VZS und Monat	
38	Aufwand Einsatzplanung je Std. je VZS	setzt Zeiterfassung voraus
39	Aufwand Einsatzplanung in Std. je VZS	setzt Zeiterfassung voraus
40	Aufwand Abrechnung in Std. je Kunde	setzt Zeiterfassung voraus
41	Krankentage je VZS und Monat	Zeiten für Krankheit: Gesamte bezahlte Arbeitszeit x 100 = x **Gilt als Indikator für Arbeitszufriedenheit.**
42	Weiterbildungstage je VZS und Jahr	

Tabelle 17: Klassische Kennzahlentafel ambulanter Pflegedienste (modifiziert nach SIESSEGGER, T., 1997 und SIESSEGGER, T., 1999)

Dieser in vielen Pflegediensten verwendete Aufbau einer Kennzahlentafel macht das Defizit an strategischer Ausrichtung deutlich. Hier werden vergangenheitsbezogene Daten verwandt, die zwar Rückschlüsse für das operative Geschäft zulassen (z. B. erforderliche Senkung der Sachkosten/erforderliche Senkung der Personalkosten u. ähnl.), aber wenig strategische Daten und/oder Frühindikatoren liefern.

Kennzahlen, die auch im operativen Geschäft wesentlich mehr Aussagekraft besitzen, wären beispielsweise:

- Anteil der Fahrtzeit an der Gesamtarbeitszeit
- Anteil der Koordinationszeit an der Gesamtarbeitszeit
- Berechnung der Arbeitszeiten für den Bereich des SGB V
- Berechnung der Arbeitszeit für den Bereich des SGB XI
- Berechnung der Arbeitszeiten für den Bereich BSHG, den Bereich Privatzahler
- Kombination aus diesen Daten.

Zu diesen Auswertungen sind meist Zeit- und Leistungserfassungen nötig. Dazu sind z. Zt. jedoch die wenigsten Dienste in der Lage (vgl. SIESSEGGER, T., 1997, S. 112). Der Mangel an aussagekräftigen Daten, ist darauf zurückzuführen, dass ambulante Pflegeeinrichtungen erst durch die Pflegebuchführungsverordnung (PBV) verpflichtet wurden, ihr Rechnungswesen zu modernisieren. Eine solide kaufmännische Buchführung, die für private Dienstleistungsunternehmen seit Jahren eine Selbstverständlichkeit ist, wurde in vielen Einrichtung erst durch die PBV verwirklicht (vgl. DAMKOWSKI, W. et al., 1997, S. 108).

Ergebnisse aus Leistungs- und Zeiterfassungen zeigen interessante Ergebnisse, wie beispielsweise so genannte organisatorische Zeitfallen, die auf die Kostensituation erhebliche Auswirkungen haben.

Als klassische Bereiche solcher „Zeitfallen" weist HEIBER z. B. auf:

- zentraler Einsatzort
- Zeiten und Methoden der Übergabe
- Pflegedokumentation nicht vor Ort
- Fahrtzeiten an sich
- Transportmittelwahl (Autos in der Innenstadt mit stundenlanger Parkplatzsuche)
- Schlüsselübergabesysteme
- Art der Dienstbesprechungen (vgl. HEIBER, A., 1999, S. 16).

Daneben zeigt sich auch, dass das tradierte Selbstverständnis der Pflegeprofession (der Gedanke der Zuständigkeit für alles, das Grundprinzip der Nächstenliebe und die Motivation durch Anerkennung über nicht abrechenbare Zusatzleistungen) einen Problembereich darstellt, der unmittelbare Auswirkungen auf die wirtschaftliche Situation des Pflegedienstes hat (vgl. NIKKELSEN, M./HEIBER, A., 1999, S. 39 f.). Letztlich wird hier deutlich, dass der alleinige Blick auf die vergangenheitsorientierten Daten der Finanzperspektive (wie oben beispielhaft dargestellt) kaum Grundlagen bietet, um die wirtschaftliche Situation zu verbessern. Daten/Kennzahlen aus den von der BSC zusätzlich vorgegebenen Perspektiven als Frühindikatoren liefern hier wesentlich mehr Möglichkeiten, um eine dauerhafte Verbesserung der Wirtschaftlichkeit zu erreichen. Des Weiteren wird über die Transparenz durch definierte Zielwerte die Chance geschaffen, tradierte Vorstellungen abzulösen und den Weg zu der Auffassung Pflege als moderne/professionelle Dienstleistung zu betrachten, geebnet. Die Notwendigkeit strategischer Ausrichtung wird hier in doppelter Hinsicht deutlich.

Strategischer Handlungsrahmen im ambulanten Bereich

Ein Blick auf die wirtschaftliche und finanzielle Situation vieler ambulanter Pflegedienste zeigt, dass immer mehr Einrichtungen in finanzielle und wirtschaftliche Schwierigkeiten geraten. Gründe hierfür sind beispielsweise in den durch die restriktiven Rahmenbedingungen immer enger werdenden Gewinn-Margen und in der Schnelligkeit von Veränderungen zu sehen. Mit der erforderlichen Anpassungsleistung sind die meisten Pflegedienste überfordert. Grundsätzlich ist zu vermuten, dass hierin die Gründe für das wirtschaftliche Aus der meisten Pflegedienste liegen. Ein Blick in die (nahe) Zukunft zeigt zudem, dass weitere Anforderungen auf die Pflegedienste zukommen werden (siehe dazu Kapitel 2). Effektives und effizientes Handeln ist daher unumgänglich (vgl. SIESSEGGER, T., 2001, S. 12 f.).

Nach DAMKOWSKI et al. arbeitet ein ambulanter Pflegedienst **effektiv**, wenn der Mitteleinsatz für die Erzielung der Arbeitsergebnisse in einem sinnvollen Verhältnis zueinander steht und die folgenden Merkmale erfüllt sind:

- Dynamik und Innovation
  D. h., ein Pflegedienst soll nie statisch, sondern entwicklungsfähig organisiert sein. Die Struktur soll dazu beitragen, Innovationsbedarf zu erkennen. Einrichtung, Leitung und Mitarbeiter müssen lernen strategisch zu denken.

- Integration und Ganzheitlichkeit
  Grundsätzlich dient integratives und ganzheitliches Denken und Arbeiten sowohl der Qualität der Kundenbetreuung als auch dem Qualitätsprofil der Einrichtung insgesamt. Kontinuität und individuell orientierte Betreuung, die Einbeziehung des sozialen Umfeldes, die Entwicklung integrierter Angebote, attraktive Service-Angebote und die Durchlässigkeit zwischen verschiedenen Angebotsbereichen sind hier Merkmale, die es zu erfüllen gilt.

- Kooperation und Partizipation
  Kooperation und Partizipation sollte auf mehreren Ebenen stattfinden. Auf der Kundenebene bedeutet dies, die Einbeziehung der Kunden in seine Betreuung, beispielsweise durch Berücksichtigung seiner Wohn- und Lebensumwelt, kundenbezogene Fallbesprechungen, Pflegekonferenzen mit Angehörigen und anderen an der Betreuung beteiligten Personen. Kooperation und Partizipation bezüglich der internen Arbeitsstrukturen und -prozesse bedeutet: die Einbeziehung der Mitarbeiter in den Arbeitsprozess, z. B. durch Entwicklung einer Teamorganisation und die Delegation von Verantwortung. Kooperation und Partizipation im regionalen Umfeld bedeutet eine zielgruppen- und aufgabenfeldbezogene Zusammenarbeit auf der träger- und einrichtungsübergreifenden kommunalen Ebene.

- Kundenorientierung und Qualitätsorientierung
  Kundenorientierung meint in erster Linie, den Kunden als den Mittelpunkt der Arbeit zu verstehen. Diese Sichtweise wird durch eine individuell orientierte Pflegeplanung unterstützt. Daneben bedeutet Kundenorientierung auch eine räumlich-örtliche Kundennähe, z. B. Dezentralisation von Angeboten durch Schaffen von Dependencen im Wohnbereich der Kunden.

Qualitätsorientiertes Arbeiten bedarf eines Qualitätssystems nach dem gearbeitet wird und kontinuierlicher Qualitätskontrollen durch ein entsprechendes Qualitätsmanagement.

Effizient arbeitet ein ambulanter Pflegedienst nach Damkowski et al. demnach, wenn dieser:

- unter Erreichung einen hohen Qualitätsstandards
- die verfügbaren Mittel wirtschaftlich einsetzt und dabei
- moderne Managementkonzepte und -instrumente einsetzt (vgl. DAMKOWSKI, W. et al., 1997, S. 297).

Diese kurze Zusammenfassung verdeutlicht erneut den Nutzen der BSC, denn diese kann die genannten Anforderungen integrativ verbinden und quantifizierbar machen. Verdeutlicht wird ebenso, wie kurzsichtig hierbei die alleinige Berücksichtigung finanzieller Kennzahlen ist.

Selbstverständlich ist aber an der grundsätzlichen Bedeutung der finanziellen Perspektive nicht zu rütteln. An dieser Stelle ist es deshalb geboten, sich beispielhaft den folgenden grundlegenden finanziellen Zielen zuzuwenden:

- Kostensenkung
- Erlössteigerung
- und der Kostendeckung.

Das Ziel: Kostensenkung

Um das Ziel der Kostensenkung im ambulanten Pflegebereich zu erreichen, ist in der Hauptsache eine differenzierte Betrachtung der Personalkosten in Beschäftigungsverhältnisse und Qualifikationen erforderlich.

Bei der Betrachtung der erforderlichen Qualifikation sind die Kerngeschäfte SGB V und SGB XI mit den unterschiedlichen Anforderungen zu berücksichtigen. Im Bereich des SGB V ist der notwendige Fachkräfteanteil derzeit mit 100 % anzusetzen. Der Pflegefachkräfteanteil im Bereich des SGB XI ist dagegen im Durchschnitt mit 30 % als ausreichend zu bewerten. Der durchschnittliche Fachkräfteanteil errechnet[10] sich nach dem Anteil der gesamten Leistungserbringung. Eine Zeiterfassung ergibt dazu eine reale und differenzierte Darstellung[11]. Erfahrungen zeigen, dass der durchschnittliche Pflegefachkräfteanteil zwischen 50 % und 60 % liegen sollte (vgl. SIESSEGGER, T., 2000, S. 16). Im Zusammenhang von weiteren Einschränkungen zu Lasten der Pflegeversicherung ist hier von der Notwendigkeit des Abbaus der durchschnittlichen Qualifikation auszugehen. Hier ist eine differenzierte zukunftsorientierte Betrachtung aber unbedingt erforderlich. So ist durch die

---

10 Beispielrechnung bei SIESSEGGER, T., 2001, S. 16
11 Ausführlich zur Zeiterfassung: WESTHOFF, S./HEIBER, A., 2000

Einführung der DRGs im Krankenhausbereich mit einer weiteren Verschiebung in den ambulanten Sektor zu rechnen, eventuell sind zur Deckung dieses entstehenden Bedarfs Pflegefachkräfte erforderlich. Es ist somit kurzsichtig, durch Entlassung von Pflegekräften, die die Einrichtung mittelfristig dringend benötigt, Kosten zu senken.
Vielmehr sollte hier auf Flexibilität der Mitarbeiter geachtet werden.

„Für eine Bewertung der Kennzahl zur Flexibilität der Beschäftigungsverhältnisse wird die Anzahl der Köpfe der Pflege-Mitarbeiter durch die Anzahl der Stellen der Pflege-Mitarbeiter geteilt. Als Empfehlung kann von einem optimalen Wert ausgegangen werden, der zwischen 1,7 und 2,3 liegt. (...) Diese Kennzahl ermöglicht anzuzeigen, wie flexibel der Einsatz der Mitarbeiter erfolgen kann" (SIESSEGGER, T., 2001, S. 17).

$$\frac{\text{Anzahl der Köpfe der Pflegemitarbeiter}}{\text{Anzahl der Stellen der Pflegemitarbeiter}}$$

Eine optimale Personaleinsatzplanung ermöglicht ebenso, Kosten zu senken wie die Einführung flexibler Arbeitszeitmodelle und leistungsorientierte Bezahlung der Mitarbeiter.

Der Sachkostenanteil im ambulanten Bereich
Der Sachkostenbereich bezüglich Pflegehilfsmitteln ist bei den meisten Einrichtungen als zweitrangig anzusehen. Selbstverständlich sollte aber dennoch eine Analyse der Kosten erfolgen, um Einsparungspotenziale auch hier nutzen zu können.
Mit erheblichen Kosten ist der Bereich des Fuhrparks verbunden. Hier muss einrichtungsspezifisch überlegt werden, ob Kauf oder Leasingangebote zu nutzen sind und ob die Wartung selbst oder durch Fremdfirmen erfolgen soll. Dies ist auch in Abhängigkeit von Förderungsmaßnahmen der Länder zu sehen. Eventuell ist hier auch das Fundraising zu nutzen.

Das Ziel: Erlössteigerung
Erlössteigerung ist eng mit der Anzahl der Kunden verbunden. Marktanteil, Kundenbindung und Kundenakquisition sind hierbei zu berücksichtigen. Eine entsprechende Darstellung erfolgt an späterer Stelle.
Als mögliche Kennzahl sei an dieser Stelle aber die **Anzahl der abgelehnten Kunden** erwähnt, die grundsätzlich aufzeigt, inwieweit eine Einrichtung am Markt besteht. Eine entsprechend differenzierte Statistik könnte Kundenwünsche offen legen, die möglicherweise wichtige Erkenntnisse für die Strategieausrichtung liefern.
Als Angebote kämen beispielsweise in Frage:

• Kinderkrankenpflege
• psychiatrische bzw. gerontopsychiatrische Pflege

- spezielle rehabilitative Pflegeangebote
- Pflege von Aidspatienten
- Intensivpflege und pflegerische Spezialangebote.

Als Kennzahlen sind die entsprechend definierten Erlösanteile anzusehen.

Das Ziel: Kostendeckung

Diese Kennzahl gilt als Kennzahl Nummer eins in ambulanten Pflegediensten:

Sämtliche Erträge aus Leistungen:
Gesamtkosten × 100 % = x

Um auf Dauer existieren zu können, muss dieser Wert größer als 100 Prozent sein.

Jüngste Untersuchungen zeigen, dass von 350 untersuchten Pflegediensten 48 % eine negative Kostendeckung aufzeigen. Dies weist grundsätzlich darauf hin, dass die Branche vor einer wirtschaftliche Flaute steht (vgl. CARE-KONKRET, 2001, S. 7). Letztlich kann daraus der Schluss gezogen werden, dass es hier an Frühindikatoren fehlt, um einer solchen Entwicklung rechtzeitig (z. B. durch Optimierung der Einsatzplanung, den Leistungen angepasste Qualifikation der Mitarbeiter und ähnliches) gegensteuern zu können.

3.3.4.2   Die finanzielle Perspektive im Krankenhausbereich

Der Wegfall des Selbstkostendeckungsprinzips, die Vergütung der erbrachten Krankenhausleistungen über Fallpauschalen und Sonderentgelte, Leistungsoptionen wie ambulante Operationen, die vor- und nachstationäre Behandlung und zukünftig die Einführung der DRGs erfordern Steuerungsinstrumente zur Existenzsicherung der Krankenhäuser und des Ausbaus zur Marktführung. Hierzu wird auch ein professionelles Finanzmanagement benötigt.

3.3.4.2.1   Der Erlösbereich des Krankenhauses

Aus den Bestimmungen des Krankenhausfinanzierungsrechts und insbesondere durch die BPflV ergeben sich die Erlösarten eines Krankenhauses.

Mit Blick auf die zu deckenden Kosten eines Krankenhauses sind zwei Erlösgruppen unterscheidbar:

1. Budgetorientierte Erlöse: Hierbei handelt es sich um Erlöse zur Deckung der Kosten für Krankenhausbehandlungen.

2. Auszugliedernde Kosten: Hierbei handelt es sich um Erlöse zur Deckung der Kosten für Leistungen, die (im Sinne des § 39 SGB V) nicht zu den Krankenhausbehandlungen gehören (vgl. HENTZE, J./KEHRES, E., 1996, S. 146).

Der budgetierte Erlösbereich des Krankenhauses
In den Pflegesatzverhandlungen vereinbaren die Krankenhäuser und Krankenkassen nach § 17 Abs. 1 BPflV, dass zukünftige Budget (= Gesamtbetrag für Erlöse) des Krankenhauses. Dieses besteht aus den Erlösen für Fallpauschalen, Sonderentgelten und dem Budget nach § 12 BPflV (=Abteilungpflegesätze und Basispflegesätze), sowie gegebenenfalls Zu- und Abschlägen auf Fallpauschalen und Sonderentgelte.

Es zeigt sich, dass dem Krankenhaus ein festgelegter Kostenrahmen zur Verfügung steht und der Gesamterlös für das gesamte Geschäftsjahr feststeht, d. h., dass im Gegensatz zu anderen Dienstleistungsunternehmen der Erlösbereich des Krankenhauses eine gesetzliche Reglementierung und Limitierung erfährt.

Kommt es zu Abweichungen der Gesamterlöse vom vereinbarten Budget, werden durch eine abweichende Belegung entstandene Mehr- oder Mindererlöse ausgeglichen (vgl. § 11 Abs. 8 und § 12 Abs. 4 BPflV). Für das Krankenhaus bedeutet dies, dass es Mehrerlöse nicht vollständig als Gewinn einbehalten kann, sondern teilweise an die Kostenträger zurückerstatten muss. Mindererlöse werden dem Krankenhaus nicht in voller Höhe erstattet.

Hier wird deutlich, dass Mehrerlöse nicht unweigerlich Gewinn bedeuten und die Einnahmen aus der Erstattung von Mindererlösen nicht kostendeckend sind. Unter diesem Gesichtspunkt ist die Einhaltung des vorhandenen Budgets erstrebenswert.

Dazu bedarf es aber einer genauen internen Planung und Steuerung, die das gesamte Krankenhaus im Blick haben muss, da das vereinbahrte Budget krankenhausintern variabel gestaltet werden kann und muss (interne Budgetierung).

Exkurs: Interne Budgetierung
Im Rahmen der Pflegesatzverhandlungen nimmt die Leistungs- und Kalkulationsaufstellung (LKA) nach § 17 Abs. 4 der BPflV für die Vereinbarung des externen Krankenhausbudgets eine zentrale Stellung ein. Sie umfasst insbesondere die Belegungsstatistik, die Kalkulationsaufstellung sowie die Diagnose- und Operationsstatistik (vgl. TUSCHEN, K.H./PHILIPPI, M., 2000, S. 55).

Die LKA beinhaltet die vorauskalkulierten Kosten und geht dabei von einem prognostizierten Leistungsspektrum für das kommende Jahr aus. Es geht also nicht mehr um den Nachweis von Selbstkosten,

„… vielmehr steht der Nachweis von Leistungsstruktur und -umfang im Vordergrund" (TUSCHEN, K.H./ PHILIPPI, M., 2000, S. 54).

Die Notwendigkeit der internen Budgetierung ergibt sich damit aus den Bestimmungen des KHG (vgl. § 18 Abs. 3 Satz 2) und der BPflV (vgl. § 17 Abs. 1 und 4), da diese die Aufstellung einer LKA vorsehen.

Auf der Basis des Leistungsspektrums der verschiedenen Fachabteilungen muss intern der Leistungsumfang der einzelnen Abteilungen und der übrigen Betriebsstätten festgelegt werden. Hierzu gehört auch die Prognose von Nutzungsgrad, Fallzahlen, Verweildauer, Berechnungstagen, Belegungstagen, Krankheitsarten, medizinischen Sekundärleistungen und beispielsweise die Leistungen für Dritte. Das Ergebnis dieser beiden Planungsschritte ist die Prognose des qualitativen und quantitativen Leistungsgeschehens aller Betriebsstätten (vgl. EICHHORN, S., 1988, S. 526).

„Ausgehend von Art und Umfang der geplanten Leistungen werden anschließend jeder Betriebsstelle die entsprechenden Kosten für diese Leistungen zugeordnet" (EICHHORN, S., 1988, S. 527),

wobei hier sowohl die Sach- als auch Personalkosten berücksichtigt werden müssen.

Durch diese interne Budgetierung der Leistungen und Kosten entsteht

„… die Notwendigkeit, diese Leistungen und Kosten im Jahresverlauf auf der Ebene der Leistungsstellen zu überwachen, um ggf. steuernd regulieren zu können" (SCHMIDT-RETTIG, B., 1995, S. 286).

Die Kontrolle der gebildeten internen Budgets beinhaltet die regelmäßige Gegenüberstellung der Plan-Werte mit den Ist-Werten, wobei es insbesondere um den Vergleich von Kostengrößen geht. Von entscheidender Bedeutung sind auch die Durchführungen von Abweichanalysen, um nötigenfalls Korrekturen vornehmen zu können.

Somit ist es die Aufgabe der internen Budgetierung,

„… eine betriebsstellenbezogene Leistungs-, Kosten- und Erlösplanung und -überwachung sicherzustellen (…) um mit Blick auf das Gesamtergebnis des Krankenhauses der Krankenhausleitung eine zentrale Steuerung zu ermöglichen" (SCHMIDT-RETTIG, B., 1995, S. 286).

Definition von ausgewählten Kennzahlen im Bereich der Belegungsdaten im Krankenhaus

In den Teilen L1 und L3 der LKA (Kosten- und Leistungsnachweis) werden für den laufenden Pflegesatzzeitraum und den zu vereinbarenden Pflegesatzzeitraum verschiedene Belegungsdaten (Leistungsbegriffe) sowohl für das Krankenhaus insgesamt als auch differenziert nach Fachabteilungen angegeben (vgl. HENTZE, J./KEHRES, E., 1996, S. 77).

Diese Belegungsdaten sind nach der Charakterisierung von Kennzahlen nach Olfert als Kennzahlen des Krankenhausbetriebes zu verstehen, da sie sich

„… auf betriebswirtschaftlich wichtige Tatbestände beziehen und diese in konzentrierter Form darstellen" (OLFERT, F., 1996, S. 45).

Im Folgenden werden einige Kennzahlen im Bereich der Belegungsdaten des Krankenhausbetriebs dargestellt.

Die „Fallzahl"

Die Fallzahl beschreibt die Anzahl der Patienten, die in einem Krankenhaus aufgenommen (behandelt) werden.

Dabei werden die Aufnahmen und die Entlassungen rechnerisch zur Fallzahl verbunden (vgl. HENTZE, J./KEHRES, E., 1996, S. 79):

Fallzahl = (Aufnahme + Entlassungen) ÷ 2

Die Berechnung der Fallzahlen kann für das gesamte Krankenhaus oder einzelne Fachabteilungen erfolgen. Zur Steuerung des Betriebsgeschehens sind beide Arten von Bedeutung.

Die Kennzahlen „Berechnungstag" und „Belegungstag"
Der „Berechnungstag"

„Berechnungstage sind die nach § 14 Abs. 2 und 7 BPflV zu berechnende Tage für die voll- und teilstationäre Behandlung" (HENTZE, J./KEHRES. E., 1996, S. 78).

Sie haben ihre Gültigkeit im Budgetbereich und sind für die stationäre Behandlung den Kostenträgern in Rechnung zu stellen. Infolge der Art der Berechnung dieser Tage (Ermittlung der Daten durch die Mitternachtsstatistik) decken sich die Berechnungstage weitgehend mit den Pflegetagen.

Der jeweilige Mitternachtsbestand (=Zahl der Pflegetage) wird wie folgt ermittelt:

Tagesanfangsbestand um 0.00 Uhr

+ Zahl der Zugänge bis 24.00 Uhr

– Zahl der Abgänge bis 24.00 Uhr

_____

= Tagesendbestand (Mitternachtsbestand)

(vgl. HENTZE, J./KEHRES, E., 1996, S. 78).

Der „Belegungstag"

Der Begriff „Belegungstag" findet Anwendung im Fallpauschalenbereich. Die Belegungstage entsprechen inhaltlich den Berechnungs- bzw. den Pflegetagen. Ein anderer Begriff wurde deswegen gewählt, weil die Pflegetage im Fallpauschalenbereich nicht Bewertungsgrundlage sind (vgl. HENTZE, J./ KEHRES, E., 1996, S. 79). Es soll damit zum Ausdruck gebracht werden, dass es sich hierbei um reine Belegungstage handelt und nicht um eine Anrechnung von Entgelten.

Der „Nutzungsgrad der Planbetten"

Die dem einzelnen Krankenhaus im Rahmen der Krankenhausplanung zugewiesenen Betten werden als Planbetten bezeichnet. Die Anzahl der Planbetten wird dem Krankenhausträger per Feststellungsbescheid mitgeteilt. Die Anzahl der Planbetten stimmt nicht immer mit der Anzahl der in Betrieb befindlichen Betten überein. Gründe hierfür können bauliche, aber auch andere organisatorische Maßnahmen sein (vgl. HENTZE, J./KEHRES, E., 1996, S. 78).

Diese betriebswirtschaftlich relevante Bezugsgröße wird als Grundlage vielfach benötigt. So spielt sie eine wichtige Rolle bei der Berechnung des Personalbedarfs, bei den Pflegesatzverhandlungen und beim Krankenhausvergleich nach § 17 KHG (vgl. LANGE, F., 1997, S. 90).

> „Den durchschnittlichen Belegungswert oder Nutzungsgrad ermittelt man in Prozentwerten. Man berechnet die größtmögliche Belegung der Krankenhausbetten (100 %), indem man die Planbetten mit 365 Tagen im Jahr multipliziert. Dann zählt man die tatsächlich belegten Betten (Pflegetage im Jahr) zusammen, multipliziert sie mit 100 und dividiert das Produkt durch die Planbetten, multipliziert mit 365 (Tagen pro Jahr)" (LANGE, F., 1997, S. 90).

Nutzungsgrad der Planbetten (in Prozent)
= (belegte Betten [Pflegetage/Jahr]) ÷ (Planbetten × 365 [Tage/Jahr]) × 100

Die „Verweildauer"

> „Die Verweildauer ergibt sich aus der Division der Berechnungstage (Pflegetage) durch die Fallzahl" (HENTZE, J./KEHRES, E., 1996, S. 79).

Verweildauer = Berechnungstage (Pflegetage) ÷ Fallzahl

Die Verweildauer wird häufig als eigene Kosteneinflussgröße für das Krankenhaus genannt. Sie ist abhängig von der Patientenstruktur, der Qualität und der Intensität der Krankenhausleistungen.

> „Gleiche Art und Schwere der Erkrankung und gleiche Konstitution der Patienten vorausgesetzt, steigen/sinken die Kosten je Krankheitsfall mit Erhöhung/Reduzierung der Verweildauer des Patienten. Demgegenüber steigen die Aufwendungen je Pflegetag mit der Verkürzung und sinken mit der Verlängerung der Verweildauer. Diese Formulierung macht deutlich, dass die Verweildauer als Kosteneinflussgröße auf die Intensität und Qualität der Krankenhausleistung abstellt und keine gesonderte Kosteneinflussgröße ist" (HENTZE, J./KEHRES, E., 1996, S. 156).

Wie zuvor beschrieben, sind Gestaltungsspielräume im Erlösbereich eines Krankenhauses derzeit aufgrund der gesetzlichen Reglementierungen nur begrenzt vorhanden und müssen kritisch betrachtet werden.

Um die Kosten im Gesundheitswesen zu senken und die Beitragsstabilität zu gewährleisten, ist die Senkung der Verweildauer der Patienten und der Rückgang der stationären Krankenhausaufenthalte volkswirtschaftlich erwünscht. Aus betriebswirtschaftlicher Sicht können diese Tatbestände jedoch zu einer

Gefährdung des Krankenhausstandortes führen. Aus diesem Grund ist es wichtig, die möglichen Interdependenzen der Kennziffern aus dem Bereich der Belegungsdaten im Rahmen strategischer Überlegungen zu berücksichtigen.

Erlöskennzahlen im Bereich der budgetorientierten Erlöse

Im derzeitigen Finanzierungssystem der Krankenhäuser lassen sich für diesen Bereich folgende Erlöskennzahlen definieren:

* Erlöse aus Fallpauschalen
* Erlöse aus Fallpauschale „x"
* Erlöse aus Sonderentgelten
* Erlöse aus dem Basispflegesatz
* Erlöse aus dem Abteilungspflegesatz.

Erlöskennzahlen im zukünftigen DRG-System

Mit Einführung der DRGs werden die relevanten Kennzahlenstrukturen des Krankenhauses im Bereich der budgetorientierten Erlöskennzahlen eine Veränderung erfahren.

In den Vordergrund werden dann die Erlöse aus den einzelnen DRGs treten. Beispiel:

* Erlöse aus der DRG „xy"
* Erlöse aus der DRG „xyz"

Im Bereich der Belegungskennzahlen wird der Verweildauer auch weiterhin Bedeutung zukommen, da es sich bei den DRGs um pauschalierte Entgelte für den gesamten Leistungskomplex während eines Krankenhausaufenthaltes handelt.

Der Erlösbereich des Krankenhauses zur Deckung ausgegliederter Kosten

Zu dieser Gruppe der Erlöse gehören vor allem:

* Erlöse für vor- und nachstationäre Behandlung
* Erlöse aus dem ambulanten Operieren
* Erlöse aus Wahlleistungen nach § 7 BPflV
* Erlöse aus wahlärztlichen Leistungen
* Erlöse aus gesondert berechenbarer Unterkunft nach § 22 BPflV
* Erlöse aus ambulanten Leistungen des Krankenhauses

Abgeleitet aus den definierten Erlösen lassen sich beispielhaft folgende Kennzahlen im Erlösbereich zur Deckung ausgegliederter Kosten bilden: **Erlöse aus dem ambulanten Operieren** sowie **Erlöse aus wahlärztlicher Leistung.**

3.3.4.2.2 Klassische Kennzahlen der Finanzperspektive im Krankenhaus

Rentabilitätskennzahlen im Krankenhaus

Bedingt durch die knappen Finanzmittel im Gesundheitswesen und den auf ca. 30 Milliarden Mark geschätzten Investitionsstau stellt sich die Frage, wie im Krankenhausbereich zukünftig Investitionen bestritten werden sollen/können. Durch die Tatsache der abnehmenden Fördermittel der Länder und auch im Hinblick auf die durch die Bundesregierung angestrebte monistische Finanzierung der Krankenhäuser wird die interne Eigenfinanzierung und die externe Eigenfinanzierung (z. B. durch Zuführung von Beteiligungskapital) verstärkt in den Vordergrund rücken.

„Im Hinblick auf bereits bestehende Finanzierungskonzepte in Krankenhäusern und der Entwicklung hin zur monistischen Finanzierung ist es opportun, diese Kennzahlen in die Zielparameter aufzunehmen" (STREHLAU-SCHWOLL, H., 1998, S. 97).

Die Betrachtung der Gesamtkapitalrentabilität

„… erlaubt auch in Krankenhäusern als Dienstleistungsunternehmen, dass das Unternehmensergebnis auf der Grundlage der Haupteinflussfaktoren analysiert und auf das Krankenhausgeschehen besser Einfluss genommen werden kann" (SCHIRMER, H., 1998, S. 384).

Liquiditätskennzahlen im Krankenhaus

Im Betriebsergebnis spiegelt sich die Wirtschaftlichkeit eines Krankenhauses durch die Kosten und Erlöse wieder. Trotz eines positiven Betriebsergebnisses können Liquiditätsengpässe auftreten. Dies birgt für die Krankenhäuser eine große Gefahr, da die Grundlage für jedes unternehmerische Handeln die Liquidität ist.

Hinsichtlich des Liquiditätscontrollings kommt der Forderungshöhe in Zusammenhang mit den Zahlungsvorgängen eine nicht zu unterschätzende Bedeutung zu.

Die Rechnungsstellung an die Kostenträger und die anschließende Zahlung durch die Kostenträger erfolgt in der Regel nach Abschluss der Krankenhausbehandlung. Hier kann durch eine optimale Organisation des Kostensicherungs- und Kostenübernahmeprocedere sowie ein zeitnahes Fakturieren von End- und Zwischenrechnungen auf eine zügige Erfüllung der Forderungen hingearbeitet werden. Dies führt zu einer Reduzierung der Kosten für die Forderungsvorfinanzierung (=Zinsersparnis) und dadurch zu einer verbesserten Liquidität.

„Im theoretischen Idealfall liegt die mögliche Forderungskennzahl nur 14 Tage über der durchschnittlichen Verweildauer" (MENZE, T./MICHELS, R., 1996, S. 205).

Mögliche Forderungskennzahl:

Gesamtforderung am Monatsende = Monatsumsatz x Anzahl der Kalendertage

Wirtschaftlichkeitskennzahlen im Krankenhaus

Wirtschaftlichkeitskennziffern „… geben den Ressourcenverbrauch je Produkteinheit an. Die Produkteinheit wird in Abhängigkeit von der untersuchten Abteilung unterschiedlich definiert, etwa als Belegungstag oder durchgeführte Untersuchung" (HÄUSLER, E., 2001, S. 23).

Im Rahmen von Wirtschaftlichkeitsuntersuchungen in Zusammenhang mit der Nachkalkulation einzelner Leistungen spielt im Krankenhaus auch der Ressourcenverbrauch für Produkteinheiten, wie Fallpauschalen, Sonderentgelte und in Zukunft für die DRGs eine wesentliche Rolle. So sollte das Ziel der Kostenkalkulation bei den Fallpauschalen, Sonderentgelten und den DRGs darin liegen, festzustellen, inwieweit die Erlöse die Kosten decken.

„Im Sinne einer Deckungsbeitragsrechnung sind die Leistungen zu präferieren, die einen maximalen Deckungsbeitrag erwarten lassen" (STREHLAU-SCHWOLL, H., 1998, S. 98).

Im Rahmen der Deckungsbeitragsrechnung[12] lassen sich u. a. folgende Kennzahlen ermitteln:

– Deckungsbeitrag je Einheit
– Deckungsbeitrag je Produktart
– Deckungsbeitrag je Produktgruppe.

Damit ergeben sich für ein Krankenhaus z. B. folgende Kennzahlen:

– Deckungsbeitrag der Abteilung „x"
– Deckungsbeitrag der Fallpauschale „xy"
– Deckungsbeitrag der DRG „xy"
– Deckungsbeitrag des Sonderentgeltes „x".

Umschlagskennzahlen im Rahmen der Materialwirtschaft eines Krankenhauses

Als Maßstab für die Beurteilung und Kontrolle der Wirtschaftlichkeit des Betriebsprozesses spielen auch Umschlagskennzahlen der Materialwirtschaft eine wesentliche Rolle.

Beispielhaft sind hier folgende Kennzahlen zu nennen:

• durchschnittlicher Lagerbestand
• Mindestbestand (eiserner Bestand)
• Meldebestand

---

12 Anmerkung: Ausführliches zur Deckungsbeitragsrechnung siehe: OLFERT, K., 1996

- Lagerumschlag
- durchschnittliche Lagerdauer
- Kapitalbindungskosten.

Kennzahlen zur Kostenstruktur im Krankenhaus

Die Erlössituation der Krankenhäuser wird in Zukunft immer mehr von der Einhaltung der intern geplanten Kosten und Leistungen abhängen. Wie im Abschnitt „Interne Budgetierung" beschrieben, muss das externe Budget auf interne Budgets verteilt werden. Somit ist ein effizientes Kosten-Controlling eine unbedingt notwendige Voraussetzung für eine Verbesserung der Wirtschaftlichkeit insgesamt. In diesem Zusammenhang kommt den Personal- und Sachkosten im Krankenhaus eine entscheidende Bedeutung zu.

Mögliche Kennzahlen aus dem Bereich der Personalkosten:
Aus den Zuordnungsvorschriften des Kontenrahmens (Anlage 4 zu KHBV) erfolgt eine Zuordnung der Mitarbeiter zu den verschiedenen Dienstarten (vgl. § 33 Satz 2 KHBV).

Dienstart	Struktur der Personalkosten in %
Ärztlicher Dienst	
Pflegerischer Dienst	
Medizinisch-technischer Dienst	
Funktionsdienst	
Klinisches Hauspersonal	
Wirtschafts- und Versorgungsdienst	
Technischer Dienst	
Verwaltungsdienst	
Sonderdienst	
Personal der Ausbildungsstätten	
Sonstiges Personal	

Tabelle 18: Dienstarten im Krankenhaus

Im Bereich jeder einzelnen Dienstart ist eine weitere Differenzierung angezeigt. Am Beispiel des Pflegerischen Dienstes bedeutet dies die Aufgliederung in:

- Anteile von examinierten Krankenschwestern/ -pflegern
- Anteile von Pflegehelfer/-innen
- Anteile von Pflegekräften mit Fachweiterbildung (z. B. Intensiv, OP, etc.)

- Anteile der Auszubildenden
- Anteile der Zivildienstleistende, etc.
- Anteile der Vollzeitstellen/Teilzeitstellen/Aushilfskräfte.

Mögliche Kennzahlen im Bereich der Personalkosten:
  - Anteil der Personalkosten einer Berufsgruppe an den Gesamtpersonalkosten
  - Bruttopersonalkosten
  - Personalkosten des Pflegedienstes pro Pflegetag
  - Personalkosten des Pflegedienstes pro Pflegeminute
  - Durchschnittliche Personalkosten je Fallpauschale
  - Personalkosten des Funktionsdienstes pro operierter Patient
  - Personalkosten des medizinisch-technischen Dienstes pro Untersuchung
  - Kosten von Überstunden.
  - Personalintensität.

Personalkostenintensität
Personalkostenintensität = (Personalkosten ÷ Gesamtkosten) × 100
Eine Senkung der Personalkostenintensität ist i. d. R. mit Rationalisierungsmaßnahmen verbunden (vgl. HENTZE, J./KAMMEL, A., 1998, S. 123) und darf nicht mit Qualitätsverlusten einhergehen.

Mögliche Kennzahlen aus dem Bereich der Sachkosten:
Im Bereich der Sachkosten im Krankenhaus fallen ca. 50 % auf den Bereich des medizinischen Bedarfs und etwa jeweils weitere 10 % auf Wirtschaftsbedarf, Lebensmittel und Instandhaltung (vgl. HENTZE, J./KEHRES, E., 1996, S. 175). Innerhalb der einzelnen Bereiche ist eine weitere Aufteilung der Sachkosten angezeigt.

Kostenart	Differenzierung nach....
Arzneimittel	Indikationsgruppen (z. B. Antibiotika, Zytostatika)
Narkose- und sonstiger Op-Bedarf	Arzneimittel für Anästhesie, Katheter, Nahtmaterial, Klammergeräte etc.
Implantate	nach Arten der Implantate (z. B. Hüftendoprothesen, Herzschrittmacher, etc.)

Tabelle 19: Beispiele zur weiteren Differenzierung des medizinischen Bedarfs (vgl. HENTZE, J./KEHRES, E., 1996, S. 55)

Mögliche Kennzahlen im Bereich der Sachkosten:

  - Sachkosten je Operation
  - Sachkosten je Fallpauschale
  - Sachkosten je Pflegetag

– Sachkosten je Abteilung bezogen auf einen definierten Zeitraum
– Selbstkosten je Clinical pathway.

3.3.4.2.3 Strategischer Handlungsrahmen im Bereich Krankenhaus

Die allgemeinen Ziele im Hinblick auf die Strategieausrichtung der finanziellen Perspektive im Krankenhaus lassen sich wie folgt formulieren:

- Kostensenkung
- Erlössteigerung
- Kostendeckung
- Verbesserung der unternehmensweiten Leistungsfähigkeit bei gleichzeitig stagnierenden Kosten.

Bei der Betrachtung des Unternehmens Krankenhaus mit seiner Vielfalt von Leistungserbringungsstellen ist es sicher nicht möglich, eines der oben genannten Ziele für all diese Bereiche einheitlich auszusprechen. Jedoch sollte nach KAPLAN und NORTON die Balanced Scorecard ein Unternehmen

„… dazu ermutigen, Geschäftseinheiten mit den finanzwirtschaftlichen Zielen des ganzen Unternehmens zu verbinden" (KAPLAN, R./NORTON, D., 1997, S. 46).

Das Ziel: Kostensenkung

Eine Kostensenkung ist im Krankenhaus durch folgende Maßnahmen möglich (vgl. MANSKY, T./MACK, O., 1996, S. 130 ff.):

- verbesserte Indikationsstellung
- Leistungsselektion,
- Reorganisation und ggf. Rationalisierung,
- Wachstum
- Leistungsverdichtung.

Kostensenkung im Bereich Personalkosten

Unter Personalkosten versteht man „… alle Kosten, die durch den Personaleinsatz mittelbar oder unmittelbar entstehen" (HENTZE, J. /KEHRES, E., 1996, S. 49).

Dem Personalcontrolling ist aufgrund der Anforderungen an ein wirtschaftlich arbeitendes Unternehmen große Bedeutung beizumessen. In einem Krankenhaus als einem Dienstleistungsbetrieb machen gerade die Personalkosten einen hohen Anteil aus (etwa 60 %). So wird es in Zukunft gerade in diesem Bereich entscheidend auf eine sorgfältige Planung ankommen. Personal muss entsprechend des anfallenden Leistungsaufkommens verfügbar sein. Vielleicht werden flexiblere Arbeitszeitmodelle im Vordergrund stehen, die eine vorausschauende Planung notwendig machen.

Auch Kostenfaktoren wie Arbeitsplatzwechsel, Krankheitsausfall, Qualifikation der Mitarbeiter, Ausfall durch „innere Kündigung", Personalbeschaffungskosten je Eintritt und auch die Arbeitsproduktivität werden an Wertigkeit zunehmen und unter wirtschaftlichen Aspekten zu Konsequenzen führen.

Im Rahmen des Ziels der Kostensenkung liegt gerade im Personalbereich ein häufig genutztes Rationalisierungspotenzial.

Doch gerade im Personalbereich sollte dieses Rationalisierungspotenzial nicht voreilig ausgeschöpft werden, da Personalabbau auch immer mit Ressourcenverlusten verbunden ist. Hier sollten vielmehr Überlegungen im Vordergrund stehen, wie das vorhandene Personal unter wirtschaftlichen Gesichtspunkten eingesetzt werden kann.

Mögliche Instrumente im Bereich des Personalcontrolling sind die **Personalkostenstatistiken** (führt die Lohnkosten aller Mitarbeiter auf) und die **Beschäftigtenstatistiken.**

Die Beschäftigtenstatistik gibt Auskunft über die bewilligten Stellen für das gesamte Jahr (=Soll) und die tatsächliche Besetzung (=Ist). Hier werden lediglich die geplanten den tatsächlich realisierten Kosten gegenüber gestellt. Für eine strategische Personalplanung, auch aus Wettbewerbsgründen, reichen diese Zahlen jedoch nicht aus. Hierzu benötigt man spezielle Detailanalysen.

Entscheidend für den internen Steuerungsprozess sind Daten über die Ausfallzeiten des Personals ebenso wie Daten über die Analyse des Personaleinsatzes. Letzteres spielt gerade für die verantwortlichen Entscheidungsträger im Pflegedienst eine zentrale Rolle, da sie mit Hilfe dieser Daten Personalressourcen sinnvoll planen und einsetzen können.

Dabei geht es darum, zu analysieren und zu prüfen,

> „… ob der auf Grundlage von Patientenzahl sowie deren Krankheitsarten geplante Personaleinsatz Umdispositionen im Personalbestand erforderlich macht, insbesondere, ob Änderungen der Soll – Besetzung infolge Belegungs- oder Leistungsabweichungen berücksichtigt werden müssen" (BERTELSMANN STIFTUNG, 1987, S. 19).

Dies ist nur möglich, wenn ein Instrument zur Leistungserfassung des pflegerischen Handelns (z. B. PPR) vorhanden ist.

Kostensenkung im Bereich der Sachkosten

Auch bei einer ausgebauten Controllingfunktion existieren innerhalb der Sachkosten Fixkostenblöcke, die nicht reduziert werden können (z. B. Wartungskosten, Haftpflichtversicherungen). Beeinflussbar sind vornehmlich die variablen Kosten und hier insbesondere die Kosten des medizinischen Sachbedarfs, der den Hauptbestandteil der Sachkosten darstellt.

Möglichkeiten für ein Sachmittelcontrolling liegen in den Bereichen:

- kosten**arten**bezogene Überwachung der Budgets
- kosten**stellen**bezogene Überwachung der Budgets
- Überprüfung der festgelegten Artikelanzahlen
- kosten**träger**bezogene Überwachung
- Kostentransparenz und damit ein Kostenbewusstsein herstellen.

Insbesondere mit Blick auf die Einführung der DRGs wird in Zukunft der Blickwinkel auf einer kostenträgerbezogenen Überwachung der Budgets erfolgen müssen. Infolge dessen wird die Kennzahl **Sachkosten pro DRG** eine entscheidende Bedeutung haben.

Erfassung des Verbrauchs von Sachgütern
Die Erstellung dieser Aufstellung erfolgt monatlich in einem Soll-Ist-Vergleich. Sie enthält eine genaue Angabe nach Kostenarten (z. B. Arzneimittel, Labor, Verbandsmittel etc.) und wird für jede Fachrichtung (z. B. Neurochirurgie) und Leistungsstelle (z. B. Station 2) erstellt.
Dieser Soll-Ist-Vergleich wird dem Direktorium und allen Abteilungsleitungen ausgehändigt. So erhalten alle Abteilungen und die Klinikleitung die Möglichkeit zur Überprüfung ihres Budgets und es kann rechtzeitig eingegriffen werden, falls das Budget überschritten wird. Die Gründe für das Überschreiten des Finanzrahmens können innerhalb der Leistungsstelle direkt gesucht werden und entsprechende Schritte eingeleitet werden.
Möglichkeiten zur Kostensenkung im Sachmittelbereich:

- Verringerung der Vorratshaltung
- „just in time“-Lieferungen
- Umstellen auf preisgünstigere Produkte
- Arbeiten mit Standards

Um ein Kostenbewusstsein und eine Transparenz bezüglich der Preise zu erlangen, sollten diese den Mitarbeitern der einzelnen Abteilungen mitgeteilt werden.

Das Ziel: Erlössteigerung
Eine Erlössteigerung in den Krankenhäusern ist unter den derzeitigen gesetzlichen Rahmenbedingungen im Bereich des eigentlichen Kerngeschäftes, d. h. im Bereich der medizinischen Leistungserbringung, nur sehr eingeschränkt möglich. Dennoch sind Spielräume gegeben. Daher sollte gezielt über eine Produktdiversifikation und Produktspezialisierung, die sich an den Stärken des Krankenhauses orientiert, nachgedacht werden. Dabei ist an eine Erweiterung des bisherigen Fachbereichsangebotes ebenso zu denken, wie die Abschaffung bzw. Verkleinerung nicht ausgelasteter Fachbereiche.
Im Bereich der sekundären Leistungen des Krankenhauses, d. h. der Zusatz-, Hotel- und Serviceleistungen bestehen Möglichkeiten der Diversifizierung.

Dabei sind Diversifizierungen

„… zum einen im vor- und nachgelagerten Bereich der Hauptleistungen denkbar (vertikale Diversifikation) und zum anderen in Form des zusätzlichen Angebotes von an sich krankenhausfremden Leistungen, die keine direkte Beziehung zu den Hauptleistungen haben (laterale Diversifikation)" (DAMKOWSKI, W. et al., 2000, S. 295).

Beispielhaft zu nennen wären hier:

- Installation eines ambulanten Pflegedienstes
- Umwandlung nicht ausgelasteter Krankenhausbetten durch den Einstieg in die Langzeitpflege nach dem Pflegeversicherungsgesetz
- Gründung einer Hospizeinheit
- Unterbringungsmöglichkeiten für Angehörige der Patienten, (durch Kooperationen oder Profit-Center-Gründung)
- Unterbringungsmöglichkeiten für Patienten, die teilstationär behandelt werden
- Kooperationen mit Rehabilitations-Zentren
- Kooperationen mit Fitness-Zentren
- „Wellness"-Angebote
- Angebot der Reinigung der Patientenwäsche
- Friseurbetrieb im Haus
- Fußpflegebetrieb im Haus
- Geschenkboutique/Blumenladen/Bankfiliale
- Tagungsstätte/Schulungszentrum
- Angebote im Bereich von Präventionsmaßnahmen oder im Bereich der allgemeinen Gesundheitserziehung, wie z. B. alternativer Heilmethoden, Raucherentwöhnungskurse, rückengerechtes Heben, Babymassage, Ernährungsberatung/Gewichtsreduktion
- Angebote im Bereich der Information über im Hause angewandte Behandlungsmethoden, wie z. B. Vorträge für Patienten über die möglichen operativen Maßnahmen der Leistenhernienchirurgie
- Kinästhetikkurse für pflegende Angehörige.

Im Bereich der Zusatz-, Hotel- und Serviceleistungen ist aus Gründen der Erlösoptimierung auch grundsätzlich die Frage „make or buy?" zu stellen. In Zusammenhang mit der Möglichkeit des „outsourcings", die zu einem Abbau von Leistungen im Krankenhaus führt, sollte auch immer über Möglichkeiten des „Insourcings" nachgedacht werden, die zu einer Diversifizierung des Leistungsumfanges und des Leistungsangebotes führen kann.
Die Diversifikation von Serviceleistungen tragen nicht nur zu einer Umsatzsicherung bei. Sie wirken sich auch positiv auf die Imagesteigerung eines Gesundheitsbetriebes aus und binden Ressourcen in der Einrichtung. Allgemeines Ziel sollte die Entwicklung des Krankenhauses zum Gesundheitszen-

trum durch die Integration z. B. von Rehabilitationseinrichtungen oder Praxiskliniken sein.

Weitere Möglichkeiten zur Erlössteigerung bestehen beispielsweise in der:

- Vermarktung von Werbeflächen im Krankenhaus
- Vermarktung von Werbeflächen in der hauseigenen Zeitung
- Vermarktung von Werbeflächen in der Patientenbroschüre
- Vermietung von Räumlichkeiten an niedergelassene Ärzte
- Angebotes eines:"Tags der offenen Tür".

Das **Fundraising** mit dem Ziel der Akquisition von Spendengelder für soziale Projekte ist eine zusätzliche strategische Möglichkeit der Kliniken, um

„… neue Angebotsformen zu entwickeln und zu vermarkten, die außerhalb des medizinischen Angebots liegen" (NASAROFF, M., 2000, S. 612).

Beispielhafte Kennzahlen im Bereich der budgetfreien Erlöse

Als mögliche Kennzahlen in diesem Bereich sind folgende Kennzahlen beispielhaft zu nennen:

- Erlöse aus Fundraising-Projekten
- Erlöse aus der Vermietung von Werbeflächen
- Erlöse aus der Vermietung von Räumlichkeiten
- Erlöse aus Seminar „Raucherentwöhnung"
- Erlöse aus dem Angebot „Wäschereinigung"
- Erlöse aus der Beköstigung von Gästen etc.

Das Ziel: Kostendeckung

Das Ziel der Kostendeckung wird mit der Kennzahl des Betriebsergebnisses dargestellt. Der entsprechende Zielwert ist ein Ergebnis ≥ 0.

Entsprechend können Ziele/Strategien wie folgt formuliert werden:

- hohe Rendite und Liquidität
- Erhöhung des Betriebsergebnisses
- Kostensenkung im Bereich der Fallpauschale „xy" im Bereich der Sachmittelkosten um x %
- Kostensenkung durch Verweildauerverkürzung im Bereich der Fallpauschale „xy" um 2 Tage
- Wachstum im Bereich der ausgegliederten Kosten durch ein Wachstum im Bereich des Angebotes ambulantes Operieren um x % in x Jahren
- Wachstum, d. h. einen Zuwachs des Umsatzes im budgetfreien Erlösbereich um x % in x Jahren
- hohe Auslastung der vorgehaltenen Ressourcen.

3.3.4.2.4 Zusammenfassung und Bewertung

Auch in Gesundheitseinrichtungen ist die Definition von entsprechenden Kennzahlen abhängig von der Stufe des Lebenszyklus in der sich die Einrichtung befindet (vgl. Kap. 1). Eine Verallgemeinerung kann schon aus diesem Grunde nicht erfolgen.

Zusammenfassend werden die Grundlagen der Finanzperspektive in Gesundheitseinrichtungen mit dem primären Ziel der Existenzsicherung und der dadurch für das Controlling relevanten Analysebereiche durch folgende Abbildung verdeutlicht:

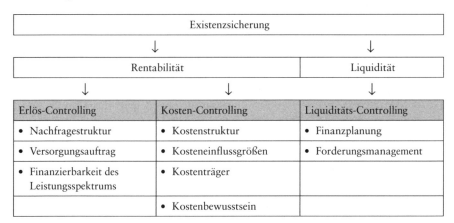

Existenzsicherung		
↓		↓
Rentabilität		Liquidität
↓	↓	↓
Erlös-Controlling	Kosten-Controlling	Liquiditäts-Controlling
• Nachfragestruktur	• Kostenstruktur	• Finanzplanung
• Versorgungsauftrag	• Kosteneinflussgrößen	• Forderungsmanagement
• Finanzierbarkeit des Leistungsspektrums	• Kostenträger	
	• Kostenbewusstsein	

Tabelle 20: Analysebereiche des Controlling zur Existenzsicherung von Gesundheitsbetrieben (modifiziert nach: MENZE, T./MICHELS, R., 1996, S. 201)

Durch diese Analysen liefert die Abteilung Controlling entsprechendes Datenmaterial zur Überprüfung der für die BSC ausgewählten Kennzahlen und trägt damit auch zur angestrebten flexiblen Nutzung bei.

3.3.5   Die Kundenperspektive im Gesundheitsbetrieb

Vergegenwärtigen wir hier die Intention der Kundenperspektive nach KAPLAN und NORTON, so gilt es an dieser Stelle, die Kunden- und Marktsegmente zu identifizieren, in denen der Gesundheitsbetrieb konkurrenzfähig sein soll. Als Kernkennzahlen propagieren KAPLAN und NORTON hierzu:

• Marktanteil
• Kundentreue
• Kundenakquisition
• Kundenzufriedenheit
• Kundenrentabilität.

Als generelle Eigenschaften, die diese Wertangebote strukturieren, sehen KAPLAN und NORTON die Produkt- und Serviceeigenschaften, die Kundenbeziehungen sowie Image und Reputation. Bevor dies für den ambulanten bzw. Krankenhaussektor spezifiziert und differenziert dargestellt wird, erfordert die spezielle Situation der Gesundheitsbetriebe und ihrer Kunden einige generelle Ausführungen. Der Zusammenhang der einzelnen Gesichtspunkte/Kernkennzahlen wird dabei besonders deutlich.

3.3.5.1 Der Begriff des Kunden im Gesundheitsbetrieb

Im Sinne der DIN EN ISO ist der Kunde ein Empfänger eines vom Lieferanten bereitgestellten Produkts. Dabei kann der Kunde z. B. ein Endverbraucher, Anwender, Nutznießer oder Auftraggeber sein. Der Kunde kann in Beziehung zur Organisation entweder extern oder intern sein (aus DIN EN ISO 8402: 08.95). Aus dieser Annäherung an den Begriff des Kunden wird deutlich, dass die Kunden-Lieferanten-Beziehung im jeweiligen Kontext einer differenzierten Betrachtung bedarf.

Im Gesundheitswesen wird der Patient häufig mit dem Kunden der Gesundheitsdienstleister gleichgesetzt. Dieser Sachverhalt ist nicht richtig: im Bereich der Produktempfänger trifft man vielmehr auf eine gesplittete „Kundschaft". Diese Kundschaft ist von der Spezifika der jeweiligen Einrichtung abhängig, so variiert sie beispielsweise im ambulanten und stationären Sektor. Aus diesen Grund wird zu den Besonderheiten im jeweiligen Abschnitt Stellung genommen.

Generell ist jedoch festzuhalten, dass ein Paradigmenwechsel in Bezug auf den Leistungsnehmer der Gesundheitsdienstleistung auszumachen ist. Dies wird auch durch die sprachliche Veränderung vom Begriff Patient zum Begriff Kunden ersichtlich.

Betrachtet man diese Tatsache aus etymologischer Sicht, wird der Paradigmenwandel verdeutlicht.

Der Patient

„Der Patient: Die Bezeichnung für einen Kranken in ärztlicher Behandlung entstand im 16. Jahrhundert aus dem lateinischen ‚patients' für erduldend, leidend" (DUDEN, Etymologie, 1988, S. 519).

Der Kunde

„Der Kunde: Der Kunde aus dem mhd. bedeutet früher ‚Bekannter, Einheimischer' und ist im 16. Jahrhundert dann zu einem ‚der in einem Geschäft Kaufende' geworden" (DUDEN, Etymologie, 1988, S. 347).

Vergegenwärtigt man sich dazu den allgemein zu verzeichnenden Wertewandel (wie auch in Kapitel 2 dargestellt) und die zunehmende, auch von der Gesundheitspolitik forcierte Eigenverantwortung des Bürgers in Bezug auf Gesundheitsdienstleistungen, so wird deutlich, dass sich der Stellenwert der Kundenorientierung immer weiter erhöht.

Mit dem herkömmlichen Verständnis vom Patienten allein ist die Marktfähigkeit eines Gesundheitsbetriebes nicht zu sichern.

„Konnte man in der Vergangenheit den Patienten noch als Bittsteller betrachten, ohne dass dies in letzter Konsequenz negative Auswirkungen auf die Bettenanzahl eines Krankenhauses hatte, so erfordern das veränderte Bewusstsein des Kunden und die Notwendigkeit, ihn zu umwerben, heute eine andere Einstellung ihm gegenüber" (STUHLER, P., 1997, S. 21).

Konkret bedeutet dies:

- Der Kunde ist die wichtigste Person im Gesundheitsbetrieb.
- Der Kunde stellt keine Unterbrechung unserer Arbeit dar; er ist unsere Arbeit.
- Der Patient hat Anspruch auf höfliche und aufmerksame Behandlung (vgl. STUHLER, P., 1997, S. 21).

„Es muss auch der Teil des Patienten zufriedengestellt werden, der aus dem souveränen Kunden' besteht", denn „der wird zukünftig überwiegen" (AMENT-RAMBOW, C., 1998, S. 158).

3.3.5.2 Kernkennzahlen der Kundenperspektive im Gesundheitsbetrieb

Die Kernkennzahl „Marktanteil" im Gesundheitsbetrieb
Mögliches Ziel: Erhöhung des Marktanteils um x %

Eine gründliche Marktanalyse ist die Voraussetzung, um dem Ziel der Erhöhung des Marktanteils näher zu kommen. Hierfür ist die spezielle Situation des Unternehmens zu beleuchten und eine Ist- und Soll-Analyse durchzuführen. Die derzeitige Kundenstruktur, die derzeitigen und zu erwartenden Kundenbedürfnisse, die Wettbewerbssituation und die Standortfrage, aber auch die eigenen Fähigkeiten und Möglichkeiten sind dabei von Bedeutung.

„Patienten wählen auch bei den Gesundheitsangeboten. Die Individualisierung lässt keinen weißen Fleck mehr auf der Karte der Möglichkeiten. Das bedeutet für die Unternehmen Höchstleistungen in Bezug auf eindeutig identifizierbare Leistungsangebote. Also erkennbare Profilierung und Unterscheidung" (SPRENGER, R.K., 2000, S. 40).

Dem Marketing fällt dabei eine entscheidende Bedeutung zu. Eine differenzierte Darstellung des Marketing im Sinne der Balanced Scorecard ist an dieser Stelle nicht möglich.

Für den Gesundheitsbetrieb interessant scheint jedoch das Konzept der Kernkompetenzen, das die konventionelle Produkt-Markt-Strategie nach Ansoff weitestgehend abgelöst hat.

„Kernkompetenzen stellen die systematische Bündelung verschiedener Fähigkeiten und Technologien zu einem für den Kunden eindeutig erkennbaren Nutzen dar. Eine Kernkompetenz trägt in den Augen der Kunden wesentlich zur empfundenen Nutzenbeurteilung des Endproduktes und damit zur Wertschöpfung bei. Sie ist von den Wettbewerbern nur schwer imitierbar. Eine Kernkompetenz basiert auf der konsequenten Weiterentwicklung einer Stärke des Anbieters. Kernkompetenzen bestehen demnach in der Fähigkeit, eine Reihe von Geschäftsprozessen, die einmalig, schwer zu imitieren und kritisch für den Markt sind, besser als die relevanten Wettbewerber zu beherrschen (…). Sie sind eine unternehmensweite Eigenschaft und können über die gesamte Wertschöpfungskette verteilt sein. Sie betreffen sowohl die Kreation, die Realisation und/oder die Vermarktung der Produkte" (KORTUS-SCHULTES, D., 1998, S. 148).

Marketing in diesem Sinne beschäftigt sich dabei mit den folgenden Fragen:

- Auswahl: Welche Kernfähigkeiten werden die Märkte der Zukunft bestimmen?
- Aufbau: Wie können diese Kernfähigkeiten aufgebaut werden?
- Anwendung: Wo können die Kernfähigkeiten eingesetzt implementiert werden (vgl. KORTUS-SCHULTES, D., 1998, S. 148)?

Diese Fragen können auch in dieser Phase – der Entwicklung einer BSC – eingesetzt und strategisch genutzt werden.

Wobei in diesem Zusammenhang davon auszugehen ist, dass Kundenorientierung in letzter Konsequenz von den Anbietern im Gesundheitswesen letztlich noch nicht beherrscht wird und somit in einem sensiblem Dienstleistungsbereich wie dem des Gesundheitsbetriebes als anzustrebende Kernkompetenz zu betrachten ist.

„Ein hoher Grad an Patientenzufriedenheit wird immer mehr zu einem wichtigen strategischen Erfolgsfaktor für die Anbieter medizinischer und pflegerischer Leistungen und kann in einem Gesundheitssystem mit vermehrten Marktmechanismen zu deutlichen Wettbewerbsvorteilen führen" (DAMKOWSKI, W. et al., 2000, S. 175).

„Je härter der Wettbewerb, desto wichtiger wird deshalb die konsequente Ausrichtung aller Abläufe und Handlungen auf die Zufriedenheit des Kunden hin. Deshalb ist die strategische Aufgabe des Managements, bereits heute mit der Kundenorientierung (…) zu beginnen bzw. diese zu intensivieren" (AMENT-RAMBOW, C., 1998, S. 158).

Die Kernkennzahl „Kundentreue" im Gesundheitsbetrieb

Mögliche Kennzahl:
1. Anzahl der Kunden. die die Einrichtung zum wiederholtem Mal nutzen
2. Durchschnittliche Anzahl der Jahre die die Kunden der Einrichtung treu bleiben

Kundentreue ist in unmittelbarem Zusammenhang mit der Zufriedenheit der Kunden zu sehen.

Nur ein zufriedener Kunde lässt sich an die Einrichtung binden und trägt dadurch für einen langfristigen Geschäftserfolg bei.

Deshalb muss das erklärte Ziel lauten: Lebenslange Bindung des potentiellen Patienten an die Einrichtung (vgl. AMENT-RAMBOW, C., 1998, S. 154).

Voraussetzung einer lebenslangen Bindung ist: Alle Bedürfnisse die der Patient in Sachen „Krankheit/Gesundheit" stellt, können von einer Gesundheitseinrichtung erfüllt werden. Aus diesem Grund ist die Angebotspolitik so zu gestalten, dass keine „Versorgungslücken" entstehen, die den Kunden zur Abwanderung veranlassen könnten (vgl. AMENT-RAMBOW, C., 1998, S. 157).

Nach HOMBURG und STOCK ist es unrealistisch, die Kundenorientierung auf ein bestimmtes Niveau zu bringen und dort statisch zu verharren.

> „Unternehmen, die nicht permanent in ihre Kundenorientierung investieren, haben keine konstante, sondern eine rückläufige Kundenorientierung" (HOMBURG, C./STOCK, R., 2000, S. 11).

Die Kernkennzahl „Kundenakquisition" im Gesundheitsbetrieb

Mögliche Kennzahlen:

- Anzahl der Neukunden im Zeitraum xy
- Anteil der Neukundenumsätze
- Wachstum der Neukundenumsätze
- durchschnittlicher Umsatz der Neukunden im ersten Jahr
- gewonnene Neukunden bezogen auf alle Interessentenmeldungen.

Für den Gesundheitsbetrieb heißt dies, neben der gesellschaftlichen Aufgabe der Heilung und Pflege das Angebot so zu gestalten, dass es auch für Neukunden attraktiv ist. Ziel ist das

> „Erreichen des unternehmerischen Erfolgs durch kundenorientierte Angebotsgestaltung und konsequente Ausrichtung aller Abläufe und Handlungen auf die Kundenbedürfnisse und Anforderungen" (AMENT-RAMBOW, C., 1998, S. 152).

Ebenso notwendig ist eine entsprechende Öffentlichkeitsarbeit, die auf die jeweilige Einrichtung und ihre potenziellen Kunden abgestimmt ist.

Somit können die Kennzahlen auch zunächst lauten:

- Anzahl der Namensnennung der Einrichtung in Presse/Rundfunk/Fernsehen
- Anzahl Artikel in der Fachpresse
- Anzahl Besucher bei Firmenveranstaltungen
- Anzahl von Vorträgen angestellter Mitarbeiter auf Kongressen.

Oder, hier kommt wie bereits in der Finanzperspektive genannt, das Fundraising oder Social Sponsering ins Spiel: Anzahl gesponserter Veranstaltungen.

Investitionen in den Werbeetat bieten sich besonders bei Installation eines neuen Angebotes in der Gesundheitseinrichtung an.

Die Kernkennzahl „Kundenzufriedenheit" im Gesundheitsbetrieb

Mögliche Kennzahl: Umfrageergebnis allgemeine oder spezielle Kundenzufriedenheit

Hierzu ist allerdings anzumerken, dass sich herkömmliche Befragungen an bestimmten Merkmalen orientieren. Sie sind somit punktuell und ignorieren damit den Prozesscharakter von Dienstleistungen wie im Gesundheitsbetrieb. Wie bereits im Abschnitt 3.1.1.3 deutlich wurde, ist eine Dienstleistung ohne Mitwirkung des Kunden nicht vorstellbar. Somit ist es für das Verständnis von Kundenzufriedenheit im Gesundheitsbetrieb zweckmäßig, sich die Mitwirkung des Kunden auf verschiedenen Ebenen vorzustellen. Die Erwartungen und Erfahrungen in den jeweiligen Kontaktpunkten, Episoden und Transaktionen beeinflussen einander auf verschiedenste Weise, um schließlich in einer Beziehungszufriedenheit zu münden. Dabei zu beachten ist, dass bestimmte Zufriedenheiten stärker gewichtet werden als andere. Das kann beispielsweise die Folge von „ersten" Eindrücken (**„Primacy-Effekt"**), „jüngsten" Eindrücken (**„Recency-Effekt"**) oder von „überstrahlenden" Eindrücken (**„Halo-Effekt"**) sein (vgl. STAHL, H. K., 1998, S. 168).

Eine Möglichkeit zur Darstellung der Punkte, die in der Beurteilung der Leistung durch den Kunden eine Rolle spielen, ist der „Kundenpfad".

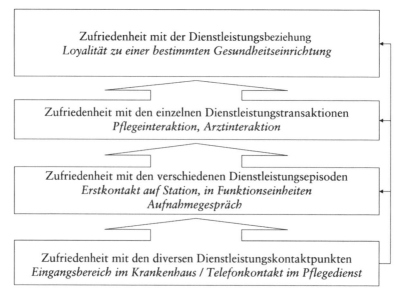

Abbildung 14: Aufbau der Beziehungszufriedenheit bei Gesundheitsdienstleistungen (modifiziert nach STAHL, H. K., 1998, S. 168)

In dieser Darstellung kommt es zu einer Nachstellung und Bewertung der vom Kunden erlebten Kontakte und Kontaktpunkten. Dadurch können Schwachstellen aufgezeigt werden (vgl. MEFFERT, H./BRUHN, M., 2000, S. 229 f.).

Die Kernkennzahl „Kundenrentabilität" im Gesundheitsbetrieb

Mögliche Kennzahl: Durchschnittlicher Umsatz/Kostendeckung pro Kunden Die Kundenrentabilität ist selbstverständlich unter dem spezifischen Aspekt des Gesundheitsbetriebs zu sehen. Letztlich sind hierbei verschiedene Aspekte zu beachten. Dazu zählen ethische/humanitäre Aspekte genauso wie beispielsweise der gesellschaftliche Auftrag und die Existenzsicherung des Unternehmens.

Bei der Kundenrentabilität spielt die Kundenzufriedenheit eine entscheidende Rolle. Zunächst aber eine Anmerkung zum humanitären Aspekt:

> „Patienten verdienen eine exzellente Qualität der Versorgung. Sie kommen mit Schmerzen, Verunsicherung und Sorgen ins Krankenhaus. Es ist also ein Gebot der Humanität, alles zu ihrer Zufriedenheit zu tun" (AMENT-RAMBOW, C., 1998, S. 154).

Vom ökonomischen Standpunkt aus trägt Kundenzufriedenheit entscheidend zur Kundenrentabilität bei: Zufriedene Patienten verfügen im Gegensatz zu unzufriedenen Patienten über eine höhere Compliance. Da bei der interaktiven Dienstleistung die Mitarbeit des Patienten hinsichtlich des Behandlungserfolges eine wesentliche Rolle spielt, ist davon auszugehen, dass durch die Zufriedenheit der Heilungsprozess gefördert werden kann. In Zusammenhang mit der Vergütung über pauschalierte Entgelte bedeutet dies eine Kostensenkung innerhalb der Pauschale (vgl. AMENT-RAMBOW, C., 1998, S. 154).

Nach REICHELD und SASSER steigert eine Erhöhung der Kundenbindungsrate, die letztlich Ausdruck der Kundenzufriedenheit ist, um nur fünf Prozent bereits die Gewinne. Je nach Abhängigkeit von der Branche konnte eine Steigerungsrate zwischen 25 und 125 Prozent festgestellt werden. Neben dem Grundgewinn können aus einer erhöhten Kauffrequenz und gestiegenen Rechnungsbeträgen, Gewinne aufgrund geringerer Verwaltung und Vertriebskosten sowie Gewinne aus Preisaufschlägen realisiert werden (vgl. REICHELD, F. F./SASSER, W. E., 1991, S. 108 ff.).

Wenngleich bei den Gesundheitsbetrieben eine spezielle Situation vorliegt, da Preise gedeckt sind und im Krankenhausbereich Mehr- und Mindererlöse nicht die gleichen Konsequenzen haben wie in der freien Wirtschaft, so ist besonders mit der Veränderung des Wettbewerbs zu vermuten, dass diese Untersuchung auch für den Gesundheitsbetrieb Gültigkeit besitzt.

„Durch die Veränderungen im Gesundheitswesen in Richtung Ökonomisierung und Wettbewerb gewinnt das Prinzip der Kundenorientierung auch in diesem Bereich an Bedeutung" (THILL, K.-D., 1999 (a), S. V).

3.3.5.3 „Produkt und Serviceeigenschaften" im Gesundheitsbetrieb

Die Produkt- und Serviceeigenschaften gelten nach KAPLAN und NORTON als Wertangebot an den Kunden, welches das Unternehmen den Kunden seiner Zielsegmente anbietet, um Treue und Zufriedenheit zu erreichen.

Die klassische Frage, die sich hier dem Gesundheitsbetrieb stellt, ist: Will ich Kunden, die eine Grundversorgung bevorzugen oder den Kunden, der einen differenzierten Dienstleister im Gesundheitswesen sucht, welcher außergewöhnliche Dienstleistungen anbietet? Hier ist eine differenzierte Betrachtung des jeweiligen Gesundheitsbetriebs nötig. Zu vermuten ist jedoch, dass sich für den Hauptteil der Einrichtungen im Gesundheitswesen die Gesamtkundschaft aus einer Mischung der genannten Kundengruppen zusammensetzen wird.

Die Produkt- und Serviceeigenschaften umfassen grundsätzlich die Funktionalität der Dienstleistung, ihren Preis und die Qualität. Da die Qualität der Leistung für die Kunden einer Gesundheitseinrichtung aber auch für die Gesundheitseinrichtung selbst als entscheidender Wettbewerbsfaktor von entscheidender Bedeutung ist, soll hier eine kurze Beschreibung einiger Begriffe und Methoden aus dem Bereich der Qualitätssicherung/des Qualitätsmanagements erfolgen.

3.3.5.3.1 Der Begriff der Qualität

In der Literatur finden sich eine Vielzahl von unterschiedlichen Qualitätsdefinitionen. Die heute allgemein verwendete Definition von Qualität, die sowohl die Erfüllung objektiver Erfordernisse des Produktionsbetriebes als auch die subjektiven Anforderungen der Kunden berücksichtigt, findet sich in der DIN 55 350:

„Qualität ist die Gesamtheit von Merkmalen einer Einheit bezüglich ihrer Eignung, festgelegte und vorausgesetzte Erfordernisse zu erfüllen" (Deutsches Institut für Normung e. V., in: EICHHORN, 1997, S. 16).

BRUHN definiert die Dienstleistungsqualität als

„... die Fähigkeit eines Anbieters, die Beschaffenheit einer primär intangiblen und der Kundenbeteiligung bedürfenden Leistung aufgrund von Kundenerwartungen auf einem bestimmten Anforderungsniveau zu erstellen" (BRUHN, M., 1997, S. 27 in: MEFFERT, H./BRUHN, M., 2000, S. 212).

Betrachtet man Definitionen zum Qualitätsbegriff hinsichtlich ihrer Merkmale für Qualität und ihre Kernaussagen, lassen sich folgende Gemeinsamkeiten feststellen:

- Qualität ist stets in Abhängigkeit von einer formulierten Zielvorgabe zu sehen.
- Die Zielsetzung wird durch festgelegte Kriterien charakterisiert.
- Eine Beurteilung der Qualität erfolgt durch einen Soll-Ist-Vergleich.
- Die Leistung kann auf einem bestimmten Niveau – gut oder schlecht – erstellt werden.
- Zur Messung müssen die festgelegten Kriterien operationalisierbar sein.
- Qualität unterliegt dynamischen Prozessen (z. B. neuen wissenschaftlichen Erkenntnissen, technischer Fortschritt etc.).
- Die Qualitätsbeurteilung ist von objektiven und subjektiven Faktoren abhängig.

3.3.5.3.2 Dimensionen der Dienstleistungsqualität

Aus den verschiedenen Anforderungen an die Beschreibung von Kriterien für Qualität ergeben sich eine Vielzahl von möglichen Dimensionen der Dienstleistungsqualität. Am gebräuchlichsten ist die Unterscheidung in eine Ergebnis-, Prozess- und Potenzialdimension nach DONABEDIAN.
Danach erfolgt in der Ergebnisdimension die Beurteilung der erbrachten Leistung am Ende des Dienstleistungsprozesses. Die Prozessdimension bezieht sich auf alle während der Leistungserstellung notwendigen Prozesse. Die Potenzialdimension berücksichtigt die organisatorischen, sachlichen und persönlichen Leistungsvoraussetzungen des Dienstleistungsanbieters.
Bei einer Unterteilung der Qualität in diese drei Dimensionen ist zu berücksichtigen, dass sie sich jeweils gegenseitig beeinflussen. Allgemein lässt sich feststellen, dass eine gute Strukturqualität in der Regel eine Voraussetzung für eine gute Prozessqualität und diese wiederum eine grundlegende Voraussetzung für eine hohe Ergebnisqualität darstellt.
Des weiteren werden Qualitätsdimensionen, wie z. B. die technische Dimension und die funktionale Dimension, genannt (vgl. MEFFERT, H./BRUHN, M., 2000, S. 212 ff.).
PARASURAMAN et al. haben nach konzeptionellen Überlegungen und empirischen Überprüfungen fünf Qualitätsdimensionen entwickelt, die alle anderen Dimensionen beinhalten:

Dimension	Kennzeichen allgemein
Annehmlichkeiten des tangiblen Umfelds	bezieht sich auf das äußeres Erscheinungsbild des Ortes, insbesondere die Ausstattung der Räume und das Erscheinungsbild des Personals
Leistungskompetenz	bezieht sich auf die Fähigkeit des Anbieters zur Erbringung der Dienstleistung, insbesondere in bezug auf Wissen, die Höflichkeit und die Vertrauenswürdigkeit der Mitarbeiter („KÖNNEN")
Zuverlässigkeit	Fähigkeit des Dienstleistungsanbieters, die erwartete Leistung auf dem anvisierten Niveau erfüllen zu können („MACHEN")
Reaktionsfähigkeit	Bereitschaft, spezifische Anforderungen zu erfüllen (=Kundenwünsche) beinhaltet auch die Reaktionsbereitschaft und die Schnelligkeit mit der dies geschieht („MARKTORIENTIERUNG")
Einfühlungsvermögen	Bereitschaft und Fähigkeit des Unternehmens, jedem einzelnen Kunden die notwendige Fürsorge und Aufmerksamkeit entgegenzubringen („INDIVIDUELL ORIENTIERT")

Tabelle 21.: Qualitätsdimensionen und ihre allgemeinen Kennzeichen nach PARASURAMAN et al. (vgl. MEFFERT, H./BRUHN, M., 2000, S. 212 ff.).

3.3.5.3.3 Qualität im Bereich der Krankenpflege

Der Begriff der Pflegequalität

Nach KELLNHAUSER ist Pflegequalität „… der Grad der Übereinstimmung zwischen erbrachter Pflege und den bestehenden Kriterien für diese Pflege" (KELLNHAUSER, E., 1993, S. 245).

Bei der Konkretisierung pflegerischer Ziele können die Merkmale der einzelnen Dimensionen oder die „Stufen von Pflegequalität" eine Orientierungshilfe darstellen.

Folgt man dem Ansatz von DONABEDIAN, ist die pflegerische Qualitätssicherung abhängig von den Variablen der Potenzial-, Prozess- und Ergebnisqualität. Dabei bezieht sich die Potenzialqualität auf die Rahmenbedingungen der Pflege. Die Prozessqualität orientiert sich an dem Umfang und der Art der erforderlichen pflegerischen Interventionen und die Ergebnisqualität informiert über den Gesundheits- und Zufriedenheitszustand des Patienten (vgl. SIEBERS, H./WANDER, M., 1996, S. 4 f.).

In der nachfolgender Tabelle werden die für die drei Qualitätsdimensionen pflegerelevanten Merkmale und Kriterien dargestellt (vgl. CHRISTIAN, M., 1997, S. 49 ff.):

	Ambulante Pflege	Pflege im Krankenhaus
Potenzialqualität	kundennaher Standort Vorhandensein von Aus- und Fort- bildungsmaßnahmen Anzahl der vorhandenen und besetz- ten Planstellen Qualifikation der Pflegenden Aufbaustruktur des Pflegedienstes Stellenbeschreibungen Tätigkeitsbewertungen Karriere-Leitern Ausstattung mit Pflegehilfsmitteln	Betriebstyp Vorhandensein von Aus- und Fortbil- dungseinrichtungen Anzahl der vorhandenen und besetz- ten Planstellen Qualifikation der Pflegenden Aufbaustruktur des Pflegedienstes Stellenbeschreibungen Tätigkeitsbewertungen Karriere-Leitern Ausstattung mit Pflegehilfsmitteln
Prozessqualität	Pflegephilosophie Pflegetheorie als konzeptionelle Grundlage der Pflegepraxis Pflegeprozessmethode Arbeitsorganisation der pflegeri- schen Tätigkeit (z. B. Kontinuität der Betreuung) Pflegestandards Kooperation mit Patienten und Angehörigen Pflegevisiten Pflegeüberleitung	Pflegephilosophie Pflegetheorie als konzeptionelle Grundlage der Pflegepraxis Pflegeprozessmethode Arbeitsorganisation der pflegerischen Tätigkeit (z. B. Bereichspflege) Pflegestandards Übergabe mit dem Patienten Pflegevisite Pflegeüberleitung
Ergebnisqualität (objektive)	Vergleich des Soll-Zustandes (Pflege- ziele) mit dem Ist-Zustand (Pflegeer- gebnis)	Vergleich des Soll-Zustandes (Pflege- ziele) mit dem Ist-Zustand (Pflegeer- gebnis)
Ergebnisqualität (subjektive)	Patientenbefragungen	Patientenbefragungen

Tabelle 22: Pflegerelevante Merkmale und Kriterien der Qualitätsdimensionen

Die Messung der Ergebnisqualität des pflegerischen Handelns

Im Gesundheits- und Zufriedenheitszustand des Patienten kommt die Ergebnisqualität des pflegerischen Handelns zum Ausdruck. Dies bedeutet, das der primäre Beurteilungsmaßstab, ob die pflegerischen Leistungen angemessen sind, dass Pflegeergebnis darstellt. Eine exakte Messung der objektiven Ergebnisse pflegerischen Handelns kann nur mit messbaren Kriterien, wie wissenschaftlich erprobten Standards oder durch den Pflegeprozess, erfolgen. (vgl. SIEBERS, H./WANDER, M., 1996, S. 4 f.).

Diese Betrachtungsweise kann jedoch nur im Zusammenhang mit der Kundenzufriedenheit gesehen werden.

„Schwerpunkt der Qualitätsbewertung im Gesundheitswesen ist und bleibt deshalb die Ergebnisqualitätsmessung. Prozessqualität und Strukturqualität haben nur unterstützende Funktion und sind bei der Messung von Qualität zweitrangig. Einer der wichtigsten Aspekte der Ergebnisqualität im Gesundheitswesen ist der Behandlungserfolg. Ein weiterer wichtiger Gesichtspunkt ist die Zufriedenheit der Leistungsempfänger. In diesem Zusammenhang rückt die Patientenbefragung besonders in den Vordergrund, denn der Patient ist der primäre Leistungsempfänger im Gesundheitswesen. Seine Zufriedenheit bzw. Unzufriedenheit ist somit eine entscheidende Messgröße für die Bewertung der Qualität" (BALK INFO, Januar 2000, S. 17).

„Neben der Analyse und ständigen Beobachtung der Konkurrenz muss man vor allem im Auge behalten, wie sehr das Unternehmensangebot zum Nutzen der Kunden beiträgt. Die so definierte Kundenorientierung findet ihren Ausdruck im Grad der Zufriedenheit der Kunden mit dem Angebot" (THILL, K.-D., 1999 (a), S. 8).

Somit ist die Kundenzufriedenheit

„…ein Maß dafür, inwieweit die **erwartete** Leistungsqualität mit der **tatsächlich empfundenen** Qualität der Angebotsleistung übereinstimmt" (THILL, K.-D.(a), 1999, S. 8).

Zur Kontrolle der Pflegequalität ist der Einsatz von Pflegestandards und die Durchführung einer problem-/bedürfnisorientierten Pflegedokumentation unerlässlich. Die Problem- bzw. Bedürfnisorientierung impliziert dabei die individuell auf den Patienten zugeschnittene Pflege, die maßgeblich zu seiner Zufriedenheit beitragen kann. Der Pflegeplan gibt die angestrebten Ziele der Pflegebehandlung vor. Aus der Pflegedokumentation muss ersichtlich sein, ob und inwieweit diese Ziele erreicht oder nicht erreicht wurden (vgl. KELLNHAUSER, E., 1992, S. 895).

Der Pflegeprozess als Maßstab zur Ergebnismessung

Die Ermittlung der Pflegequalität kann bereits während des Krankenhausaufenthaltes bzw. während der Pflege durch den ambulanten Pflegedienst eines oder mehrerer Patienten vorgenommen werden, um mögliche Schwachstellen kurzfristig zu beseitigen.

In der Regel wird die Pflegequalität für eine Gruppe von Patienten mit ähnlichem Krankheitsbild retrospektiv, d. h. nach der Entlassung, ausschließlich durch examiniertes Pflegepersonal anhand der Krankenakte ermittelt. Dieser Vorgang verdeutlicht, wie wichtig eine problem-/bedürfnisorientierte, lückenlose Pflegedokumentation ist. Ohne sie ist jegliche Qualitätskontrolle unmöglich!

Formular zur Qualitätskontrolle					
Patientenname:					
Lfd. Nr.	Problem/Bedürfnis	Standard erreicht	Standard nicht erreicht	Warum nicht erreicht?	nicht zutreffend
1	emotionale Bedürfnisse	x			
2	geistiger Zustand				x
3	Mobilität		x	Patient hat noch Schwierigkeiten mit dem Treppensteigen	
4	Sicherheit i. d. Umgebung	x			
5	Grundpflege		x	Patient benötigt weiterhin Assistenz	
6	Haut		x	Wundheilung noch nicht abgeschlossen	
7	Ernährung				x
8	Fieber				x
9	Atmung				x
10	Herz-Kreislauf-System		x	teilweise noch hypertone Krisen	x
11	Ausscheidungen		x	Patient benötigt nachts weiterhin sein Urinal	
12	Ruhen und Schlafen	x			
13	Beratung/Information von Patient und Angehörigen Krankheitsverlauf Grundpflege Mobilisierung	x			
Anzahl:		4	5		5
Ergebnis: $(100 \times 4) \div 9 = 44,44\,\%$					

Tabelle 23: Beispielhaftes Formblatt zur Ermittlung der Pflegeergebnisqualität (vgl. KELLNHAUSER, E., 1992, S. 897).

Die Ermittlung der Pflegequalität erfolgt unter Zuhilfenahme entsprechender Vordrucke. Anhand der individuellen Pflegeplanung ermittelt man das Ausmaß der erreichten bzw. nicht erreichten Pflegeziele unter dem Aspekt, ob der vorgegebene Standard erreicht wurde und eruiert die Gründe, welche für das nicht Erreichen der angestrebten Ziele verantwortlich waren.

„Der Grad der erreichten Pflegeergebnisqualität kann durch diesen Vergleich des Sollzustandes (Pflegeziele) mit dem Istzustand (Pflegeergebnis)…genau angegeben werden. Eine prozentuale Aussage über die pflegerelevante Ergebnisqualität ist somit möglich" (CHRISTIAN, M., 1997, S. 81).

Mögliche Kennzahlen für den Bereich der Pflegeergebnisqualität:

Die hier möglichen Kennzahlen ergeben sich, wie oben beschrieben, zum einen direkt aus der Darstellung der Höhe des Zielerreichungsgrades der angegebenen Pflegeziele:

- Anzahl der erreichten Pflegeziele in Prozent für einen Patienten
- Anzahl der erreichten Pflegeziele in Prozent für eine bestimmte Patientengruppe (z. B. diagnoseabhängig, DRG-spezifisch).

Außerdem lassen sich auch die ermittelten Gründe, die für das nicht Erreichen eines Pflegeziels verantwortlich sind/waren als Kennzahl darstellen.

- Anzahl der Pflegeziele, die aufgrund einer mangelhaften Durchführung des Pflegeprozesses nicht erreicht wurden.
- Anzahl der Pflegeziele, die aufgrund fehlender Hilfsmittel nicht erreicht werden konnten.
- Anzahl der Pflegeziele, die aufgrund einer mangelhaften Personalausstattung nicht erreicht werden konnten.
- Anzahl der Patienten, bei denen die Pflegeziele aufgrund fehlerhafter Pflegeinterventionen nicht erreicht werden konnten.

Auch die Anzahl der überprüften Pflegedokumentationen mit dem Ziel der Qualitätsergebnisüberprüfung macht eine Aussage über die Pflegequalität einer Einrichtung, da hier deutlich wird, ob eine grundsätzliche Überprüfung der Pflegeleistungen erfolgt.

Wie bereits erwähnt, bilden (Pflege)standards eine Grundlage, um die (Pflege)qualität messen bzw. beurteilen zu können. Als interessanter Gesichtspunkt wäre vorstellbar, die in den Einrichtungen des Gesundheitswesens vorhandenen Standards mit den Perspektiven der Balanced Scorecard in Einklang zu bringen, bzw. die Möglichkeit zu evaluieren und dann zu Kennzahlen zu operationalisieren.

3.3.5.3.4 Das Qualitätsmanagement

Die Deutsche Gesellschaft für Qualität e. V. definiert Qualitätsmanagement als einen Führungsprozess,

„… der die gezielte Planung, Steuerung und Kontrolle aller Qualitätsaspekte und -dimensionen der Unternehmung umfasst" (DEUTSCHE GESELLSCHAFT FÜR QUALITÄT e. V., in: MEFFERT, H./BRUHN, M., 2000, S. 207 f.).

Das Qualitätsmanagement im Gesundheitsbetrieb gewinnt, nicht zuletzt auch durch die ausdrücklichen gesetzlichen Forderungen, immer mehr an Bedeutung. Diese Maßgabe hat im Bereich des Gesundheitswesens zu einer Vielzahl von Methoden und Maßnahmen geführt, die häufig in ihrem Ursprung aus der Industrie stammen (TQM, EFQM, Qualitätszirkel, DIN ISO 9000). Eine kritische Würdigung würde den Rahmen dieser Arbeit sprengen. Insgesamt sollte bei der Auswahl eines entsprechenden Verfahrens jedoch beachtet werden:

„Das ausgewählte Verfahren zur Qualitätssicherung muss finanzierbar sein. Maßgebend für die Entscheidung sind die finanziellen und personellen Ressourcen einer Einrichtung. Dabei sind Aufwendungen für die Beseitigung der Fehler, die ohne QM-System auftreten, einzurechnen. Mit einem QM-System kann die Fehlerquote erheblich abgesenkt werden" (GEISLER, U., 1999, S. 27).

Insgesamt sind innerhalb des Qualitätsmanagements in Gesundheitsbetrieben, unabhängig von der gewählten Methode, zwei kritische Erfolgfaktoren zu berücksichtigen. Zum einen soll Qualität aus der Sicht des Kunden definiert werden, zum anderen ist die Bedeutung des Mitarbeiters zu beachten, da dieser in unmittelbarem Kontakt zum Kunden steht.

Die Balanced Scorecard schafft die Möglichkeit, bereits bestehende Qualitätssysteme zu integrieren und hilft dabei, den genannten kritischen Erfolgsfaktoren die nötige Beachtung zu schenken.

3.3.5.3.5 Die Kundenbeziehungen im Gesundheitsbetrieb

Die Dimension der Kundenbeziehungen umfasst die Lieferung der Dienstleistung und die Zufriedenheit des Kunden mit der Dienstleistung. Schlüsselelemente für eine ausgezeichnete Kundenbeziehung sind dabei:

* kompetente Mitarbeiter
* Erreichbarkeit
* schnelle Reaktion, d h. angemessener Service (vgl. KAPLAN, R./NORTON, D., 1997, S. 72).

Diese Schlüsselelemente haben auch für den Gesundheitsbetrieb Gültigkeit.

„Ganz wesentlich wird die Gesamtleistung der einzelnen Häuser und sozialen Organisationen unter dem Gesichtspunkt der „Kundenfreundlichkeit" bewertet werden. Die Sichtweise der Patienten, Bewohner oder der Betreuten wird das Gütesiegel der Zukunft in einem wettbewerbsorientierten Markt sein(...) Hier haben besonders die Pflegenden unter dem Einfluss des allgemeinen Wandels eine zentrale Funktion, da sie im dauerhaften und direkten Kontakt mit dem „Kunden" stehen" (KIRCHNER, H., 1997, S. 192).

Die Erreichbarkeit des Pflegedienstes ist ein entscheidender Wettbewerbvorteil, da schnelle Erreichbarkeit in Notsituationen bzw. für Besucher eine große Rolle spielen.

Der angemessene Service drückt sich darin aus, inwieweit der Gesundheitsbetrieb auf Wünsche und Bedürfnisse des Kunden reagiert.

„Echte Kundenbindung ist in den meisten Branchen nur noch über hervorragende Kundeninteraktion zu erreichen. Hervorragender Service, kundenfreundliche Prozesse, engagierte und kompetente Mitarbeiter, die den Kunden und seine Bedürfnisse ernst nehmen und verstehen, sind die Ansatzpunkte für zukünftige Wettbewerbsvorteile" (HOMBURG, C./STOCK, R., 2000, S. 16/17).

3.3.5.3.6 Image und Reputation als Wettbewerbsfaktor im Gesundheitsbetrieb

In dieser Dimension stehen die immateriellen Faktoren im Vordergrund, die das Unternehmen für den Kunden attraktiv machen. Im Gesundheitsbereich zeigt sich, dass es häufig nicht dazu kommt, sich im Vorfeld von Krankheit und/oder Pflegebedürftigkeit über entsprechende Einrichtungen zu informieren. Häufig tritt Krankheit und Pflegebedürftigkeit unverhofft ein und stürzt die Betroffenen und ihre Familie in eine emotionale Überforderung.

Je unsicherer der potenzielle Käufer ist (sei es, weil er den potenziellen Nutzen des Produktes/der Dienstleistung nicht erkennen kann, oder weil er mit der Entscheidung überfordert ist, desto wichtiger wird eine Empfehlung durch eine Person, der er vertraut. Damit wird die Tragweite der Kundenzufriedenheit besonders deutlich.

„Ein mit seinem Klinikaufenthalt außerordentlich zufriedener Patient wird nach seiner Entlassung durch die Mitteilung seiner guten Erfahrungen an sein Umfeld für kostenlose Werbung in Form von „Mundpropaganda" sorgen (positiver Multiplikatoreneffekt). Diesem Aspekt kommt insbesondere deshalb sehr große Bedeutung zu, weil in Deutschland der Kommunikations- und Werbepolitik von Krankenhäusern nach wie vor (…) enge rechtliche Grenzen gesetzt sind" (HELMIG, B., 1997, S. 112).

Somit „… sind Patienten nicht nur Kunden des Krankenhauses, sondern beeinflussen als Multiplikatoren auch das Image einer Einrichtung" (THEISINGER, J., 1997, S. 747).

„Die Patienten berichten nach ihrer Entlassung ihrem persönlichen Umfeld (Familie, Freunde und vor allem niedergelassene Ärzte) über positive und negative Erfahrungen" (HELMIG, B., 1997, S. 112).

So legt auch die Erkenntnis, „…dass Unzufriedenheit sechsmal häufiger an Dritte weitergegeben wird als Zufriedenheit" (THILL, K.-D., 1999 (a), S. 11) nahe, im Gesundheitsbetrieb Kundenorientierung zu praktizieren.

„Im Krankenhausbereich liegt diese Multiplikationsquote sogar bei elf Negativkontakten im Vergleich zu vier positiven Multiplikationen" (THILL, K.-D., 1999 (a), S. 11).

Mögliche Kennzahl: Gewonnene Kunden durch Empfehlung

3.3.5.4   Die Kundenperspektive in der ambulanten Pflege

3.3.5.4.1 Die Kunden in der ambulanten Pflege

Die spezielle Situation der ambulanten Pflege und die Tatsache, dass die Leistungsnehmer in den meisten Fällen nicht direkt an der Finanzierung ihrer Leistung beteiligt sind, führt dazu, dass auch die Krankenkassen und Pflegekassen als Kunden der ambulanten Pflege betrachtet werden können.

Das häusliche Pflegearrangement lässt des Weiteren die niedergelassenen Ärzte als Auftraggeber sowie die Angehörigen zu potenziellen Käufern und somit Kunden von Leistungen ambulanter Pflegedienste werden.

Gleichzeitig ist aber der Leistungsnehmer als „der Kunde" der ambulanten Pflege zu verstehen.

Die Kranken- und Pflegekassen als Kunden von ambulanten Pflegediensten

Wie bereits in Kapitel 2 erwähnt befindet sich der größte Teil ambulanter Pflegedienste, durch ihr vorherrschendes Leistungsspektrum im Spannungsfeld zwischen SGB XI und SGB V, d. h. der Kranken- und Pflegekassen. Die Einflussfaktoren aus den gesetzlichen Rahmenbedingungen wirken so nachhaltig, dass ambulante Pflegedienste analog reagieren und ihr Leitbild und Leistungsspektrum entsprechend ausrichten:

SCHMIDT sieht hier drei mögliche Strukturen:

- Der ambulante Pflegedienst als **„Pflege-Generalist"**, der ein bewusst breites Leistungsspektrum für verschiedene Personen- und Patientenkreise und damit für verschiedene Pflegeprobleme bereithält, jedoch auf (hoch)-spezialisierte pflegerische Leistungen, die im Rahmen der Behandlungspflege erbracht oder im Zusammenhang mit gesundheitlichen Innovationen entwickelt werden können, verzichtet.
- Der ambulante Pflegedienst als **„Pflege-Spezialist"**, der erforderliche Personalqualifikationen für besondere Pflegefachaufgaben im Rahmen der Behandlungspflege vorhält und Kooperationen auf verbindlicher Grundlage mit Personen und Instanzen des Gesundheitswesens eingeht, um neue pflegerische Leistungen, die an der Nahtstelle stationär/ambulant und Gesundheitswesen/Pflegesektor langsam durchsetzbar werden, entwickeln zu können.
- Der ambulante Pflegedienst als **„Zielgruppen-Experte"** der sich auf den Pflegebedarf und die Pflegewünsche bestimmter, bewusst ausgewählter Gruppen oder Teilgruppen der Pflegebedürftigen konzentriert und im Rahmen der gegebenen Möglichkeiten Pflegeleistungen im Verbund mit anderen Instanzen ergänzend flankiert und durch soziale Hilfen arrondiert.

Diese Entwicklungsprozesse sind bereits in Gange und gewinnen, resultierend aus den veränderten pflegeökonomischen Steuerungen im Zusammenspiel mit den Rationalisierungsbemühungen im Gesundheitswesen, zusätzlich an Dynamik (vgl. SCHMIDT, R., 1999, S. 87 f.).

Diese Tendenz ist durchaus wünschenswert, im Sinne der strategischen Ausrichtungen der Balanced Scorecard (Definition der Zielkundensegmenten) sogar ausdrücklich gewollt. Allerdings sind die Beweggründe häufig durch die Vorgaben der Kassen bzw. durch die Finanzierung der Leistungen gesteuert. Dies birgt eine Gefahr. Durch das Einbeziehen von Frühindikatoren, z. B. im Bereich der Dienstleitungsqualität, der Kundenbeziehung und dem Image der Einrichtung, kann dieser Gefahr begegnet werden.

Weiter gilt es, in Bezug auf die Zufriedenheit der Kunden, Kranken- und Pflegekassen, Reibungsverluste an den Schnittstellen zu reduzieren.

> „In Deutschland ist die Trennung von medizinischer und pflegerischer Verantwortung auf der einen Seite und der ökonomischen Verantwortung auf der anderen Seite sehr ausgeprägt. Dies hat zu einer gepflegten Gegnerschaft von Gesundheitsversorgung und Krankenversicherung geführt, die trotz aller verbaler Erkenntnisse zur Vertragspartnerschaft erhebliche Reibungsverluste im Alltag nach sich zieht" (KNIEPS, F., 1999, S. 130).

Denn die Gefahren dieser Schnittstellenproblematik sind auch ökonomisch nicht zu unterschätzen:

> „Die bestehenden Finanzierungssysteme und die Wettbewerbsbedingungen auf Kassen- wie Leistungserbringerseite produzieren Fehlanreize, die sich in Über- und Unterkapazitäten, Mengenexplosion und Preisverfall sowie Risikoselektion bei Versicherten und Patienten niederschlagen" (ebenda).

Im Hinblick auf diese Problematik gilt es hier zunächst, die Schwierigkeiten an den Schnittstellen aufzudecken, d. h. die Zufriedenheit des Kunden „Kranken- bzw. Pflegekasse" zu analysieren:

Mögliche Kennzahlen: Reklamationen der Krankenkasse

Der zweite Schritt ist dann eine Optimierung des entsprechenden Prozesses (siehe Perspektive „Interne Prozesse"). Somit kann hier ein kommunikatives, objektiv und flexibel zu nutzendes Steuerungsinstrument im Management von ambulanten Pflegediensten Transparenz vermitteln und Argumentationshilfen bieten.

Niedergelassene Ärzte als Kunden von ambulanten Pflegediensten

Grundsätzlich kann man niedergelassene Ärzten, besonders im Bezug auf die Leistungen im SGB V Bereich eine Schlüsselposition zuordnen. Die ersten Kontakte laufen meistens über den Hausarzt, der auch häufig aufgefordert wird, eine Empfehlung auszusprechen. Diese Schlüsselposition gilt es für ambulante Pflegedienste zu bedenken, um hier durch entsprechende Interventionen eine Zufriedenheit auszulösen, die im Weiteren große Auswirkung auf das Image des Pflegedienstes haben kann.

Das Verhältnis zwischen Pflege und Medizin ist nicht ungetrübt:

> „Die dogmatische Ordnungsvorstellung des freiberuflichen, einzelnen Arztes in einzelner Praxis geht auch dahin, dass nur die ärztlichen oder unter ärztlicher Aufsicht erbrachten Leistungen, die sich in der Gebührenordnung wiederfinden, für die Arztpraxis abrechenbar sind. Der Arzt ist nicht nur Einzelbetriebler, sondern auch Einzelleistender. Dadurch erhält die Zusammenarbeit von Ärzten mit Nichtärzten ihre besondere Charakteristika. Der Arzt muss ihre Leistungen grundsätzlich anordnen. Eine komplexere engere Kooperation nach Art der Teamarbeit ist dadurch tendenziell behindert" (SCHÖNBACH, K.-H., 1999, S. 47).

Untersuchungen zeigen, dass Ärzte immer noch zu wenig über die Arbeit ambulanter Pflegedienste wissen. Dies, obwohl die ambulante Pflege in der heutigen Form bereits seit über 20 Jahren existiert (vgl. GARMS-HOMO-LOVÁ, V., 1998, S. 13).

Im Rahmen eines umfassenden Forschungsprojektes analysierte GARMS-HOMOLOVÁ ärztliche Entscheidungen an Schnittstellen verschiedener Helfersysteme. Unter Zusammenarbeit mit Pflege verstehen Mediziner im Wesentlichen das Delegieren von Aufgaben und das Erteilen von Anweisungen. Die Voraussetzungen für eine reibungslose Zusammenarbeit machen die Mediziner an folgenden Merkmalen fest:

- Schnelligkeit des Einsatzes.
- Flexibilität und Bereitschaft, sich auf eventuelle Anforderungen/Anweisungen des Arztes anzupassen.
- Zuverlässigkeit, die von Ärzten als die wichtigste Vorbedingung für die Betreuung von Patienten in ihrer Häuslichkeit angesehen wird.
- Engagement, Aufopferung und Zeitaufwand.
- Selbständigkeit der Arbeit, die sich darin äußert, dass der Arzt möglichst wenig eingreifen muss.
- Rückzugsbereitschaft, d. h. freiwillige Beendigung der Pflege, wenn diese nicht mehr benötigt wird.

Grundsätzlich ist festzustellen, dass Ärzte nicht zu tief in den Prozess der Betreuung miteinbezogen werden wollen. Dies geschieht mit der Begründung, sich nicht in die Tätigkeit des Pflegedienstes und der Pflege-Patienten-Beziehung einmischen zu wollen. Die Abwesenheit von Zusammenarbeit wird weiter mit der Tatsache begründet, dass organisatorische Probleme bei den Pflegediensten häufig dazu führen, keinen adäquaten Ansprechpartner zu finden.

Als ausgesprochene Kooperationshindernisse gelten bei den Ärzten:

- mangelhaftes Wissen bei den Pflegekräften und schlechte Qualifikation des Pflegedienstes.
- Fluktuation der Mitarbeiter, Personalwechsel und Unpünktlichkeit.
- Unzuverlässigkeit und geringe Vertrauenswürdigkeit der Mitarbeiter.

Insgesamt führen Ärzte mangelnde Kooperation auch auf ein Wissensdefizit der Ärzteschaft zurück.

Eine Intensivierung der Kooperation wäre für viele Ärzte vorstellbar, grundsätzlich erwarten sie aber, dass die Organisation seitens des Pflegedienstes übernommen wird (vgl. GARMS-HOMOLOVÀ, V., 1998, S. 116 ff.).

Ambulante Pflegedienste, die eine mangelhafte Zusammenarbeit mit den niedergelassenen Ärzten feststellen, sind aufgrund der Schlüsselposition die diese bekleiden, gut beraten, ihre Strategie auf eine bessere Zusammenarbeit auszurichten.

Grundsätzlich sind die o.g. Grundlagen für gute Zusammenarbeit die Basis von qualitativ hochwertiger Arbeit (Qualifikation d. Mitarbeiter, Kontinuität usw.), die auch in Basiskennzahlen ausgedrückt werden.

Darüber hinaus sind folgende Kennzahlen, die die Zusammenarbeit mit Ärzten dokumentieren, möglich:

- Anzahl Empfehlungen durch niedergelassene Ärzte
- Anzahl Pflegevisiten mit niedergelassenen Ärzten
- Teilnehmeranzahl Informationsveranstaltung für niedergelassene Ärzte.

Wünschenswert und zukunftsorientiert ist es, Gesundheitszentren anzustreben, die neben medizinischer und pflegerischer Versorgung bei Krankheit und Pflegebedürftigkeit auch Gesundheitsförderung und Prävention in den Blick nehmen. Dies erfordert aber Anstrengungen seitens der politischen Rahmenbedingungen, der Ärzteschaft und der Pflegekräfte. Mit der Intensivierung der Zusammenarbeit wird hier aber der erste Schritt in die richtige Richtung getätigt.

Angehörige als Kunden von ambulanten Pflegediensten

Häufig ist der Pflegebedürftige selbst aus verschiedensten Gründen nicht in der Lage, als Kunde gegenüber dem Pflegedienst aufzutreten. An seiner Stelle treten die Angehörigen dann als Verhandlungspartner mit dem Pflegedienst in Verbindung. Zudem ist festzustellen, dass die definierten Leistungen der Pflegeversicherung nur auf Teilaspekte der insgesamt notwendigen Pflege ausgerichtet sind und somit Pflege immer noch (zusätzlich) von den Angehörigen übernommen wird.

Grundsätzlich ist somit von einer doppelten Rolle der Angehörigen auszugehen:

„So stellen sie in vielen Fällen den Kontakt zu den Pflegediensten her, und sie sind als Ansprechpartner der Pflegekräfte die Experten für die Biographie, die Wünsche, Ängste und Gewohnheiten der Pflegebedürftigen. Dabei sind pflegende Angehörige einerseits Helfende und Partner, andererseits aber auch Betroffene, die Informationen, Hilfen und Entlastung benötigen" (RAUCH, U., 2000, S. 24).

Das schon aus diesem Gründen notwendig werdende Vertrauensverhältnis, das es zu Angehörigen – als Kunden – aufzubauen gilt, gewinnt eine weitere Bedeutung, denn

> „Fachkräfte der Pflege geraten vielmehr in der häuslichen Pflege in eine gewisse Konkurrenz zur lebensweltlich gestalteten familiären Pflege: Noch gibt es große Akzeptanzprobleme in einem familiär geprägten Pflegearrangement hinsichtlich der Einbeziehung beruflicher Pflege,(...)" (KLIE, T., 2001, S. 52).

Diese Konkurrenz- und Akzeptanzprobleme verhindern teilweise auch, dass Leistungen der Pflegedienste genutzt werden. Vielmehr nimmt lediglich ein Drittel der zu Hause lebenden Pflegebedürftigen Unterstützung von professionellen Diensten in Anspruch (vgl. RAUCH, U., 2000, S. 24). Hier liegt ein hohes Potenzial zukünftiger Kunden, das es durch entsprechende Interventionen zu erschließen gilt. Geht man des Weiteren davon aus, Angehörige als Multiplikatoren im Sinne des Empfehlungsmarketing zu sehen, wird die Bedeutung der Einbeziehung von Angehörigen besonders deutlich.

Angehörige selbst sind durch die Pflege meist hohen Belastungen, sowohl in materieller, sozialer, seelischer und körperlicher Hinsicht ausgesetzt. Im Einzelnen bedeutet dies:

- Persönliche Freiräume werden entscheidend eingeengt.
- Soziale Kontakte nehmen ab.
- Familiäre Konflikte nehmen durch psychische Belastung zu.
- Gesundheitliche Probleme nehmen zu (fortwährende Belastung führt bei 45 % der Pflegenden zu gesundheitlichen (körperlichen/psychosomatischen) Problemen).

Aufgaben der ambulanten Pflegedienste können hier sein:

- alltagsbezogene, praktische Unterstützung (z. B. stundenweise Entlastung) zu leisten.
- kontextbezogene und technische Hilfen (z. B. Beratung über Wohnraumanpassung, finanzielle Hilfen, Pflegehilfsmittel) anzubieten.
- psychologische und soziale Unterstützung (z. B. durch fachlich unterstützte Aufarbeitung emotionaler und sozialer Probleme; Einrichtung und Unterstützung von familiären Pflegeteams durch kontextbezogene Beratung) zu leisten.
- informative Unterstützung (z. B. durch niederschwellige Angebote der Öffentlichkeitsarbeit, Einrichtung von telefonischen Beratungsstunden für Angehörige...) anzubieten.
- präventive Maßnahmen (z. B. Angebote der Pflegeberatung im Vorfeld von Pflegebedürftigkeit und gesundheitsfördernde Maßnahmen) zu etablieren (vgl. HÖRLLE, A., 1997).

Diese Angebote zu initiieren und im weiteren Schritt zu eruieren, inwieweit dies dann zu einer Erweiterung des Kundenstamms führt, kann als strategische Aufgabe mit der Balanced Scorecard unterstützt werden.

Mögliche Kennzahlen:

- Anzahl der Nutzer von Angehörigenberatung
- Anzahl der Nutzer von gesundheitsfördernden Maßnahmen
- Anzahl der Nutzer von psychologischer Beratung.

Neben der Steigerung des Akzeptanz- und Vertrauensverhältnisses zu ambulanten Pflegediensten, welches im weiteren Verlauf zur Gewinnung neuer Kunden führt, ist damit zu rechnen, dass im Kontext weitere Angebote durch die Angehörigen angeregt werden, die zu einer Erweiterung des Leistungsspektrums führen können.

Mögliche Kennzahl: Anzahl Kunden aus Empfehlung Stammkunden/Angehörige

Weitere Kunden von ambulanten Pflegediensten

Mit den oben aufgeführten Aspekten von Kunden sind letztlich noch nicht alle möglichen Kunden (im Sinne von internen und externen Kunden) berücksichtigt. Diesen Aspekt umfassend abzuhandeln, würde auch den Rahmen dieser Arbeit sprengen. An dieser Stelle sei, im Sinne der Strategieausrichtung, aber ein weiterer Aspekt erwähnt. Pflege, insbesondere die ambulante/häusliche Pflege, wird zukünftig nur gelingen, wenn es gelingt, angemessene Hilfemixturen aufzubauen. Nur so kann auch die von der Pflegeversicherung propagierte „Kultur des Helfens" entstehen.

„Pflege lässt sich in der Zukunft weder allein privat noch allein durch Institutionen bewältigen. Schon aus volkswirtschaftlicher Perspektive, aber noch wichtiger aus kulturellem Blickwinkel bedarf es anderer Konzepte für die Zukunft. Hier sind intelligente Verschränkungen unterschiedlicher Hilfeformen gefragt (…)" (KLIE, T., 2001, S. 55).

Darin ist eine zukunftsorientierte Aufgabe für ambulante Pflegedienste zu sehen. Den Aufbau und die Pflege von Netzwerken, die den informellen Sektor (Familie und Freundeskreise), Markt (marktfähige Dienstleistungen), Staat (staatlich garantierte Leistungen und Infrastruktur) und den tertiären Sektor (bürgerschaftliches und ehrenamtliche Arbeit) zusammenführt und unterstützt.

Der Pflegebedürftige/Patient als Kunde von ambulanten Pflegediensten

Der Pflegebedürftige bzw. Patient ist der eigentliche Kunde des Dienstleistungsunternehmens ambulanter Pflegedienste und soll grundsätzlich als

Mittelpunkt der Arbeit betrachtet werden. Im Wesentlichen handelt es sich bei den Kunden der ambulanten Pflegedienste um chronisch Kranke und alte Langzeitpatienten. Auch in Zukunft wird dieses Klientel den Hauptkundenstamm von ambulanten Pflegediensten darstellen (dazu auch Kapitel 2).

Die Zufriedenheit dieses Klientel wird, wie zuvor dargestellt, die Wettbewerbsfähigkeit des Unternehmens ambulanter Pflegedienst in entscheidender Weise bestimmen. Diese Zufriedenheit hat Auswirkungen auf den Marktanteil, die Kundentreue und die Kundenakquisitionen (Neukunden durch Empfehlungen).

Für eine Strategieausrichtung von ambulanten Pflegediensten ist es deshalb erforderlich, sich der Hauptmerkmale der Kundenzufriedenheit im ambulanten Sektor zuzuwenden.

3.3.5.4.2 Merkmale von Kundenzufriedenheit im ambulanten Pflegesektor

Wie bereits dargestellt wird generell davon ausgegangen, dass Patientenzufriedenheit Rückschlüsse auf die Qualität der Leistungserbringung sowie deren Ergebnis und auf das angebotene Leistungsspektrum zulässt. Weiterhin wird mit dem Grad der Zufriedenheit die Compliance der Patienten beeinflusst.

Die zunehmende Beachtung der Patientenzufriedenheit ist Ausdruck der Demokratisierung des Gesundheitswesens im Allgemeinen und wird von der Implementierung marktwirtschaftlicher Prinzipien beeinflusst.

Ausgegangen wird dabei von einer Konsumentensouveränität, d. h. die rationale und freie Konsumentenentscheidung des Kunden. Anzumerken ist, dass dies heute speziell im Bereich der ambulanten Pflege nur stark eingeschränkt zutrifft. Als ein besonders einschränkender Faktor dieser freien Entscheidungsmöglichkeit wird die Abhängigkeit der Leistungsempfänger von der Dienstleistung angesehen. Die Handlungs- und Entscheidungsfreiheit wird weiter von mangelndem Fachwissen der Leistungsnehmer und der Wechselbeziehung der Anbieter-Patienten Beziehung behindert (vgl. MÜLLER, K./ THIELHORN, U., 2000, S. 72).

Im Hinblick auf die Zukunft ist allerdings im Zuge des allgemeinen Wertewandels und dem Ausbau der Demokratisierung im Gesundheitswesens, welche von der politisch gewollten Eigenverantwortung des Bürgers im Gesundheitsbereich unterstützt wird, mit einer Steigerung der Konsumentenautonomie zu rechnen. Dadurch gewinnt die Betrachtung der Kundenzufriedenheit neben der zu erwartenden Steigerung des Wohlbefindens und der Lebensqualität für den Kunden auch für den ambulanten Pflegedienst ökonomisch an Bedeutung.

„Die Kunden, ob Pflegebedürftige oder Angehörige, werden zunehmend kritischer. Sie legen großen Wert darauf, dass man jederzeit auf die „Sicherheitsleistung" der Anbieter zurückgreifen
kann" (CAREKONKRET, 2000, S. 6).

Nachstehende Ausführungen beziehen sich auf die Ergebnisse dreier Forschungen zur Kundenzufriedenheit in ambulanten Diensten: der von RECK-
HOG durchgeführten Befragung für den TÜV Rheinland; der von MÜLLER/
THIELHORN durchgeführten Forschung und der IKK Studie zur Kundenzufriedenheit.

Die Person des Pflegenden und die Auswirkung auf die Kundenzufriedenheit

Das Leitmotiv für die Bewertung der Qualität von Kunden ambulanter Pflegedienste ist das Ausmaß von Integrität, Selbstbestimmung und Selbstwert-
gefühl, welches sie im Alltag mit der Pflege wahrnehmen. Letztlich, inwieweit sich Pflege in den persönlichen Alltag integrieren lässt. Dabei legen
Patienten ein großes Gewicht auf die persönlichen Eigenschaften der sie pflegenden Person (vgl. MÜLLER, K./THIELHORN, U., 2000, S. 91).

Empathie, Freundlichkeit und die Grundhaltung der pflegenden Person sind
Eigenschaften, auf die dabei größten Wert gelegt wird (vgl. RECK-HOG, U.,
2000, S. 3; MÜLLER, K./THIELHORN, U., 2000, S. 95 ff.).

„Kunden haben ganz eigene Kriterien für die Zufriedenheit mit der Dienstleistung. (…) Sie wollen „als Mensch und ganze Person" wahrgenommen werden und nicht als ‚Symptomträger
und Defizitbündel' " (CAREKONKRET, 2000, S. 6).

Die Tatsache, dass die Qualität in entscheidender Weise von den sozialen
Kompetenzen der Pflegekräfte abhängig ist, zeigt für die Entwicklung einer
Balanced Scorecard die Bedeutung der Perspektive „Lernen und Entwicklung" auf, die die Möglichkeit schafft, quantifizierte Maßstäbe für die Kernkompetenz des kundenorientierten Verhaltens des Mitarbeiter zu deklarie-
ren.

Die Interaktion mit dem Pflegenden und die Auswirkung auf die Kundenzufriedenheit

Eng mit den o. g. Merkmalen der Pflegeperson verbunden ist der Aspekt der
Interaktion zwischen dem Pflegebedürftigen und der Pflegekraft. Die Pflegebedürftigen messen den Beziehungsstrukturen eine hohe Bedeutung zu. Her-
ausragend hierbei ist die Gestaltung der Kommunikation.

„Neben einer persönlichen Ansprache wünschen sich die Patienten vor allem private, das heißt
nicht rollenförmige Kommunikation" (MÜLLER, K./THIELHORN, U., 2000, S. 107).

Dabei sollte vor allem auch die Achtung der Person zum Ausdruck kommen.
Die Untersuchung von RECK-HOG dokumentiert folgendes Beispiel:

„Weiterhin ist im vorliegenden Zusammenhang auch die Achtung der Lebensgeschichte zu nennen (z. B. „Sie respektieren schon, was er mal war") sowie der Lebensgewohnheiten und der Lebensart von Kunden/innen. So berichtete eine 88-jährige Kundin, die einen eher unaufgeräumten Haushalt hatte über ihren früheren Pflegedienst: ‚So ein junges Ding wollte mir Vorschriften machen wegen der Haushaltsführung' " (RECK-HOG, U. 2000, S. 4).

Kommunikative Kompetenz als Mittel der Kundenbindung ist somit als weitere herausragende Eigenschaft der Mitarbeiter von Pflegediensten zu bewerten. Auch hier sei auf die Perspektive Lernen und Entwicklung verwiesen.

Die Pflegetätigkeit und die Auswirkung auf die Kundenzufriedenheit

Die Zufriedenheit mit der eigentlichen Pflegetätigkeit machen die Pflegebedürftigen an folgenden Merkmalen fest (vgl. MÜLLER, K./THIELHORN, U., 2000, S. 112 ff.).

• Unabhängigkeit und Mitbestimmung
  Hierunter verstehen die Pflegebedürftigen die Mitbestimmung bei der Ausgestaltung der Pflegetätigkeit.

Mögliche Kennzahl: Anzahl der in Gemeinschaft mit Pflegebedürftigen erstellten Pflegeplanungen

• Individuelle Bedürfnisorientierung
  Die Erfüllung individueller Bedürfnisse und Wünsche ist ein entscheidender Faktor bei der Bewertung der Pflegequalität.

Mögliche Kennzahl: Einbeziehung/Bekanntheit der individuellen Wünsche laut Pflegeplanung

• Kontinuität

Der Wunsch nach Kontinuität betrifft sowohl die personelle Kontinuität als auch die konstante gleichförmige Durchführung pflegerischer Maßnahmen. Die personelle Kontinuität ist hier in engem Zusammenhang mit dem Management von Pflegediensten zu sehen und drückt sich in einer kompetent erstellten Einsatzplanung aus.

Mögliche Kennzahl: Anzahl der Pflegekräfte im Zeitraum x bei Tour Nr. 1

Die Kontinuität in der Durchführung ist eng verbunden mit einer guten Pflegedokumentation. Eine mögliche Kennzahl könnte sich hier auf die Bewertung der Pflegedokumentation beziehen.

• Zeit
  Die Bedeutung des Faktors Zeit wird hier weniger an absoluten Zahlen als an der subjektiven Bewertung festgemacht. Die Bewertung ist abhän-

gig von der Art, wie die Pflegekräfte die Zeit gestalten bzw. welche Zeit-wahrnehmung sie präsentieren. Hier ist ein Zusammenhang zwischen der zur Verfügung stehenden Zeit zur Tätigkeit und der Kompetenz der Pflegekraft zu sehen.

- Sicherheit und Zuverlässigkeit

„Im Gegensatz zu der Versorgung in einem Krankenhaus nehmen die Patienten ambulante Pflege als eine kontinuierliche Hilfeleistung wahr, die ihren Unterstützungsbedarf grundsätzlich absichern" (MÜLLER, K./THIELHORN, U., 2000, S. 126).

Die Pflegebedürftigen machen Sicherheit und Zuverlässigkeit an folgenden Komponenten fest: Pünktlichkeit der Mitarbeiter, Absicherung der Pflege bei erhöhtem Hilfebedarf, kontinuierliche Erreichbarkeit des Pflegedienstes (auch durch Hausnotrufsysteme).

Mögliche Kennzahlen: Einhaltung der vereinbarten Zeiten

Auch hier ist der Zusammenhang mit der durch das Management vorgegebenen Organisation zu sehen.

- Kompetenz
  Kompetente Pflegepersonen sind nach Ansicht der Pflegebedürftigen ein weiterer Garant für Sicherheit und Zuverlässigkeit. Kompetenz wird von den Patienten in zweierlei Hinsicht beurteilt. Einerseits wird Kompetenz an den sozio-kommunikativen Fähigkeiten festgemacht, andererseits von der fachlichen Qualifikation her beurteilt. Die Ausbildungsabschlüsse erwiesen sich als wenig relevant für die Beurteilung dieser Fähigkeiten. Die richtige Auswahl der Pflegekräfte wird als eine der Hauptaufgaben des Managements ambulanter Pflegedienste betrachtet.

Das Management und die Auswirkung auf die Kundenzufriedenheit

Die Aufgaben des Management werden erst in zweiter Linie in die direkten Qualitätseinschätzungen der Pflegebedürftigen miteinbezogen. Als Managementaufgaben werden dabei betrachtet:

- Flexibilität
  Der ambulante Pflegedienst soll flexibel auf einen veränderten Versorgungsbedarf reagieren können

- Ausbildung
  Die Patienten wünschen sich hinsichtlich unterschiedlicher Aspekte ihrer Versorgung beraten zu werden. Dies bezieht sich sowohl auf medizinische, pflegerische und administrative Fragestellungen. Pflegekräfte sollen dabei eine situative Handlungskompetenz besitzen, d. h., sie sollen die für die

Patienten entsprechende Pflegemaßnahme auswählen und anwenden können.

- Preis
Der Preis spielt nach vorliegenden Untersuchungen erst dann eine Rolle, wenn Pflegebedürftige selbst zuzahlen müssen. Dann entscheidet zunächst die absolute Finanzierbarkeit über die Inanspruchnahme. Der Preis muss also von den Pflegebedürftigen als angemessen im Verhältnis zu den Leistungen erachtet werden (vgl. MÜLLER, K./THIELHORN, U., 2000, S. 133 f.).

Kundenorientiertes Qualitätsmanagement in ambulanten Pflegediensten

In Bezug auf die Qualitätskriterien und die Ausgestaltung des Qualitätsmanagements wird durch vorliegende Aussagen zur Kundenzufriedenheit deutlich, dass durch gängige Maßstäbe hier die kundenorientierte Sichtweise nicht in befriedigendem Maße integriert ist.

„In einer Integration von patienten-, professions- und gesellschaftsdefinierten Qualitätskriterien müssen die Bedürfnisse der Patienten, ausgerichtet an dem Wunsch nach einer, ihre Autonomie stützenden und die Achtung ihrer Person zum Ausdruck bringenden Pflege, eine besondere Berücksichtigung finden. Letztlich sollte das Ziel von Versorgungsgestaltung die Ausrichtung des Systems an den Bedarfslagen und Bedürfnissen der Patienten sein, und nicht die Anpassung der Patienten an systemischen Vorgaben" (MÜLLER, K./THIELHORN, U., 2000, S. 164).

Als Möglichkeit bietet es sich an, hier die fünf Qualitätsdimensionen nach PARASURAMAN als Grundlage zu betrachten, um damit die spezifischen Anforderungen zu integrieren.

Dimension: Annehmlichkeiten des tangiblen Umfeldes
Kennzeichen allgemein: bezieht sich auf das äußeres Erscheinungsbild des Ortes, insbesondere die Ausstattung der Räume und das Erscheinungsbild des Personals
Spezifische Anforderungen an ambulante Pflegedienste: – Souveränität der telefonischen Auftragsannahme, Beratung – ansprechende Ausstattung aller räumlichen Gegebenheiten – ansprechende Dienstkleidung aller Mitarbeiter – ansprechendes äußeres Erscheinungsbild der Mitarbeiter – Aufenthaltsmöglichkeiten für Patienten – optimale hygienische Verhältnisse (Sauberkeit) – Maßnahmen des Corporate Design (Broschüren, Infomaterial, Logo, Briefpapier etc.) – ansprechende Gestaltung der Dienstfahrzeuge, Sauberkeit – gute Erreichbarkeit und Integration in das Wohnumfeld – ausreichend Parkmöglichkeiten

Dimension:
Leistungskompetenz

Kennzeichen allgemein:
bezieht sich auf die Fähigkeit des Anbieters zur Erbringung der Dienstleistung, insbesondere in Bezug auf Wissen, die Höflichkeit und die Vertrauenswürdigkeit der Mitarbeiter („KÖN-NEN")

Spezifische Anforderungen an ambulante Pflegedienste:
– Personal ist der Leistungserbringung qualitativ angepasst.
– sachliche Betriebsmittel stehen rechtzeitig zur Verfügung (z. B. Hilfsmittel zur Pflege).
– Kooperation mit Anbietern ist vorhanden.
– regelmäßige interne und externe Fortbildungsmaßnahmen für Mitarbeiter zur Erlangung aktuellen Fachwissens.
– Förderung des Wissens durch Praxiserfahrung (z. B. durch Maßnahmen des „job design").
– Fehlervermeidung durch vorbeugendes Verhalten (z. B. Riskmanagement).
– kontinuierliche Verbesserung aller Prozesse.
– Reduzierung der Prozessstörungen.
– Reduzierung von Abstimmungsproblemen mit Hilfe einer optimalen Kommunikation (IT-Lösungen).
– Mitarbeiter verfügen über gute Sprachkenntnisse im Bereich der deutschen Sprache.
– Die Einrichtung verfügt über die Möglichkeit, Übersetzer zur Verfügung zu stellen.
– Die Schweigepflicht wird eingehalten.
– Der Patient kennt den Mitarbeiter mit Namen (Namensschilder mit Dienstbezeichnung).
– Die Zuständigkeitsverteilung ist für den Patienten transparent.
– Patient wird nicht „entpersonalisiert", d. h. Anrede der Patienten entsprechend mit Herr…/ Frau….
– Leistungen werden dem Patient transparent gemacht (Informationsgespräche, Broschüren, …).

Dimension:
Zuverlässigkeit

Kennzeichen allgemein:
Fähigkeit des Dienstleistungsanbieters, die erwartete Leistung auf dem anvisierten Niveau erfüllen zu können („MACHEN")

Spezifische Anforderungen an ambulante Pflegedienste:
– Die medizinische, pflegerische und soziale Versorgung und Betreuung orientiert sich an wissenschaftlichen Erkenntnissen.
– Es existieren Behandlungsstandards.
– Der Patient erhält genügend Informationen (Beratung).
– Terminierungen werden eingehalten.
– Die eingesetzten Materialien entsprechen hohen Qualitätskriterien in Bezug auf Sicherheit.

Dimension:
Reaktionsfähigkeit

Kennzeichen allgemein:
– Bereitschaft, spezifische Anforderungen zu erfüllen (=Kundenwünsche).
– beinhaltet auch die Reaktionsbereitschaft und die Schnelligkeit mit der dies geschieht („MARKTORIENTIERUNG").

Spezifische Anforderungen an ambulante Pflegedienste:
– Förderung einer „Wollens-Kultur" der Mitarbeiter im Rahmen der Personalentwicklung (Motivation, Identifikation).
– Wünsche der Kunden werden zeitnah umgesetzt.
– Der Pflegedienst verfügt über genügend Personal (z. B. Personalpool, flexible Arbeitszeitstrukturen).

Dimension:
Einfühlungsvermögen

Kennzeichen allgemein:
– Bereitschaft und Fähigkeit des Unternehmens, jedem einzelnen Kunden die notwendige Fürsorge und Aufmerksamkeit entgegenzubringen
(„INDIVIDUELL ORIENTIERT").

Spezifische Anforderungen an ambulante Pflegedienste:
– Kundenwünsche werden befriedigt.
– Die Individualität des Patienten wird berücksichtigt.
– Individuell orientierte Pflegeplanung.
– Der Patient wird in seiner Rolle als Gesprächspartner akzeptiert.
– Der Patient wird mit Freundlichkeit behandelt.
– Die Behandlung des Patienten erfolgt unter einer ganzheitlichen Betrachtungsweise, die sowohl die Krankheit als auch die Umfeldbedingungen des Patienten berücksichtigt.
– Patientenbeschwerden werden ernst genommen und die Gründe für die Beschwerden werden schnellstmöglich beseitigt (Beschwerdemanagement).
– Patientenaufnahmen/Beratungsgespräche finden unter Berücksichtigung der Schweigepflicht statt (es sind keine anderen Personen anwesend).

Tabelle 24: Qualitätsdimensionen und ihre Kennzeichen für ambulante Pflegedienste nach PARASURAMAN et al. (modifiziert nach MEFFERT, H./BRUHN, M., 2000, S. 212 ff.).

Vorliegende Qualitätsdimensionen können des Weiteren als strategisches Zielsystem für die Gestaltung der Balanced Scorecard herangezogen werden.

Kundenorientierte Gestaltung des Leistungsspektrums in ambulanten Pflegediensten

Die Gestaltung des Leistungsspektrums ist in der Regel schon zu Beginn der Entstehung der Balanced Scorecard mit der Marktanalyse geschehen. Grundsätzlich bietet aber ein offenes kundenorientiertes Miteinander und dafür entsprechend geschulte Mitarbeiter, die Möglichkeit, latente Wünsche der Kunden während der tägliche Arbeit zu erfahren und entsprechend in das Leistungsspektrum zu integrieren.

Eine jüngste Untersuchung des KURATORIUMS DEUTSCHE ALTERSHILFE ergab beispielsweise, dass die Angebote jenseits der Pflege einer unübersichtlichen „Dienstleistungs-Wüste" gleichen. Es fehlt an Hilfen im Alltag, etwa beim Einkaufen der Haus- und Gartenarbeit und bei Kleinreparaturen (vgl. CAREKONKRET, 2001, S. 2).

Kreative und strategisch orientierte Pflegedienste sollten deshalb die Möglichkeit des Aufbaus von Netzwerken und Hilfezentren ernst nehmen und dem hilfsbedürftigen Menschen niederschwellige kundenorientierte Angebote bieten. Die Nutzer dieser Angebote können zum einen „Pflegekunden" von morgen werden und zum anderen einen großen Beitrag zum positiven Image und der Reputation des Pflegedienstes leisten.

Zusammenfassend ist für jeden ambulanten Pflegedienst zu berücksichtigen, dass eine einseitige Orientierung auf abrechenbare Leistungen grundsätzlich Kundenwünsche offen lässt.

Mögliche Angebote sind neben den o. g. Alltagshilfen:

- Vermittlung kultureller Angebote (Besuchsdienst, Urlaubsreisen mit Betreuung)
- verschiedene Formen der Beratung (z. B. Wohnberatung)
- alternative Pflegeleistungen als „Wohlfühlpakete" (z. B. Aromatherapie)
- spezielle Angebote für altersdemente Menschen
- spezielle pflegerische Angebote (Intensivpflegerisch; Schmerzpatienten).

3.3.5.5   Die Kundenperspektive im Krankenhaus

3.3.5.5.1 Die Kunden des Krankenhauses

Im Krankenhausbereich ist der unmittelbare Zusammenhang zwischen Leistungsveranlassung, -verbrauch und -finanzierung nicht gegeben. In der Regel tritt der Patient, als Leistungsempfänger, weder als Leistungsveranlasser noch als Finanzierer der Leistung auf. Aufgrund dieser Tatsache hat ein Krankenhaus verschiedene Kunden.

Nach DAMKOWSKI et al. besteht der „Gesamt"-Kunde des Krankenhauses im Wesentlichen aus drei „Teil"-Kunden:

- dem niedergelassenen Arzt,
- den Krankenversicherungen und
- den Patienten (vgl. DAMKOWSKI, W. et al., 2000, S. 174).

Des Weiteren können als Kunden eines Krankenhauses beispielhaft genannt werden: Besucher, ambulante Pflegedienste, Altenpflegeheime, Zulieferer, Reha-Kliniken, etc. Im Rahmen der weiteren Ausführungen können nicht alle möglichen Kunden eines Krankenhauses berücksichtigt werden. Aus diesem Grund werden im Folgenden nur einige Kundengruppen dargestellt.

Eichhorn und Schär verweisen in ihren Ausführungen noch auf den Aspekt des „Internen Kunden". Dieser Aspekt findet im TQM-Ansatz Berücksichtigung. Danach muss jede im Ablauf der Patientenversorgung nachfolgende Leistungsstelle als „interner Krankenhauskunde" der vorhergehenden Leistungsstelle betrachtet werden. Somit wird für jeden Mitarbeiter der nächste Kollege oder die nächste Leistungsstelle zum Kunden.

In dieser Art der Zusammenarbeit, in der die Qualität der Arbeit des einzelnen Mitarbeiters entscheidend für das gesamte Qualitätsniveau eines Krankenhauses ist, kommt es oft zu gravierenden Problemen. Diese Probleme betreffen vor allem folgende Bereiche:

- ungenügende Kooperation zwischen den einzelnen Leistungserstellern
- verspätete und lückenhafte Informationsweitergabe
- unzureichende Schnittstellendefinition
- unterschiedliche Fachsprache und Denkweise
  (vgl. EICHHORN, S./SCHÄR, W., 1997(a), S. 16).

Die Krankenkassen als Kunden des Krankenhauses

Die Krankenversicherung ist die Instanz, die einen entscheidenden Einfluss auf die Preisgestaltung im Gesundheitswesen nimmt. Durch Budgetverhandlungen werden die betriebswirtschaftlichen Rahmenbedingungen der Krankenhäuser und damit ihres Leistungsvermögens bestimmt (vgl. DAMKOWSKI, W. et al., 2000, S. 174).

Es ist davon auszugehen, dass sich in Zukunft die Einflussnahme der Krankenkassen auf das Leistungsgeschehen im Krankenhaus noch weiter verstärkt. Diese Tatsache wird unterstrichen durch die Diskussion um so genannte, von den Kostenträgern gesteuerte, Einkaufsmodell, auch bekannt unter der Bezeichnung „Managed Care". Dabei ist das Ziel der Krankenkassen, mit den unterschiedlichen Leistungserbringern, auf der Basis von Festpreisen, Leistungsmengen zu vereinbaren (vgl. HAUBROCK, M. et al., 2000, S. 22 ff.).

Diese Entwicklung wird auch durch eine Studie der deutschen Tochter der US-Unternehmensberatung Arthur Anderson in Frankfurt am Main bestätigt. Diese Studie geht davon aus, dass bis zum Jahre 2015 die Krankenkassen „… eigenverantwortlich am Markt qualitativ definierte diagnostische und therapeutische Leistungen…" (SCHIRMER, H., 2000, S. 18) einkaufen.

Zum einen muss es Ziel der Krankenhäuser sein, qualitativ hochwertige Leistungen zu niedrigen, aber leistungsgerechten Preisen, herzustellen, um zukünftig als Vertragspartner einer Krankenkasse in Betracht zu kommen. Zum anderen muss aus Gründen der Zeit- und Kostenersparnis das Ziel verfolgt werden, eine möglichst geringe Quote von Abrechnungsfällen, die einer Überprüfung durch ein externes Gremium hinsichtlich der Codierung bedürfen, zu produzieren.

Mögliche Kennzahlen:

- Anteil der Patienten mit Mitgliedschaft in der Krankenkasse „x"
- Höhe der Vergütung für eine definierte Leistung

– Anzahl der vereinbarten Leistungen
– Anteil der beanstandeten Codierungen.

Der niedergelassene Arzt als Kunde des Krankenhauses

Dem niedergelassenen Arzt kommt in der Regel die Entscheidung über das „Produkt" und den Ort der Erbringung der Dienstleistung zu. Das heißt, er wählt die Institution aus, in denen die Patienten behandelt werden. Damit bestimmt er als „gatekeeper" den Patientenfluss in ein Krankenhaus. In besonderem Maße sind die niedergelassenen Ärzte dafür verantwortlich, dass dem jeweiligen Leistungsspektrum eines Krankenhauses entsprechenden Fälle zugewiesen werden.

Eine Untersuchung im Rahmen des „Hospital Customer Focus-Forschungsprogramms" zeigt, dass eine zu geringe bzw. nicht adäquate Kundenorientierung eines Krankenhauses zu einem veränderten Einweiserverhalten der niedergelassenen Ärzte führt.

So führten folgende Gründe zum Wechsel des Krankenhauses:

- mangelhafte Informationen über die Einrichtung
- keine klar definierten Ansprechpartner bzw. wechselnde Ansprechpartner
- schlechte Erreichbarkeit von Ansprechpartnern
- Unfreundlichkeit des Personals
- negative Rückmeldung der Patienten
- zu geringe Information über Behandlungen aus Patientensicht
- mangelhafte Information (Inhalte der Arztbriefe nicht praxisadäquat)
- Arztbriefe werden dem Hausarzt zeitlich stark verzögert zugestellt (vgl. THILL, K.-D., 1999, S. 6, S. 179 f.).

Aus den Ergebnissen wird deutlich, dass nicht eine schlechte Versorgungsleistung zur Abwanderung führt, sondern alleinig ein Mangel an kundenorientierten Maßnahmen. Hieraus lässt sich ableiten, dass eine Kundenbindung der niedergelassenen Ärzte an das Krankenhaus nur über die Gestaltung einer Zuweiserzufriedenheit im Sinne der Kundenzufriedenheit zu erreichen ist.

Abhängig von der Zielsetzung des Krankenhauses ist zunächst zu klären, welche Kooperations- bzw. Zuweisungsstrategie das Krankenhaus verfolgt. Im Rahmen einer Bindungsstrategie steht die Frage der Beibehaltung der Kontinuität der Zuweisungen im Vordergrund. Verfolgt die Einrichtung das Ziel der Expansion, stellt sich die Frage, ob die Anzahl der Zuweisungen insgesamt erhöht werden soll, d. h. sowohl die Anzahl der Zuweiser soll erhöht werden, als auch die Anzahl der Zuweisungen. Des Weiteren besteht beispielsweise auch die Möglichkeit, die Anzahl der Zuweisungen eines bestimmten Zuweisers zu erhöhen.

Mögliche strategische Kennzahlen:

- Patienten pro zuweisender Arzt
- Anzahl der Zuweiser
- Anzahl der Patienten mit einer definierten Diagnose pro Zuweiser.

Sind diese Fragen beantwortet, muss eine Analyse erfolgen die klärt, welche Instrumente in jedem speziellen Fall zum Einsatz kommen können, um das gewünschte Ziel, die Steuerung der Kapazitätsnachfrage, erreichen zu können.

Als Instrumente zur Verbesserung der Kommunikation können beispielsweise zur Anwendung kommen:

- Informationsschriften zum Leistungsangebot des Krankenhauses (bzw. einer Abteilung)
- Merkblatt für niedergelassene Ärzte über benötigte Untersuchungen zur stationären Aufnahme
- Katalog der gängigsten im Hause durchgeführten Behandlungsmaßnahmen (z. B. Anzahl und Art der durchgeführten Operationen oder Untersuchungen)
- Fortbildungsveranstaltungen für niedergelassene Ärzte
- telefonische Sprechzeiten mit dem behandelnden Arzt etc.

Ambulante Pflegeeinrichtungen, Altenheime, Spezialkliniken und Reha-Kliniken als Kunden des Krankenhauses

Aufgrund der demographischen und strukturellen Veränderungen im Familiensystem wird zukünftig, wie in Kapitel 2. beschrieben, eine immer größere Anzahl alter und auch pflegebedürftiger Menschen zur stationären Aufnahme im Krankenhaus kommen. Vielfach ist nach der Entlassung der Patienten eine Weiterbetreuung durch einen ambulanten Pflegedienst oder eine Aufnahme in einem Altenheim notwendig. Auch eine Weiterbehandlung in Rehabilitationskliniken oder anderen Spezialkliniken ist möglich.

Um hier eine problemlose und zeitnahe Weiterbetreuung der Patienten garantieren zu können ist es unverzichtbar, in diesem Bereich Kooperationspartner zu haben, falls das Krankenhaus nicht über eigene Möglichkeiten der Weiterbetreuung verfügt.

Mögliche Kennzahlen:

- Anzahl der Kooperationspartner im Bereich der Sozialstationen
- Anzahl der Kooperationspartner im Bereich der Altenheime
- Dauer der Übernahme des Patienten.

Der „Patient" als Kunde des Krankenhauses

Der Patient in seiner Kundenfunktion ist zum einen das Objekt des Wirtschaftsgeschehens im Krankenhaus. Auf der anderen Seite steht er als Rat- und Hilfesuchender im Zentrum der humanitären Bemühungen.

„Der Patient im Krankenhaus ist ein Kranker, Leidender, der nach Beseitigung oder Besserung seines Leidens sucht. Anstelle der Ware benötigt er eine Dienstleistung, in Abhängigkeit vom Krankheitsbild" (THILL, K.-D., 1999 (a), S. 49).

Die Verwendung des Kundenbegriffs verweist auf verschiedene Trends, die im Rahmen der Dienstleistungsarbeit berücksichtigt werden müssen, um das Ziel einer hohen Kundenzufriedenheit erreichen zu können.
Dazu zählen:

- die ganzheitliche Sichtweise des Kunden „Patient",
- die Berücksichtigung der Individualität des Patienten,
- der Patient als anspruchsvoller Gesundheitsleistungs-Nachfrager und
- die Notwendigkeit, den Patienten mit seinen Wünschen und Bedürfnissen in den Mittelpunkt der Dienstleistungserstellung zu stellen, d. h., es erfolgt eine patientenorientierte bzw. kundenorientierte Dienstleistungserstellung.

3.3.5.5.2 Differenzierung von Qualitätsaspekten im Krankenhaus

Der Begriff der Produktqualität im Krankenhaus

Nach Auffassung von Eichhorn und Schär basiert die bisherige Qualitätssicherung im Krankenhaus nahezu ausschließlich auf dem von DONABEDIAN entwickelten Ansatz. Dies bedeutet, dass eine Differenzierung nach Potenzial-, Prozess- und Ergebnisqualität erfolgt.

„Damit aber werden Beurteilung und Sicherung der Krankenhausqualität auf die medizinisch-pflegerische Sachdimension der Leistungsqualität des Krankenhauses reduziert – auf die sog. Produktqualität" (EICHHORN, S./ SCHÄR, W., 1997 (a), S. 15).

Im Rahmen dieses Ansatzes wird das Leistungsergebnis als Produkt definiert, welches als Ergebnis am Ende eines Produktionsprozesses steht. Dieses Produkt ist mit gestaltbaren, erfassbaren und messbaren Attributen ausgestattet. Weiter geht dieser Ansatz davon aus, dass diese Attribute identifiziert und operationalisiert werden können und dass Standards für ein angestrebtes Qualitätsniveau gesetzt werden können. Anhand dieser Standards erfolgt eine kontinuierliche Kontrolle der Qualität der erbrachten Leistungen.
Aufgrund der „...Subjektivität der Konstrukte „Gesundheit" und Bedürfnisbefriedigung" (VIETHEN, G., 1996, S. 110) gestaltet sich die Qualitätsbeurteilung pflegerischer und medizinischer Dienstleistungen schwierig. Dies leitet sich aus den Umständen ab, dass das Ziel der pflegerischen und ärztlichen Maßnahmen, die Verbesserung des Gesundheitszustandes, bzw.

die Begriffe Gesundheit und Krankheit, nicht exakt definiert und in eindeutig messbaren Größen ausgedrückt werden können, bzw. der Verlauf und das Ergebnis einer Behandlung nicht vorhersehbar sind (vgl. EICHHORN, S., 1997, S. 97 ff.).

Hier wird deutlich, dass die Produktqualität der medizinischen Dienstleistung, im gebräuchlichen Sinne nicht absolut ergebnisorientiert definiert und gemessen werden kann und die Qualität der medizinischen Versorgung stets im Hinblick auf Ziele, die im individuellen Behandlungsfall erreicht werden sollen, festgelegt werden muss.

> „Die der Produktqualität des Krankenhauses zugrundeliegenden, primär medizinischen und pflegerischen Basisleistungen orientieren sich am Persönlichkeits- oder Krankheitsartenmuster der Patienten. Sie sind also entweder explizit patientenbezogen ausgelegt oder mehr oder weniger professionell standardisiert" (EICHHORN, S., 1997, S. 115).

Nach EICHHORN und SCHÄR ist die Beurteilung der Produktqualität im Rahmen der Qualitätssicherung am erfolgsversprechendsten,

> „...wenn es sich um Sekundärleistungen handelt (Laborleistungen, Röntgenleistungen, Leistungen der Küche, Leistungen der Wäscherei), nicht jedoch im primären Leistungsbereich des Krankenhauses" (EICHHORN, S./SCHÄR, W., 1997 (a), S. 15).

Diese Aussage darf aber nicht dazu verleiten, eine Messung der Produktqualität im primären Leistungsbereich zu vernachlässigen, da die Ergebnisqualität der Krankenhausversorgung, neben der subjektiv empfundenen Qualität durch den Patienten, von erheblicher Bedeutung für die Beurteilung der Leistungsfähigkeit einer Einrichtung ist.

Mögliche Qualitätskennzahlen für eine ergebnisorientierte Produktqualität im medizinischen Bereich

> „Mit den Qualitätskennziffern wird die Güte der Leistungserbringung gemessen. Grundsätzlich wird versucht, Indikatoren einzusetzen, die Rückschlüsse auf die Ergebnisqualität erlauben" (HÄUSLER, E., 2001, S. 23).

Die Kennzahlen variieren stets in Abhängigkeit von der betreffenden Abteilung:

– Mortalitätsrate
– Anteil der obduzierten Todesfälle
– Anteil der Todesfälle nach ICD-10
– Anteil der Patienten, bei denen Aufnahme- und Entlassdiagnose übereinstimmen
– Anteil der Patienten mit einer Verlängerung der Verweildauer wegen Komplikationen
– Rezidivrate
– Anzahl der postoperativen Wundinfektionen

- Anteil der ungeplant wieder aufgenommenen Patienten wegen Komplikationen
- Prozentsatz der Röntgenuntersuchungen, die wiederholt werden müssen
- Fehlerquoten
- Anzahl der MDK-Prüfungen
- Anzahl der Schadensersatzansprüche.

Mögliche allgemeine Qualitätskennzahlen für eine ergebnisorientierte Produktqualität im pflegerischen Bereich
Wie auch im Bereich der medizinischen Qualitätsbeurteilung variieren die Kriterien zur Leistungsmessung in Abhängigkeit von der betreffenden Abteilung.
- Anteil der Patienten, bei denen eine Risikoeinschätzung für Dekubitus durchgeführt wurde
- Anzahl der Fehlmedikationen je 1000 Medikationen
- Anzahl der Schadensersatzansprüche
- Anzahl von Harnwegsinfektionen bei katheterisierten Patienten.

Die Servicequalität im Krankenhaus
Der primäre Leistungsbereich des Krankenhauses ist die Patientenversorgung. Diese ist gekennzeichnet durch die persönliche Interaktion zwischen dem Leistungserbringer und dem Patienten und entspricht einer „persönlich-interaktiven" Dienstleistung.

„Damit spielen die menschlichen Eigenschaften der Interaktionspartner, wie Einfühlungsvermögen, Vertrauenswürdigkeit, Freundlichkeit und die Fähigkeit zuzuhören und zu kommunizieren, eine wichtige Rolle" (EICHHORN, S./SCHÄR., W.,, 1997 (a), S. 15).

Von hoher Relevanz ist also der direkte Kontakt zwischen Leistungsersteller und Leistungsempfänger,

„... da die Qualität dieser Dienstleistungen durch die Prozesse an der Schnittstelle „Lieferant-Empfänger" (...) beeinflusst werden" (DAMKOWSKI, W. et al., 2000, S. 177).

Dieser als „hot spot" bezeichnete Punkt der Dienstleistungserstellung ist von entscheidender Bedeutung für die Qualitätswahrnehmung des Kunden und somit auch für das Unternehmen (vgl. DAMKOWSKI, W. et al., 2000, S. 177).
Durch die Integration dieser Interaktionsdimension in die Qualitätsbetrachtung der Krankenhausleistung kommt es zu einer Ergänzung der Sachdimension und wesentliche Aspekte der Qualitätsbeurteilung können so berücksichtigt werden. EICHHORN und SCHÄR bezeichnen diese Dimension als Interaktionsqualität eines Unternehmens (vgl. EICHHORN, S./ SCHÄR, W.,

1997 (a), S. 15). VON EIFF spricht in diesem Zusammenhang von der Sozialqualität eines Unternehmens (vgl. VON EIFF, W., 2000 (a), S. 25 f.).
Die Bedeutung der Servicequalität wird zukünftig als Erfolgsfaktor einer
Gesundheitseinrichtung eine bedeutende Rolle haben, da der Kunde immer
weniger Bereitschaft zeigen wird, schlechten Service zu akzeptieren. Dieses
Anspruchsverhalten wird durch den sich ausweitenden Wettbewerbsdruck
noch verstärkt werden. Auch die Tatsache, dass Patienten Defizite vor allem
im Bereich der Servicequalität registrieren, da sie diese besser beurteilen
können als die medizinisch-pflegerisch definierte Produktqualität muss dazu
führen, dass sich die Aktivitäten eines Krankenhauses um Wettbewerbsvorteile verstärkt auf die Servicequalität ausrichten, da sich hier Erfolge bezüglich einer positiven Patientenbeurteilung leichter erreichen lassen als im Bereich der medizinischen und pflegerischen Produktqualität (vgl. EICHHORN,
S./SCHÄR, W., 1997 (b), S. 32).
Damit muss die krankenhausindividuelle Ausgestaltung der Serviceleistung
dazu führen, dass sie sich von einer Ergänzungsleistung zu einem Wettbe-
werbsvorteil entwickelt. Servicequalität darf dabei nicht, wie im industriel-
len Sinne, als alleinige Maßnahme zur Fehler- und Störungsbehebung des
ausgelieferten Produktes (= Kundendienst) verstanden werden.
Unter dem Begriff der Servicequalität

> „… sind die verschiedenen, dem Patienten wichtigen nicht-medizinischen Aspekte der Behand-
> lung zusammengefasst, die das Verhalten des Personals oder den Ablauf der Behandlung
> betreffen" (KALTENBACH, T., 1991, S. 134).

Die Servicequalität beinhaltet neben Kriterien, wie z. B. die Interaktionsqualität, die Qualität der Hotelleistungen, den Komfort der Einrichtung, die
Qualität des Behandlungsablaufes aus Sicht des Patienten, Wellnessangebote
und auch den „Pre-" und „After-sales-Bereich" (vgl. KALTENBACH, T.,
1991, S. 134 f. EICHHORN, S./SCHÄR, W., 1997 (b), S. 32).
Ein Forschungsprojekt des Bereichs Krankenpflegemanagement der Fachhochschule Osnabrück beschäftigte sich mit der Frage, welche Serviceangebote in
einem Krankenhaus von Patienten gewünscht werden. Des Weiteren untersuchten sie die Bereitschaft der Patienten, für diese Angebote auch zu zahlen.
Die folgende Aufzählung zeigt einige der identifizierten, gewünschten Serviceleistungen.

Art der Serviceleistung	Anzahl der Patienten in %
krankheitsbezogene Seminare	70 %
Massage	70 %
allgemeine Informationen	68 %
Übernahme/Betreuung	55 %
Seminare zur Entspannung	53 %

Art der Serviceleistung	Anzahl der Patienten in %
Seminare zur Raucherentwöhnung	50 %
Seminare zur Gewichtsreduktion	50 %
Essen à la carte	45 %
Schwimmbad/Fitness	45 %
Wäsche waschen	41 %
Produktberatung	40 %
Schönheitspflege	39 %
Briefkasten/Blumen gießen	36 %
Organisation der Tierbetreuung	34 %
Zeitungen/Zeitschriften	32 %
Abendprogramme	28 %
Anwalt/Notar	25 %
Beköstigung der Angehörigen	20 %
Sonnenbank	10 %
Computer/Fax/Internet	5 %

Tabelle 25: Gewünschte Serviceleistungen im Krankenhaus

Bei einer näheren Betrachtung dieser gewünschten Angebote wird ersichtlich, dass eine Umsetzung im Krankenhaus ohne weitreichende strukturelle Änderungen erfolgen könnte. Des Weiteren zeigt die Untersuchung, dass gewünschte Angebote auch auf Bereiche abzielen, die die Versorgung der häuslichen Umgebung des Patienten, während der Zeit seines stationären Aufenthaltes, betreffen.

Die Studie kommt zu dem Ergebnis, dass die Bereitschaft der Patienten, dieses angebotene Leistungsangebote zu honorieren, vorhanden ist.

Da der in dieser Untersuchung nachgewiesene Bedarf sich auch verstärkt auf die vom Patienten erwarteten Kernleistungen (z. B. Information) bezieht, ist vor einer Angebotsgestaltung eine sehr differenzierte Analyse des Bedarfs notwendig. Nur so kann es zu einer Optimierung der Erlössituation eines Krankenhauses und zu einer gesteigerten Patientenzufriedenheit kommen (vgl. HATZACK, A. et al., 2000, S. 375 ff.).

Die Bedeutung der Sozialqualität für den Kunden

Der Kunde bildet sich sein Urteil über die erbrachte Dienstleistung durch Analogien, die in seinem Wahrnehmungs- und Beurteilungsbereich liegen (vgl. AMENT-RAMBOW, C., 1998, S. 155). Dies bedeutet, dass die Beurteilung der erbrachten Leistung durch den Patienten in der Regel aufgrund subjektiver Faktoren erfolgt, da die Produktqualität primär von ihm nicht zu beurteilen ist.

> „Die Qualitätsbeurteilung einer Dienstleistung ist ein subjektives Urteil des Kunden, sie wird beeinflusst von der Person des Anbieters, von sachbezogenen Merkmalen (Räume, Betriebsmittel,...) und organisatorischen Aspekten (Ablauforganisation) sowie von der erwarteten Qualität und der Wahrnehmung des Nachfragers" (FISCHER, R., 2000, S. 47).

In diesem Zusammenhang wurde auch im Rahmen einer CKM-Studie über Kundenorientierung im Krankenhaus festgestellt,

> „... dass der Patient (und sein Angehöriger) die Qualität der medizinischen Versorgung in der Regel nicht wirklich beurteilen kann. Dennoch geben Patienten Urteile über die medizinische Leistungsfähigkeit von Arzt und Krankenhaus ab, und zwar auf der Basis von Ersatzkriterien (VON EIFF, W., 2000 (a), S. 24).

Ein weiteres Ergebnis dieser Studie war, dass das wichtigste Ersatzkriterium zur Beurteilung der erbrachten Leistung das Verhalten der Krankenhausmitarbeiter untereinander ist. Hat der Patient den Eindruck, dass die Mitarbeiter im Umgang miteinander unfreundlich und unkollegial sind, sich gegenseitig Schuld zuweisen, Informationen zurückhalten, Hierarchien ausspielen, etc. wertet er dies als ein ersichtliches Indiz für mangelnde Fachlichkeit und fachliche Unsicherheit (vgl. VON EIFF, W., 2000 (a), S. 24).

> „Am prägendsten für die Beurteilung der Gesamtleistung ist das Verhalten des Personals. Keine Nebenleistung, keine noch so kleinen Gesten, keine Worte sind unwichtig. Alles wird wahrgenommen und bewertet" (AMENT-RAMBOW, C., 1998, S. 156).

Damit wird deutlich, dass die Attraktivität des Klinikangebotes

> „... maßgeblich von den sozialen Interaktionen von Mitarbeitern und Patienten bestimmt" (HALANGK, D., 1997, S. 7) wird.

In diesem Zusammenhang kommt nach der CMK-Studie der „Sozialqualität" eines Unternehmens, verstanden im Sinne einer

> „... Qualitäts-Dimension, die den Einfluss der Unternehmenskultur auf die Effektivität (Zielorientierung) und Effizienz (Wirtschaftlichkeit) von Leistungsprozessen, Organisations- und Zusammenarbeitsformen transparent macht" (VON EIFF, W., 2000 (a), S. 25),

als Erfolgsfaktor für eine zielführende und zeitökonomische Gestaltung von Leistungs- und Entscheidungsprozessen, eine entscheidende Bedeutung zu.

> „Durch die Sozialqualität wird die Kontaktqualität zum Kunden gefördert und Prozesse der kontinuierlichen Verbesserung unterstützt" (VON EIFF, W., 2000 (b), S. 406).

Bei Betrachtung der Untersuchungen über die Dienstleistungsqualität im Krankenhaus ist festzustellen, dass Kommunikations- und Verhaltensdefizite dominieren.

„Patienten fühlen sich nicht hinreichend umsorgt und schlecht informiert. Unterbringung und Organisation müssen entscheidend verbessert werden. Der Mensch kommt als Patient zu kurz" (VON EIFF, W., 2000 (a), S. 176).

Auch nach EICHHORN und SCHÄR wird die Qualität der Interaktion in vielen Gesundheitseinrichtungen noch immer vernachlässigt und ist meist als defizitär zu bezeichnen.

Als Hauptgrund dafür sehen sie die Tatsache, dass Krankenhausmitarbeiter in diesem Bereich am stärksten gefordert sind, da sie sich nicht nur körperlich und geistig, sondern auch emotional engagieren müssen. Fähigkeiten, wie Verständnis zeigen, auf Patienten und Angehörige eingehen, zuhören können, selbst reden können sind entscheidend für eine hohe Interaktionsqualität (vgl. EICHHORN, S./SCHÄR, W., 1997 (b), S. 32).

„Die Interaktionsqualität spielt vor allem auf den Pflegeeinheiten und in den Leistungsstellen der Diagnostik und Therapie eine besondere Rolle. Sie hängt vom Verhalten der Krankenhausmitarbeiter ab, von der Aufnahme des Patienten bis zur Entlassung (EICHHORN, S./SCHÄR, W., (b), 1997, S. 32).“
„Ein Patient wird immer aus einer für ihn unzureichenden Kontaktsituation und von der einzelnen unbefriedigenden Betreuung auf die Gesamtqualität der Krankenhausleistung schließen" (EICHHORN, S./SCHÄR, W., 1997 (b), S. 32).

Nach HELMIG haben folgende Leistungskomponenten eine Bedeutung im Hinblick auf die Gesamtzufriedenheit des Patienten:

Zufriedenheit mit der Qualifikation des ärztlichen Personals	+++
Zufriedenheit mit der Qualifikation des pflegerischen Personals	+++
Zufriedenheit mit der Unterbringung	+++
Zufriedenheit mit den Wartezeiten	++
Zufriedenheit mit der medizinischen Ausstattung	+
Zufriedenheit mit dem Freizeitangebot	+
Zufriedenheit mit dem Freizeitangebot	+
+++ starker Effekt ++ mittlerer Effekt + schwacher Effekt	

Tabelle 26: Leistungskomponenten die Einfluss auf die Kundenzufriedenheit im Krankenhaus haben (vgl. HELMIG, B.,1997, S. 118)

Grundlegend für eine Kundenorientierung ist die Tatsache, dass der Patient umfassende Informationen benötigt. Informationen reduzieren Ängste, erzeugen Bereitschaft und sind somit ein wichtiger Erfolgsbestandteil für den Erfolg der pflegerischen und medizinischen Maßnahmen (vgl. THILL, K.-D., 1999, S. 147).

Entsprechend der fünf Qualitätsdimensionen und ihren allgemeinen Kennzeichen nach PARASURAMAN ergeben sich die in Tabelle 21 dargestellten Anforderungen an Krankenhäuser zur Optimierung der Leitungsqualität.

Dimension: Annehmlichkeiten des tangiblen Umfeldes
Kennzeichen allgemein: Bezieht sich auf das äußeres Erscheinungsbild des Ortes, insbesondere die Ausstattung der Räume und das Erscheinungsbild des Personals
Spezifische Anforderungen an Krankenhäuser: – Personal ist der Leistungserbringung qualitativ angepasst.   – Sachliche Betriebsmittel stehen rechtzeitig zur Verfügung (z. B. Prothesen zur Implantation).   – Regelmäßige interne und externe Fortbildungsmaßnahmen für Mitarbeiter zur Erlangung aktuellen Fachwissens.   – Förderung des Wissens durch Praxiserfahrungen (z. B. durch Maßnahmen des „job design").   – Fehlervermeidung durch vorbeugendes Verhalten (z. B. Riskmanagement).   – kontinuierliche Verbesserung aller Prozesse.   – Reduzierung der Prozessstörungen.   – Reduzierung von Abstimmungsproblemen mit Hilfe einer optimalen Kommunikation (IT-Lösungen).   – Mitarbeiter verfügen über gute Sprachkenntnisse im Bereich der deutschen Sprache.   – Die Institution verfügt über die Möglichkeit für Fremdsprachler Übersetzer zur Verfügung zu stellen.   – Die Schweigepflicht wird eingehalten.   – Der Patient kennt den Mitarbeiter mit Namen (Namensschilder mit Dienstbezeichung).   – Zuständigkeitsverteilung ist für den Patienten transparent.   – Patient wird nicht „entpersonalisiert", d. h. Anrede der Patienten entsprechend mit Herr…/Frau… und nicht mit „Du" oder „die Galle in 414".   – Leistungen werden dem Patient transparent gemacht (Informationsgespräche, Broschüren,…).
Dimension: Zuverlässigkeit
Kennzeichen allgemein: Fähigkeit des Dienstleistungsanbieters, die erwartete Leistung auf dem anvisierten Niveau erfüllen zu können („MACHEN").
Spezifische Anforderungen an Krankenhäuser: – Die medizinische und pflegerische Versorgung orientiert sich an wissenschaftlichen Erkenntnissen.   – Es existieren Behandlungsstandards.   – Patient erhält genügend Informationen (Beratung) über mögliche Behandlungsmethoden, ihre Chancen und Risiken.   – Terminierungen werden eingehalten.   – Die eingesetzten Materialien entsprechen hohen Qualitätskriterien in Bezug auf Sicherheit.

Dimension: Reaktionsfähigkeit
Kennzeichen allgemein: Bereitschaft, spezifische Anforderungen zu erfüllen (= Kundenwünsche). Dies beinhaltet auch die Reaktionsbereitschaft und die Schnelligkeit, mit der dies geschieht („MARKTORIENTIE-RUNG")
Spezifische Anforderungen an Krankenhäuser – Förderung einer „Wollens-Kultur" der Mitarbeiter im Rahmen der Personalentwicklung (Motivation, Identifikation). – Wartezeiten sind nicht vorhanden, bzw. minimal. – Das Krankenhaus verfügt über genügend Personal (z. B. Personalpool, flexible Arbeitszeitstrukturen).
Dimension: Einfühlungsvermögen
Kennzeichen allgemein: Bereitschaft und Fähigkeit des Unternehmens, jedem einzelnen Kunden die notwendige Fürsorge und Aufmerksamkeit entgegenzubringen („INDIVIDUELL ORIENTIERT")
Spezifische Anforderungen an Krankenhäuser: – Kundenwünsche werden befriedigt. – Die Individualität des Patienten wird berücksichtigt. – individuell orientierte Pflegeplanung. – Der Patient wird in seiner Rolle als Gesprächspartner akzeptiert. – Der Patient wird mit Freundlichkeit behandelt. – Die Behandlung des Patienten erfolgt unter einer ganzheitlichen Betrachtungsweise, die sowohl die Krankheit als auch die Umfeldbedingungen des Patienten berücksichtigt. – Patientenbeschwerden werden ernst genommen und die Gründe für die Beschwerden werden schnellst möglichst beseitigt (Beschwerdemanagement). – Patientenaufnahmen/Aufklärungsgespräche finden unter Berücksichtigung der Schweigepflicht statt (es sind keine anderen Personen anwesend).

Tabelle 27: Qualitätsdimensionen und ihre Kennzeichen für Krankenhäuser nach PARASURAMAN et al. (modifiziert nach MEFFERT, H./BRUHN, M., 2000, S. 212 ff.).

3.3.5.5.3 Möglichkeiten der Diversifikation von Serviceangeboten im Bereich der Krankenpflege

Pflegeüberleitung als Serviceangebot des Pflegepersonals

Im Bereich der Serviceangebote und der integrierten Versorgung kommt der Pflegeüberleitung eine entscheidende Bedeutung zu, um eine kontinuierliche Sicherstellung eines qualitativ hochwertigen Pflegeniveaus auch über den Krankenhausaufenthalt hinaus zu gewährleisten.

„Dabei soll die Pflegeüberleitung als Beratung im Sinne einer pflegerischen Gesundheitsfürsorge und als Ergänzung zum Leistungsangebot eines bestehenden Sozialdienstes dienen" (SCHMIDT, H.-U./RIEHLE, M.E., 2000, S. 220).

Diese Form der Pflege kann sowohl bei der vor- und nachstationären Behandlung, als auch bei einer stationären Weiterbehandlung oder Rehabilitation eine lückenlose und fachgerechte Betreuung der Patienten sichern helfen. Um den Anforderungen nach einer integrierten, umfassenden und ganzheitlichen Betreuung und Versorgung gerecht zu werden,

„...sind Arbeitsansätze und Organisationsformen gefragt, die dazu beitragen können, die einrichtungs- und arbeitsfeldübergreifende Koordination und Zusammenarbeit zu verbessern" (DAMKOWSKI, W. et al., 1997, S. 184).

Kaum ein Betroffener hat die Übersicht über die derzeit vorhandenen Hilfsangebote und Möglichkeiten auf dem Markt der gesundheitlichen Versorgung, um für sich ein individuelles Vorgehen zu gestalten. Diese fehlende Verzahnung zwischen den unterschiedlichen Versorgungssystemen, verursacht durch ein fehlendes Schnittstellenmanagement, führt zu Einbußen der Dienstleistungsqualität zu Lasten von Kunden und Anbietern.

„Es droht somit die Minderung von Effizienz und Qualität, da eine ganzheitliche und integrative Aufgabenwahrnehmung im Hilfesystem und zuverlässige Formen der Kooperation und Vernetzung zwischen den einzelnen Versorgungsbereichen fehlen (Versorgungsketten)" (DAMKOWSKI, W. et al., 1997, S. 184).

Das bisher bekannteste Projekt des Schnittstellenmanagements in der Pflege ist das von JOOSTEN populär gemachte Model der Pflege-Überleitung vom Krankenhaus in die ambulante Betreuung, „Von der Lücke zur Brücke". Durch verschiedene Beispiele konnte diese Initiative die Bedeutung der Weiterleitung pflegespezifischer Informationen für den Patienten und die zukünftig zu betreuende Institution deutlich machen. Eine Auswertung der Aktivitäten der Krankenschwestern/-pfleger für die „Pflege-Überleitung", ergab für den Zeitraum von sechs Monaten eine Kostenersparnis von 194 380 € (380 175 DM) für das Krankenhaus (vgl. JOOSTEN, M., 1995, S. 685).

In diesem Sinne könnte eine Pflege-Überleitung aber nicht nur im Bereich der Entlassung aus dem Krankenhaus in den ambulanten Bereich erfolgen. Auch die Verzahnung mit stationären Altenpflegeeinrichtungen oder Gesundheitseinrichtungen, die die Weiterbehandlung des Patienten im Rahmen gemeinsam zu erbringender Fallpauschalen garantieren, könnte auf diesem Wege erfolgen. Positive Folgen wären eine durch einen verbesserten Informationsfluss initiierte Zeitersparnis bei der Erfassung von krankheitsspezifischen und pflegerelevanten Daten und somit bei der Erstellung einer Pflegeplanung. Dadurch kann eine verkürzte Liegezeit des Patienten erreicht werden, was sich auch für das Krankenhaus in einer niedrigeren Fehlbelegungszahl positiv auswirken kann. Doppeluntersuchungen können vermieden werden und eine Steigerung der Pflegequalität während und nach dem Krankenhausaufenthalt kann erreicht werden. Des Weiteren kann ein durch solche Maßnahmen verbessertes Image in der Öffentlichkeit zu einem höheren Patientenzufluss führen.

Mögliche strategische Kennzahlen:

- Anzahl der Einrichtungen, mit denen Kooperationen zur Pflege-Überleitung bestehen
- Anzahl der Patienten/Angehörige, die das Beratungsangebot in Anspruch genommen haben
- Anzahl der Patienten, für die eine Pflege-Überleitung stattgefunden hat.

Serviceangebote im Bereich der Gesundheitsförderung durch das Pflegepersonal

Im Krankenpflegegesetz vom Juni 1985 sind in § 4 Abs. 1 die gesetzlichen Aufgabenstellungen für beruflich Pflegende zur Anregung, Anleitung und Rehabilitation von Patienten im Rahmen des gesundheitsfördernden Verhaltens formuliert (vgl. KURTENBACH, H., 1994, S. 7). Auch die Berufsgruppe der Pflegenden hat den mit der pflegerischen Versorgung verbundenen Auftrag der Gesundheitsförderung bereits in ihrer Berufsordnung festgeschrieben:

„Pflege dient der Förderung der Gesundheit, Verhütung von Krankheit, Wiederherstellung von Gesundheit, Linderung von Leiden und der Begleitung sterbender Menschen" (DBFK, 1992, S. 4).

Damit wird „Gesundheitsförderung" zu einem integrativen Bestandteil pflegerischer Dienstleistung. In diesem Bereich eröffnen sich eine Reihe neuer Tätigkeitsfelder für die Pflege, indem sie versucht

„… persönliche Kompetenzen zu vermitteln, damit Menschen befähigt werden, selbst sachkundig Einfluss auf ihre Gesundheit und deren Bedingungen zu nehmen, und in die Lage versetzt werden, eigene Entscheidungen in Bezug auf ihre persönliche Gesundheit zu treffen" (BEIER, J., 1997, S. 13).

In diesem Rahmen ist ein Projekt „Raucherentwöhnung" für Patienten (auch für Mitarbeiter) im Krankenhaus vorstellbar, welches von Pflegekräften getragen wird. Gerade das Problem des Rauchens stellt ein großes Gesundheitsrisiko dar, welches in vielen Pflegeplanungen als Pflegeproblem dokumentiert wird. Bei der Lösung dieses Problems ist der Patient aufgrund fehlender Angebote, außer Ermahnungen, doch mit dem Rauchen aufzuhören, dann oft sich selbst überlassen.

„Ausstiegshilfen und Entwöhnungsseminare werden in Deutschland in kaum einem Krankenhaus angeboten und sind inzwischen zum fast alleinigen Betätigungsfeld von Erwachseneneinrichtungen geworden, seit sich im Zuge der Gesundheitsstrukturreform die Krankenkassen aus diesem Bereich zurückziehen mussten. Für die Pflege kann es jedoch kaum befriedigend sein, Patienten zur Lösung grundlegender Pflegeprobleme an die örtlichen Volkshochschulen verweisen zu müssen" (PLETZER, U., 1998, S. 302).

Zunächst einmal sollte durch ein entsprechend zu entwickelndes Programm versucht werden, den Patienten während seines stationären Aufenthaltes für die Problematik des Rauchens und dessen Folgewirkungen zu sensibilisieren. Dies könnte durch regelmäßig stattfindende Informationsgespräche, stationsübergreifend, geschehen. Im Anschluss an den Krankenhausaufenthalt sollte dann die Möglichkeit bestehen, auch weiterhin an solchen Kursen, innerhalb des Krankenhauses, teilnehmen zu können. Für diese Teilnahme hat der Teilnehmer dann eine Gebühr zu entrichten.

In diesem Bereich der Gesundheitsförderung könnte auch über eine Etablierung weiterer Kurse und Angebote nachgedacht werden. Themen wie Kinästhetik, Babymassage, Angehörigenschulungen bei speziellen Krankheitsbildern und der Versorgung von pflegebedürftigen Angehörigen sowie über alternative Heilmethoden (Wickel, Tees, Aromatherapie etc.) könnten aufgenommen werden.

Das Angebot könnte durch ein „mobiles Gesundheitsberatungsteam", auch in Kooperation mit Volkshochschulen, überörtlich tätig werden (z. B. ländliche Gebiete) und so erweitert werden.

Für das Krankenhaus liegt der Vorteil einer solchen Maßnahme in einer Bindung der Kunden an das eigene Unternehmen und eine durch Öffentlichkeitsarbeit gewonnene Möglichkeit der Werbung und der Imageverbesserung. Durch die Maßnahme an sich würde ein Schritt hin zum „Gesundheitszentrum" erfolgen. Langfristig könnte aus den Einnahmen durch diese Tätigkeiten die innerbetriebliche Fortbildung, ein ansonsten zusätzlicher Kostenfaktor für das Krankenhaus, finanziert werden.

Ein verändertes Bewusstsein der Patienten bezüglich ihrer Erwartungen an die Medizin, aber auch bezüglich ihres Mitspracherechts und einer aktiven Beteiligung am Genesungsprozess, induzieren auch ein verändertes Informationsbedürfnis. Ist für den Kunden die Effektivität einer solchen Maßnahme erkennbar, ist er, wie die Untersuchung ergeben hat, auch bereit, dafür zu zahlen. Hier liegen die Möglichkeiten zur Erweiterung der Dienstleistungen im Pflegebereich mit dem zusätzlichen positiven Effekt der Darstellung des Berufsbildes, was nicht zuletzt Vertrauen beim Patienten schafft und den Tätigkeiten der Pflegefachkräfte Transparenz verschafft.

Mögliche Kennzahlen:

- Anzahl der Teilnehmer pro Seminar
- Kosten pro Seminar
- Erlöse pro Seminar.

3.3.6 Die Perspektive Interne Prozesse im Gesundheitsbetrieb

Die „interne Prozessperspektive" setzt sich primär mit denjenigen Geschäftsprozessen auseinander, die für den Unternehmenserfolg besonders entscheidend sind.

> „65 Prozent der Experten sind der Meinung, dass durch intelligente Aufbau- und Ablauforganisation 10 bis 20 Prozent der Kosten reduziert werden können, ohne dass die Versorgungsqualität leidet" (RITTER, J., 2000, S. 653).

Im Rahmen der Prozessorganisation kommt es nicht nur darauf an, bestehende Prozesse zu betrachten, sondern nach Möglichkeit Prozesse neu auszurichten und optimal zu strukturieren. Für den Aufbau einer BSC sollte eine vollständige Wertschöpfungskette interner Prozesse definiert werden.

> „Da die Prozessanforderungen der Balanced Scorecard aus den Zielen der Kundenperspektive und der finanziellen Perspektive abgeleitet werden, wird der Fokus von den existierenden zu den strategischen Prozessen gelenkt" (CZAP, H. et al., 2000, S. 251).

Dabei ist es von wesentlichem Interesse, die Prozesse zu identifizieren, die für das Erreichen der finanziellen und der Ziele der Kundenperspektive maßgeblich sind. Grundlegend ist in diesem Zusammenhang auch die Identifizierung potentieller Kundenwünsche um dementsprechende Prozess-(neu)entwicklungen vorantreiben zu können (vgl. CZAP, H. et al., 2000, S. 251).

Da sich Kundenorientierung auch auf die „internen Kunden" bezieht, ist der Aspekt der bereichsübergreifenden Zusammenarbeit dringend zu berücksichtigen. Dies bedeutet, dass individuell durchzuführende Prozessanalysen für die Neugestaltung und/oder Optimierung betriebsspezifischer Abläufe und der daraus resultierenden Reorganisationen unabdingbar sind.

Eine besondere Bedeutung kommt hier dem Bereich der „Schnittstellen" im Leistungserstellungsprozess im Rahmen der Patientenversorgung zu. Dazu zählen sowohl externe Schnittstellen im Zusammenhang mit anderen Leistungserbringern im Gesundheitswesen, als auch interne Schnittstellen in der Leistungserbringung.

Gerade im System Krankenhaus hängt die Ablauforganisation des Pflegedienstes

> „... eng mit der Ablauforganisation der anderen Berufsgruppen zusammen. Weder die Qualität der Patientenversorgung noch die Arbeitsbedingungen kann daher aus der Perspektive lediglich einer Berufsgruppe adäquat beurteilt werden, sondern es bedarf vielmehr umfassenderen Verfahren der Schnittstellenanalyse, die von einem systemischen Blickwinkel aus ermöglichen, Brüche im Behandlungsverlauf, funktionale Defizite und konfliktäre Strukturen an Schnittstellen zu beurteilen" (BÜSSING, A./BARKHAUSEN, M., 1997, S. 167).

Diese Schnittstellen, definiert als „... interdisziplinäre „Überschneidungen" in der Leistungserbringung im Prozess der Patientenversorgung (...)" (BÜSSING, A./BARKHAUSEN, M., 1997,
S. 167) führen häufig zu Kapazitäts- und Reibungsverlusten und Konflikten.

3.3.6.1 Das Konzept der Schnittstellenanalyse innerhalb der Perspektive Interne Prozesse

Nach BÜSSING und BARKHAUSEN kann ein Konzept der Schnittstellenanalyse durch drei wesentliche Elemente auf der methodologischen Ebene
charakterisiert werden:

„**Störfälle** als grundlegende Analyseeinheiten, **systembezogene Untersuchungsperspektive** als
ganzheitlich systematische Betrachtungsweise, **Prozessorientierung** als ein wichtiges Merkmal
des Systems (...)" (BÜSSING, A./BARKHAUSEN, M., 1997, S. 168).

Eine Darstellung der Methoden und Instrumente zur Schnittstellenanalyse
kann an dieser Stelle nicht erfolgen. Zur Anwendung kommen allgemein
angewandte Techniken wie die Ist-Analyse, Elemente der Organisationsdia-
gnose (z. B. Experteninterviews, Prozessanalysen, Dokumentenanalysen) und
Fragebogenuntersuchungen des Personals. Auch die Implementierung von
interdisziplinären Arbeitsgruppen, Qualitätszirkeln und/oder Projektteams
kann zur Analyse und Reorganisation der vorhandenen Strukturen herangezogen werden.

3.3.6.2 Identifikation von Störfällen und die Reduzierung der Fehlerquoten durch Prozessanalysen im Rahmen des Schnittstellen-Managements

Bei Störungen kommt es zu Zielverfehlungen auf der Organisationsebene.
Sie können Fehler auf der Handlungsebene verursachen. BÜSSING und
BARKHAUSEN unterscheiden zwischen organisatorischen und sozialen Stö-
rungen.

Im Zusammenhang mit den „organisatorischen Störungen" stehen Aufbau-,
Ablauf- und informationstechnische Strukturen im Blickpunkt. Der Fokus,
im Zusammenhang mit „sozialen Störungen" ist auf die Bereitschaft und
Fähigkeit der Organisation und der Organisationsmitglieder zur Kooperation und Veränderungen gerichtet. (vgl. BÜSSING, A./BARKHAUSEN, M.,
1997, S. 168). Im Bereich der „sozialen Störungen" ist auch der Komplex
der „Konflikthandhabung" anzusiedeln, da sie zu Störungen im Betriebsablauf führen können.

Im ambulanten Bereich sind als Akteure, die am Leistungserstellungsprozess beteiligt sind, auch die Angehörigen der Patienten zu nennen. Auch hier spielt die Thematik der „sozialen Störungen" und der Konflikthandhabung eine entscheidende Rolle.

Fehler (und/oder Abweichungen) stehen im Dienstleistungsunternehmen generell in Zusammenhang mit Handlungsweisen von Mitarbeitern und können unterschieden werden nach Fehlerart, Fehlerfolgen und einer Ermittlung des Umfanges der unnötig verbrauchten Ressourcen sowohl im Sach- als auch im Personalbereich.

„Fehler sind Abweichungen, die der Kunde bemerkt oder mögliche Fehler, die aus fachlicher Sicht Abweichungen darstellen und vom Patienten (…) nicht wahrgenommen werden" (RITTER, J., 2000, S. 655).

Fehleranalysen machen Aussagen über unwirtschaftliche Leistungserstellungsprozesse und den damit verbundenen Prozesskosten und Personalbindungszeiten. Ferner sind sie die Basis für ein optimiertes, kundenorientiertes und letztlich zielgerichtetes Handeln von Organisationseinheiten. Die Transparenz von Stärken und Schwächen fördert das Überdenken und die Neugestaltung der Prozesse durch die Beteiligten (vgl. RITTER, J., 2000, S. 659).

So wurde beispielsweise mittels einer Fehlerkostenkalkulation im Rahmen der Speiseversorgung eines 460-Betten-Krankenhauses ein Einsparpotenzial von 107 559,70 € (DM 210 368,50) jährlich aufgedeckt. Im Rahmen der Untersuchung wurde festgestellt, dass in den Leistungsbereichen Küche und Krankenstation pro Woche durchschnittlich 792,5 Fehler auftraten (vgl. RITTER, J., 2000, S. 657).

Dieses Beispiel verdeutlicht, welche Ausmaße in dem Bereich Reduzierung der Fehlerquoten, der neben dem Einfluss auf den Patienten und die Kosten auch entscheidende Auswirkungen auf die Mitarbeiterzufriedenheit hat, indem sich Patientenbeschwerden reduzieren, erreicht werden können.

Grundsätzlich sollte im Unternehmen die Einstellung bestehen, dass Störungen, Fehler und auch Konflikte nicht als etwas Negatives gesehen werden. Vielmehr sollte die Sichtweise kultiviert werden, dass sie eine Chance zur Verbesserung der Betriebsabläufe darstellen, wenn sie konstruktiv genutzt werden und als wichtige Quelle für das Initiieren von Lernprozessen und damit zum organisationalen Lernen führen (vgl. BÜSSING, A./BARKHAUSEN, M.,1997, S. 169).

Aus den bisher dargestellten Ausführungen wird deutlich, dass eine Analyse nur unter Berücksichtigung der einzelnen Teile und des Ganzen (= gesamter Wertschöpfungsprozess) einer Gesundheitseinrichtung erfolgen kann, da nur so eine systemische Betrachtung möglich ist, d. h., dass zur Beurteilbarkeit der gesamten Wertschöpfungskette Teilprozesse identifiziert und analysiert werden müssen (vgl. BÜSSING, A./BARKHAUSEN, M., 1997, S. 169).

3.3.6.3 Die Prozessorientierung als wichtiges Merkmal des Systems Gesundheitseinrichtung

Die Bedeutsamkeit der Prozessorientierung im Gesundheitsdienstleistungs-erstellungsprozess ist schon an vielen Stellen dieser Arbeit explizit zum Ausdruck gekommen.
Generell bezieht sich die Prozessorientierung

> „… auf ein wesentliches Merkmal soziotechnischer Systeme. Zwischen dessen Subsystemen besteht nämlich eine ständige dynamische Wechselbeziehung über die Zeit" (BÜSSING, A./ BARKHAUSEN, M., 1997, S. 170).

Bedingt dadurch, dass der gesamte Wertschöpfungsprozess aus einer Vielzahl von Teilprozessen besteht, ist ein ständiger Austauschprozess zwischen den beteiligten Leistungserbringern erforderlich.

> „Bei der Prozessdarstellung werden die Einzelaktivitäten (Funktionen) – gekoppelt mit Kapazitä-ten, Ressourcen und Dauer – in ihrer logischen und zeitlichen Abhängigkeit dargestellt" (GRATIAS, R., et al., 2000, S. 948).

Mögliche Bereiche im Gesundheitswesen für Prozess-, Schnittstellen- und Fehleranalysen können sein:

- Speisenversorgung
- Einhaltung von Nahrungs- und Flüssigkeitskarenzen (z. B. prä- und post-operativ)
- Einhaltung bestimmter Diäten oder Sonderkostformen
- Arzneimittelversorgung
- iatrogen verursachte Erkrankungen
- Einhaltung hygienischer Vorschriften
- Einhaltung der Unfallverhütungsvorschriften
- Berücksichtigung von Allergien der Patienten
- fehlende Patientendaten (-unterlagen)
- Dokumentation
- Informationsweitergabe
- disziplinäre und interdisziplinäre Zusammenarbeit
- Kooperationsbeziehungen
- Patientenlagerung (Dekubitusprophylaxe)
- medizinische und pflegerische Verordnungen.

Mögliche Kennzahlen:

- Fehlerquoten
- Anzahl der durchgeführten Konfliktgespräche
- prozentualer Anteil einzelner Berufsgruppen in interdisziplinären Arbeitsgruppen
- Kosten einzelner Prozesse.

Von wesentlicher Bedeutung sind auch die durch die Prozesse entstandenen Kosten im Unternehmen.

„Weiter muss eine verursachungsgerechte Verrechnung interner Prozesse erfolgen; Gemein- und Einzelkostenanteile sind zu klären" (GRATIAS, R. et al., 2000, S. 948).

Hier rückt die Prozesskostenrechnung mehr und mehr in den Vordergrund.

Die Prozesskostenrechnung ist eine Vollkostenrechnung, bei der innerbetriebliche Leistungsrechnung tätigkeitsorientiert durchgeführt wird. Hierdurch können Fragen nach den Kosten einzelner Prozesse beantwortet werden. Die Prozesskostenrechnung schafft damit eine wichtige Grundlage für eine innerbetriebliche Bewertung bzw. Einschätzung der Wirtschaftlichkeit von einzelnen Arbeitsprozessen und wiederum Grundlage für Verbesserungsprozesse. Im Hinblick auf eine Strategieorientierung ist es so auch möglich, aussagekräftige Daten über die Wirtschaftlichkeit neuer Angebote zu erhalten. Geschäftsprozesse bilden das Fundament der Prozesskostenrechnung. Es sind nun die Kosteneinflussgrößen (cost driver) und die dahinterstehenden produktionsfaktorverzehrenden Aktivitäten zu ermitteln. Diese Aktivitäten (Teilprozesse) verursachen den Großteil der Gemeinkosten. Ihre Ermittlung und Verknüpfung zu Hauptprozessen ist die wesentliche Aufgabe bei der Entwicklung einer Prozesskostenrechnung. Ziel ist es demnach, den Aktivitätenverbrauch zu ermitteln und mengenorientiert über die Inanspruchnahme von cost drivers durch die Kalkulationsobjekte auf die Kostenträger zu verrechnen. Es geht dabei nicht nur um ein Zurechnungsproblem, sondern es sollen auch die bestehenden Organisationsstrukturen unter Kostengesichtspunkten betrachtet werden (vgl. SIESSEGGER, T., 1997, S. 189 f.).

3.3.6.4 Der Pflegeprozess als Kernprozess in der ambulanten und stationären Pflege

Vorstehende Ausführungen haben in vielfältiger Weise deutlich gemacht, dass den Pflegekräften in den Gesundheitsbetrieben eine besondere Bedeutung zukommt. Diese resultiert vor allem aus der Kundennähe innerhalb des Dienstleistungsbetriebes. Dies ist unabhängig von der Tatsache zu sehen, ob es sich um einen eher arztfernen eigenständigen Bereich wie die ambulante Pflege oder um einen arztnahen anweisungsgebunden Bereich wie das Krankenhaus handelt. Aus diesem Grund kann man dem Pflegeprozess eine besondere Bedeutung zumessen.

Bereits in den späten 50er bzw. frühen 60er Jahren finden sich Ansätze des Pflegeprozesses bei verschiedenen amerikanischen Pflegetheoretikerinnen (HILDEGARD PEPLAU 1953; IDA ORLANDO 1961). Mit Beginn der 80er Jahre wurde der Pflegeprozess, nicht zuletzt durch die Festschreibung im

Krankenpflegegesetz (vgl. § 4 Abs. 1), auch in Deutschland bekannt und orientierte sich dabei am Modell der Weltgesundheitsorganisation (WHO), mit der Definition des Problemlösungsprozesses in der Pflege als Vier-Phasen-Modell (Einschätzung-Planung-Durchführung-Bewertung).

In den vergangenen Jahren hat sich zunehmend das Modell von FIECHTER und MEIER durchgesetzt, das auf dem Modell der WHO basiert, einzelne Schritte aber differenzierter darstellt.

„Der Pflegeprozess hat zum Ziel, auf systematische Art und Weise dem Bedürfnis des Patienten nach pflegerischer Betreuung zu entsprechen. Der Pflegeprozess besteht aus einer Reihe von logischen voneinander abhängigen Überlegungs-, Entscheidungs- und Handlungsschritten, die auf eine Problemlösung, also auf ein Ziel hin, ausgerichtet sind und im Sinne eines Regelkreises ein Feedback in Form von Beurteilung und Neuanpassung enthalten" (FIECHTER, V./MEIER, M. 1990, S. 30).

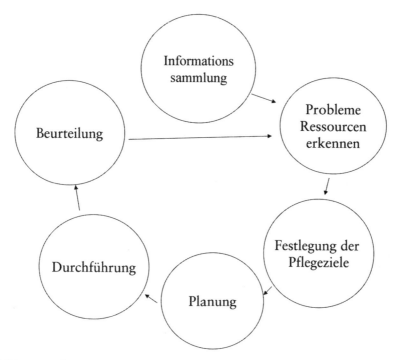

Abbildung 15: Pflegeprozess nach FIECHTER/MEIER (Regelkreismodell)

Der Pflegeprozess besteht aus 6 Schritten, die im Sinne der Balanced Scorecard als betrieblicher Leistungsprozess definiert werden können. FIECHTER und MEIER stellen klar, dass es sich beim Pflegeprozess sowohl um einen Problemlösungs- als auch um einen Beziehungsprozess handelt.

„Dieser Prozess ist ein dynamischer Vorgang, der sowohl als Beziehungs- als auch als Problemlösungsprozess in jeder Phase von allen anderen Phasen beeinflusst und auch reguliert wird" (DBFK, 1996, S. 6).

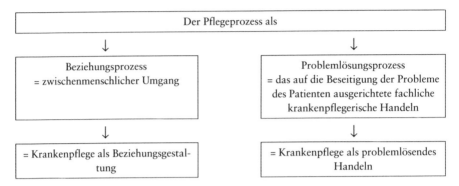

Abbildung 16: Der Pflegeprozess als Beziehungs- und Problemlösungsprozess

Der Aspekt der Beziehung innerhalb des Pflegeprozesses trägt, wie bereits im Abschnitt Kundenperspektive verdeutlicht wurde, entscheidend zur Kundenorientierung bei.

Der Pflegeprozess als Handlungsinstrument gibt jedoch keine pflegerischen Normen oder Methoden vor. Erst durch den Bezug zu einem Pflegemodell / einer Pflegetheorie erhalten Pflegende einen Handlungs- und Bezugsrahmen.

„Der Pflegeprozess wird irrtümlicherweise oft als eigenständiges Pflegemodell verstanden. Der Prozess steht natürlich im luftleeren Raum; erst in einem konzeptionellen Rahmen wird er anwendbar" (ROPER, N. et al., 1993, S. 34).

Die Pflegetheorie als Handlungs- und Bezugsrahmen des Pflegeprozesses

Im Hinblick auf die Orientierung der Pflege in Deutschland am medizinischen Krankheitsmodell zeigt die Pflegepraxis, dass sich dieses Model als Rahmen für die Pflege (= krankheitsorientierte Pflege) nicht eignet,

„... weil es der Komplexität von Pflege nicht gerecht werden kann" (STEPPE, H., 1989, S. 255).

In Zusammenhang mit der Abkehr der Pflege vom medizinischen Model und der Hinwendung zu einer patientenorientierten und eigenständig verantworteten Pflege ist es notwendig, ein selbständiges Theoriegebäude als Grundlage zu besitzen. Aus diesem Grund kommt den Theorien der Pflege eine besondere Bedeutung zu.

Nach KÄPPELI ist eine Pflegetheorie

„... eine abstrakte Aussage über verschiedene Konzepte der wahrnehmbaren (empirischen) Welt, die miteinander in Beziehung stehen" (KÄPPELI, S., zitiert in: STEPPE, H., 1989, S. 256).

Eine Pflege-Theorie ist demnach aus Ideen und Konzepten aufgebaut, die systematisch miteinander verknüpft werden. Sie soll bestimmte Phänomene erklären und vorhersagen. Eine Pflegetheorie bezieht Erkenntnisse aus anderen wissenschaftlichen Disziplinen mit ein und überträgt deren Inhalt auf die jeweilige Situation in der Krankenpflege.

Nach Meileis lassen sich grundsätzlich die drei folgenden Kategorien von Pflegetheorien unterscheiden:

- Bedürfnismodelle
- Interaktionsmodelle
- Pflegeergebnismodelle (vgl. STEPPE, H., 1989, S. 258).

Aus der bestehenden Theorievielfalt muss ein Model als konzeptionelle Basis für die Pflegepraxis ausgewählt werden. Dabei ist darauf zu achten, dass sich die ausgewählte Theorie im Einklang mit der Pflegephilosophie der Einrichtung befindet. Aus einer Pflegetheorie lassen sich Ziele und Qualitätsansprüche, sowie konkrete Handlungsvorschläge ableiten.

Derzeit existieren eine Vielzahl von Pflegetheorien, die in der Mehrzahl aus dem angloamerikanischen Bereich stammen. In Deutschland befindet sich die Anwendung und Entwicklung von Pflegetheorien auch zum heutigen Zeitpunkt noch in den Anfängen. Jedoch hat Krohwinkel im deutschsprachigen Raum mit ihrer Studie „Der Pflegeprozess am Beispiel von Apoplexiekranken" aufgezeigt, dass ohne Prozesspflege durch Diskontinuität auch optimale Pflegeleistungen einzelner Personen neutralisiert werden und Abhängigkeit, Isolation und Ungewissheit beim Patienten gefördert wird. Aus dieser Erkenntnis hat sie ein eigenes Pflegemodell, das der ganzheitlich fördernden Prozesspflege entwickelt. Auf dessen konzeptionelle Inhalte kann hier nicht näher eingegangen werden.

Grundsätzlich wird aber durch die Studien von Krohwinkel klar, dass der Pflegeprozess ein Instrument ist um Pflege planbar durchführbar und nachweisbar zu machen, hierzu jedoch ein konzeptionelles Rahmenmodell benötigt wird. Somit, so Krohwinkel, spielt der Pflegeprozess, eingebettet in ein konzeptionelles Rahmenmodell, eine zentrale Rolle bei der Förderung und Unterstützung der Fähigkeiten und Unabhängigkeit des Patienten.

„Die Einführung ganzheitlich-fördernder Prozesspflege ist deshalb aus gesundheitlichen, ausbildungspolitischen und arbeitspolitischen als auch wirtschaftlichen Gründen dringend erforderlich" (KROHWINKEL, M., 1993, S. 276).

Aus diesen, wenn auch verkürzt dargestellten Ausführungen wird deutlich, welchen Beitrag Pflegeprozess und Pflegetheorie zur kundenorientierten Gestaltung der Pflege leisten kann.

3.3.6.5 Strukturelle Voraussetzungen zur Gestaltung des Pflegeprozesses

Die Pflegephilosophie
Als Basis effektiver und effizienter Arbeit und als Grundlage für die Qualitätssicherung einer Gesundheitseinrichtung muss die Betriebsphilosophie angesehen werden. Aus dieser wiederum leitet sich die Pflegephilosophie ab. Diese

> „…beschreibt die Wertorientierung eines Pflegedienstes. Sie deklariert die pflegerische Grundeinstellung, die zur Erreichung der Pflegeaufgaben richtungsweisend ist. Sie bestimmt damit den Charakter und die Atmosphäre eines Pflegedienstes" (KELLNHAUSER, E., 1991, S. 1998).

Die Zielsetzung der Pflegephilosophie besteht aus spezifischen Verpflichtungen durch deren Einhaltung die angestrebten Ziele erreicht werden sollen.
Mit der Formulierung einer Pflegephilosophie wird angestrebt, eine gleichbleibend hohe Pflegequalität durch die gleiche Pflegeauffassung im Pflegeteam zu erreichen. Somit ist eine Pflegephilosophie eine Grundvoraussetzung für die pflegerische Qualitätssicherung einer Gesundheitseinrichtung.
Die Pflegephilosophie macht grundsätzlich Aussagen:

- zu einem Konzept zum Menschen (z. B. humanistisches Menschenbild)
- zum Führungsstil der PDL
- zum Umgang miteinander (Arbeitsklima der Pflege)
- zur Art der interdisziplinären Zusammenarbeit
- zur Förderung der beruflichen Entwicklung der Mitarbeiter
- zur Fort- und Weiterbildung des Pflegepersonals
- zum Patienten als Person mit Entscheidungsrechten
- zur Beziehung zwischen Patient und den Krankenhausangehörigen (Kommunikation)
- zur Miteinbeziehung der Angehörigen in den Krankheits- bzw. Gesundheitsprozess des Patienten
- zum Ressourceneinsatz (Personal und Sachmittel)
- zur Anwendung der theoriegeleiteten Pflegeprozess-Methode,
- darüber, dass die Pflege des Patienten im Bezugsrahmen eines Pflegemodells, mit Hilfe von theoriegestützten Standards, geplant durchgeführt wird
- zum theoretischen Bezugsrahmen der Pflege (Pflegetheorien/Pflegewissenschaft/Pflegeforschung)

- zum Pflegeorganisationssystem = Pflegemodus (z. B. Bezugspflege)
- zu Kooperationsbeziehungen innerhalb des Pflegedienstes oder zu anderen Berufsgruppen (intern und extern).

Vom visionären Leitbild der Pflegephilosophie wird die konkrete Zielsetzung des Pflegedienstes abgeleitet, deren Bedeutung für den Handlungsrahmen der Pflege, der Zufriedenheit der Patienten und Mitarbeiter somit von entscheidender Bedeutung ist. Somit ist die Kenntnis der Pflegephilosophie als wesentliches Element für eine von Kontinuität und Zielausrichtung geprägten Arbeitsweise, sowie für eine Identifikation anzusehen. Somit können diesbezügliche Kennzahlen ein Wegweiser für das Management sein ihre Kommunikationsstrukturen und Prozesse zu überdenken und gegebenenfalls zu modifizieren.

Mögliche Kennzahlen:

- Anzahl der Mitarbeiter, denen die Pflegephilosophie bekannt ist
- Anzahl der Mitarbeiter, die die Inhalte der Pflegephilosophie positiv beurteilen
- Anzahl der Mitarbeiter, die aufgrund der Pflegephilosophie ihre Tätigkeit in der Einrichtung aufgenommen haben.

Die Arbeitsorganisation des Pflegedienstes

Verschiedene Studien zeigen auf, dass zwischen der Effektivität des Pflegeprozesses und der pflegerischen Arbeitsorganisation ein Zusammenhang besteht. So legten Studien dar, dass sich eine tätigkeitsorientierte (funktionelle) Organisation im Gegensatz zu einer patientenorientierten Organisation nachhaltig negativ auf die Selbständigkeit (Unabhängigkeit) der Patienten auswirkt. Auch ist ein signifikant häufigeres Auftreten von Komplikationen nachzuweisen. Diese Komplikationen bewirkten beispielsweise eine Verlängerung der Verweildauer von durchschnittlich 32 Tagen (MILLER 1987 zitiert in: KROHWINKEL, M., 1993, S. 64)

Im Gegensatz zur „funktionellen Organisationsform" der Pflege (=Funktionspflege), die gekennzeichnet ist durch die Ausführung einer Tätigkeit durch eine Pflegekraft bei allen Patienten einer Station, ist die „patientenorientierte Organisationsform", der nach SCHLETTIG und VON DER HEIDE die Gruppen-, Zimmer-, Bereichs-, Bezugspflege und das Primary Nursing zugeordnet werden können, durch die ganzheitliche Betreuung mehrerer Patienten durch eine Pflegekraft gekennzeichnet (vgl. SCHLETTIG, H.-J./VON DER HEIDE, U., 1993, S. 67).

Die Gegensätzlichkeiten der beiden Formen von Pflegesystemen können aus nachstehender Tabelle entnommen werden.

„Funktionale Organisationsform" der Pflege	↔	„Patientenorientierte Organisationsform" der Pflege
Funktionsorientierung	↔	Patientenorientierung
Teil	↔	Ganzes
Begrenzung (nur Teilinformationen über Patient vorhanden)	↔	Überblick (hoher Informationsgrad der Pflegekräfte über den Patienten)
Anordnungsausführung (starke Hierarchiestruktur – Macht der Stationsleitung)	↔	Planungs- und Ausführungskompetenz (flache Hierarchiestruktur)
Ausführungsverantwortung	↔	Gesamtverantwortung
hohe Anzahl von Bezugspersonen, dadurch bedingt geringe Kontinuität in der Pflege	↔	reduzierte Anzahl von Bezugspersonen
viele Unterbrechungen des Tagesablaufes	↔	mehr Ruhe
Einsatz von Hilfskräften möglich	↔	hoher Qualifikationsgrad des Personals erforderlich

Tabelle 28: Gegensätzliche Prioritäten in der funktionellen und patientenorientierten Organisationsform der Pflege (modifiziert nach: SCHLETTIG, H.-J./VON DER HEIDE, U., 1993, S. 75).

Der Einsatz der Funktionspflege als Arbeitsorganisation wird in der Literatur als unzeitgemäß und kontraproduktiv beschrieben (vgl. ELKELES, T., 1997, S. 54; SCHLETTIG, H.-J./VON DER HEIDE, U., 1993, S. 68), da sie

> „… im Widerspruch zu der im Rahmen der Modernisierung von Dienstleistungen eingeforderten und einzufordernden Patienten- bzw. Klientenorientierung (…)" (ELKELES, T., 1997, S. 54)

steht. Auch die geäußerte Kritik an der Funktionspflege durch die Pflegenden selbst macht deutlich, dass eine Abkehr von dieser Pflegeform mit dem Ziel der Mitarbeiterorientierung angebracht ist. So kam ELKELES in seiner Studie „Arbeitsorganisation in der Krankenpflege" 1988 zu dem Ergebnis, dass als demotivierende Aspekte in der Krankenpflege vor allem fehlende Verantwortung, mangelnde Information, Monotonie, Sinnentleerung der Arbeit und qualitative Unterforderung zu berücksichtigen sind (vgl. ebenda). Außerdem bedingen

> „… die Standardisierung der Arbeitsorganisation und die Weisungsabhängigkeit die Unzufriedenheit der Pflegekräfte, ihre Demotivation und einen hohen Krankenstand (…)" (ELKELES, T., 1997, S. 68).

Im Unterschied zur **„funktionellen Pflege"** orientiert sich die **„patientenorientierte Pflege"** am einzelnen Patienten. Dieser wird so zum organisierenden Element der Pflege. Die in Tabelle 28 dargestellten Aspekte der **„patientenorientierten Pflege"** verdeutlichen ihre Vorteile gegenüber der **„funktionellen Pflege"**.

Nach Haug kann die patientenorientierte Pflege

„… als eine Pflegeorganisation bewertet werden, die den Pflegekräften große Autonomie und Abwechslung ermöglicht und nicht zuletzt aus diesem Grund zur Zufriedenheit der Pflege-kräfte führt" (HAUG, K., 1997, S. 68).

Auch werden durch die funktionale Pflege weder die Handlungskompeten-zen noch das Wissensspektrum der Pflegenden erhöht, was einer innovativen Ausrichtung des Gesundheitsbetriebs gegenübersteht.

3.3.6.6 Instrumente zur qualitäts- und kundenorientierten Gestaltung des Pflegeprozesses

Der Einsatz von Pflegestandards
STÖSSER definiert Pflegestandards als

„… allgemein gültige und akzeptierte Normen, die den Aufgabenbereich und die Qualität der Pflege definieren. Pflegestandards legen themen- oder tätigkeitsbezogen fest, was die Pflege-person in einer konkreten Situation generell leisten wollen/sollen und wie diese Leistung aus-zusehen hat" (STÖSSER VON, A., 1994, S. 2).

Entsprechend den drei Qualitätsdimensionen nach DONABEDIAN unterschei-det man zwischen Struktur-, Prozess und Ergebnisstandards.

Pflegestandards definieren also die angestrebte Qualität von Pflegeleistungen und die Vorgehensweise zur Erreichung der vereinbarten Ziele und machen so das pflegerische Handeln transparent. Dadurch, dass Pflegestandards einen verbindlichen Charakter für alle Mitarbeiter haben, wird eine Basis für ein gemeinsames Pflegeverständnis geschaffen und ein einheitliches Han-deln nach festgelegten Kriterien möglich gemacht. Somit ist die Kontinuität in den pflegerischen Verhaltensweisen gewährleistet, wodurch die Verunsi-cherung von Patienten und Personal abnimmt.

Pflegerische Leistungen werden durch Pflegestandards nachvollziehbar, ver-gleichbar und beurteilbar. Die durch Pflegestandards herbeigeführte Trans-parenz von Leistungsbedarf und -effizienz ermöglicht es, die Kosten der Lei-stungserbringung in der Pflege zu ermitteln. Zudem können sie die Pflegedokumentation und die Pflegeplanung innerhalb des Pflegeprozesses vereinfachen.

Mögliche Kennzahlen:

- prozentualer Anteil der Standards, die anhand der publizierten evi-dence based nursing überprüft sind
- Zeitraum, in dem Standards überarbeitet werden
- Sachkosten des Standards „x"
- Personalkosten des Standards „x".

Die Pflegevisite

„Die Pflegevisite ist ein regelmäßiger Besuch bei und ein Gespräch mit dem Patienten über seinen Pflegeprozess" (SCHLENKER-FERTH, C., 1998, S. 5).

Neben dem Patienten, seinen Bezugspersonen und leitenden Pflegekräften können auch Mitglieder des gesamten therapeutischen Teams an einer Pflegevisite beteiligt sein. Sie kann wöchentlich, monatlich zu regelmäßig festgelegten Terminen oder auch sporadisch durchgeführt werden. Ziel ist die inhaltliche Auseinandersetzung mit dem bisherigen Behandlungsverlauf des Patienten. Dabei sollen sowohl die Pflegeprobleme, die Ressourcen und die bisher durchgeführten Pflegeinterventionen berücksichtigt werden. Die Pflegevisite zeigt auch auf, in welchem Ausmaß das bisherige Pflegeergebnis mit den Pflegezielen übereinstimmt (vgl. SCHLENKER-FERTH, C., 1998, S. 5). Durch die gemeinsame Diskussion im therapeutischen Team ist eine differenzierte und qualifizierte Betrachtung der Situation des Patienten möglich. Durch die Verknüpfung des Fachwissens der Mitarbeiter aus den unterschiedlichen Berufsgruppen ist eine hohe Qualität der Dienstleistungserstellung garantiert.

In einem gemeinsamen Gespräch mit dem Patienten wird das weitere Vorgehen festgelegt.

Die Pflegevisite

„... bezieht den Patienten als mündigen Partner voll mit ein, sofern dessen Gesundheitszustand es ermöglicht. Durch diese Vorgehensweise wird sichergestellt, dass die Bedürfnisse und Ressourcen des Patienten in die Pflege einfließen und er seine Fragen, Ängste und Wünsche äußern kann. Er steht im Mittelpunkt des Geschehens" (CHRISTIAN, M., 1997, S. 77).

Im Sinne einer kundenorientierten Dienstleistungserstellung ist die Implementation dieses Instrumentes der Pflege in die pflegerische Ablauforganisation zu befürworten (vergleiche auch Dienstübergabe mit dem Patienten).

Die im Klinikbereich schon seit längerem praktizierte Pflegevisite hat erst in jüngster Zeit Einzug in den ambulanten Bereich gehalten, da sie auch explizit (§ 80 SGB XI) als Qualitätssicherungsmaßnahme genannt wird. Die Pflegevisite ist hier generell Aufgabe der Pflegedienstleitung. Neben ihr nehmen die verantwortliche Pflegefachkraft, der jeweilige Patient und gegebenenfalls weitere Personen (Arzt, Krankengymnasten, ehrenamtliche Helfer) daran teil. Die Pflegevisite in der ambulanten Pflege benötigt infolgedessen organisatorische Vorarbeit (z. B. Information und Einverständnis des Patienten, Einladungen von weiteren Personen, Terminabsprachen).

Die Aufgabe der PDL bei der Pflegevisite ist es, orientiert am Pflegeprozess

- die Pflegesituation einzuschätzen
- die geleistete Pflege zu überprüfen
- die Dokumentation zu überprüfen

- Hilfen zu geben und konstruktive Kritik zu üben
- sich einen Überblick über wirtschaftliche Aspekte zu verschaffen
- Pflegeaufwand und -intensität zu erfassen.

Neben der Verbesserung und Koordination aller Hilfsangebote sowie der Steigerung der Kundenzufriedenheit kann die Pflegevisite dazu genutzt werden, offene und latente Wünsche des Kunden zu eruieren und gegebenenfalls Erkenntnisse für das Leistungsspektrum des Pflegedienstes zu erhalten. Grundlegend ist zudem die Nachbereitung der Pflegevisite. Besonders das Nachgespräch mit dem zuständigen Mitarbeiter ist von Bedeutung. Die Pflegevisite kann durch den Blick auf die fachliche und persönliche Kompetenz des Mitarbeiters auch als Personalentwicklungsinstrument in Zusammenhang mit „learning on the job" angesehen werden (vgl. RATZ, B., 2001, S. 24 f.).

Mögliche Kennzahlen:

- – Anzahl der durchgeführten Pflegevisiten pro Patient
- – Anzahl der Veränderungen in der Pflegeplanung aufgrund der Pflegevisite
- – erkannte Fehler im Rahmen der Pflegevisite, z. B.: fachlich/Dokumentation/Kooperation/Koordination… .

Dienstübergabe mit dem Patienten im stationären Bereich

„Die Dienstübergabe am Krankenbett ist ein regelmäßiger Informationsaustausch in Form eines Kurzbesuches am Patientenbett" (SCHLENKER-FERTH, C., 1998, S. 1).

Sie findet regelmäßig während der Übergabezeit statt und ist im eigentlichen Sinne ein gemeinsamer Informationsaustausch zwischen den Schichten gemeinsam mit dem Patienten. Inhaltlich orientiert sie sich an tages- oder schichtaktuellen Ereignissen und Veränderungen im Pflegeverlauf.

„Der Informationsaustausch dient dazu, die Kontinuität der Pflege in allen Schichten zu erhalten und dadurch die Sicherheit des Patienten zu gewährleisten" (SCHLENKER-FERTH, C., 1998, S. 3).

Durch die Integration des Patienten in den Pflegeverlauf wird die passive Rolle des Patienten durch die Möglichkeit der aktiven Teilnahme ersetzt und die pflegerischen Handlungen werden dem Patienten transparent gemacht. Der Patient hat durch die mitgeteilten Informationen die Möglichkeit, sein eventuell vorhandenes Wissensdefizit bezüglich seiner Erkrankung zu verringern und die Förderung des Genesungsprozesses durch die Aktivierung des Patienten wirkt sich positiv auf seine Compliance aus. Die Interaktion zwischen Pflegenden und Patienten wird verbessert, was sich positiv auf die Beziehungsgestaltung auswirkt. Ein weiterer Vorteil der Dienstübergabe mit dem Patienten liegt darin, dass er seine Bezugspersonen kennt und diese an einem fixen Zeitpunkt für ihn ansprechbar sind. Im Zuge der Kundenorientierung kann das durch diese Organisationsform ausgedrückte Verständnis eines in einem Unternehmen vorherrschenden ganzheitlichen Menschenbildes zum Ausdruck kommen, da es den Patienten als gleichwertigen Gesprächspartner ernst nimmt und die hierarchische Struktur zwischen Patient und Pflegenden abgebaut wird (vgl. SCHLENKER-FERTH, C., 1998, S. 2 ff.).

> „In einer pflegerischen Beziehung hat die Pflegende mehr Wissen, Fertigkeiten und Fähigkeiten im Hinblick auf den abhängigen Zustand des Patienten und ist insofern in einer überlegenen Position, was zu einem Ungleichgewicht in der Beziehung führt. Dies Beziehung gilt es wieder ins Gleichgewicht zu bringen, indem sie den Patienten im Rahmen seiner Möglichkeiten einbezieht" (SCHLETTIG, H.-J./VON DER HEIDE, U., 1993, S. 19).

Wird diese Form der Dienstübergabe an die nachfolgende Schicht im pflegerischen Bereich praktiziert, ist die Reflexion des eigenen Handelns von großer Wichtigkeit. Nur so kann vermieden werden, dass durch mangelnde Sensibilität und durch mangelhafte bzw. fehlende Kenntnisse Schaden angerichtet wird.

Das Ergebnis einer auf diese Art und Weise aktiv gestalteten Pflege-Patienten-Beziehung wird sicher in der Kundenzufriedenheit zum Ausdruck kommen, da sie bei positivem Verlauf wesentliche Kriterien von Patientenansprüchen, wie z. B. ernst genommen werden wollen, Information und Mitspracherecht erfüllt.

Mögliche Kennzahlen:
- Anzahl der nicht durchgeführten Dienstübergaben mit dem Patienten
- Zufriedenheitsindex aus Patientenbefragungen
- zeitliche Dauer der Übergabe am Bett/pro Patient.

3.3.6.7 Wertschöpfung innerhalb des Pflegeprozesses

Im Sinne der Prozessorientierung der Balanced Scorecard und der darin enthaltenen Kundenorientierung ist der Wertschöpfung besondere Aufmerksamkeit zu widmen. Aus Sicht des Kunden stellt ein Prozess eine Folge von wertschöpfenden und nicht wertschöpfenden Phasen dar.

- **Wertschöpfend** sind die Aktivitäten, die aus Sicht des Kunden den Wert der Dienstleistung entweder unmittelbar oder **mittelbar** erhöhen.
- **Direkt wertschöpfend** sind dabei die Aktivitäten, deren Ergebnis der Kunde eindeutig in einer erfolgten Leistungssteigerung des Angebotes wahrnimmt.
- **Indirekt wertschöpfende** Aktivitäten erhöhen den Wert der Dienstleistung nicht direkt, sind aber Voraussetzung für die Durchführung der wertschöpfenden Tätigkeit.

- **Nicht wertschöpfende** Aktivitäten sind jene, die keinerlei Steigerung des Wertes der Dienstleistung erbringen. Diese könnten entfallen, ohne dass der Wert in den Augen des Kunden sinken würde.

Beispiele:

Direkt wertschöpfend:

- Direkte Pflegehandlung

Mittelbar wertschöpfend:

- Aus- und Weiterbildung der Mitarbeiter

Nicht wertschöpfend:

- Nacharbeit aufgrund mangelhafter Qualität (Dekubitusversorgung wegen mangelhafter Prophylaxe)
- unreflektierte Routinearbeiten (routinemäßiges Bettenmachen am Morgen)
- Doppelarbeiten
- Überstunden (= unausgewogene Kapazitäten).

Folgende Fragen können helfen, den Gedanken der Wertschöpfung und die Perspektive des Kunden in den Pflegeprozess zu integrieren:

- Nimmt der Kunde das Ergebnis der Aktivität direkt wahr?

Mit hoher Wahrscheinlichkeit liegen bei der Verneinung der Frage nicht wertschöpfende Aktivitäten vor. Da der Kunde das Ergebnis der Tätigkeit nicht erfährt, kommt es auch zu keiner Beanstandung nicht konformer Prozessergebnisse, die zu einem fehlerhaften Input für den nächsten Prozessschritt führen.

- Welche Tätigkeiten würden entfallen, wenn der Prozess durch eine einzige Person abgewickelt würde?

Aktivitäten mit zahlreichen Schnittstellen und entsprechend hohem Koordinationsaufwand können so identifiziert werden.

- Kann die Aktivität ohne negativen Konsequenzen für das Ergebnis des Gesamtprozesses entfallen?
  Die Frage zielt nach dem Nutzen einer Aktivität.
- Enthält der Prozess Rückkopplungen und Schleifen?

Die Bejahung kann ein Indiz für das Vorliegen von Mehrarbeit aufgrund organisatorischer Mängel sein (vgl. KORTUS-SCHULTES, D, 1998, S. 41 f.).

Diese etwas andere Betrachtungsweise des Pflegeprozesses kann möglicherweise zu einer Kultur der kontinuierlichen Verbesserung und der Ausgestaltung und Optimierung des Pflegeprozesses führen und würde sich für eine weitere Bearbeitung anbieten.

3.3.6.8 Die Schnittstellenproblematik dargestellt anhand des Pflegeprozesses

Die schon oben angesprochene Schnittstellenproblematik soll hier anhand eines Beispiels deutlich gemacht werden:

Der erste Schritt des Pflegeprozesses, die Informationssammlung, ist die Grundlage für alle weiteren Schritte und so von großer Bedeutung. Dieser Schritt ist gekennzeichnet von vielen Schnittstellen, die potenzielle Fehlerquellen oder potenzielle Möglichkeiten von Rückkopplungen und Schleifen darstellen können. Eine aus der Erfahrung der Praxis vermutete Annahme ist hier auch das Auftreten von Doppelarbeit (z. B. gleiche Daten werden von den verschiedenen Abteilungen erhoben).

Aus diesem vereinfacht dargestellten Beispiel wird deutlich, dass sich die Sicht auf Prozesse und deren Optimierung im Gesundheitsbetrieb sowohl aus qualitativ am Kunden orientierten Gesichtspunkten als auch aus wertschöpfenden, wirtschaftlichen Aspekten lohnen würde.

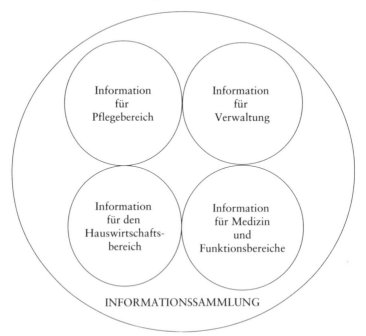

Abbildung 17: Beispielhafte Darstellung der Schnittstellen innerhalb des ersten Schrittes des Pflegeprozesses

3.3.6.9 Besonderheiten der Perspektive Interne Prozesse in der ambulanten Pflege

Hauptmerkmal der ambulanten Pflege ist die Eigenverantwortung des einzelnen Mitarbeiters in der Häuslichkeit der Pflegebedürftigen. Wie bereits im Kapitel zu Kundenorientierung deutlich wurde, spielt der Beziehungsaspekt innerhalb des Pflegeprozesses hierbei eine besondere Rolle.

Diese Tatsache birgt selbstverständlich auch Gefahren, wenn das richtige Maß von professioneller Nähe und Distanz nicht gewahrt wird. So stellt die immer stärker werdende funktionelle Ausgestaltung der durch die abrechenbaren Leistungen vorgegebenen Pflege und der emotionaler Druck seitens des Pflegebedürftigen eine Diskrepanz für die Mitarbeiter dar, die einer Prozessoptimierung eher im Wege steht.

HEIBER beschreibt dies unter dem Phänomen der immer gleichen Tour:

> „Das heißt selbst wenn es durch Ausfälle von Patienten eigentlich zu einer Reduzierung der Zeiten kommen müsste, bleibt die Einsatzzeit für die Tour bei Mitarbeitern oft konstant" (vgl. NICKELSEN M./HEIBER, A., 1999, S. 39 ff.).

Begründet wird dies mit der Tatsache, den Patienten zufrieden stellen zu wollen, vor allem, wenn die Betreuung durch Angehörige nicht gesichert ist („Er hat ja sonst niemand") und allgemein mit dem Motiv der Nächstenliebe.

Als Lösung und ersten Schritt, um eine entwicklungsfördernde Kultur innerhalb des ambulanten Pflegedienstes zu schaffen, ist es erforderlich, den Beziehungsdruck „für alles zuständig zu sein" von dem Pflegekräften zu nehmen. Hierzu ist es notwendig, die Beziehung weg vom Pflegepersonal, hin zur Organisation zu lenken. Telefonische Kontaktaufnahme für die Patienten, regelmäßige psychosoziale Angebote und der Einsatz von Pflegeteams sind hier Möglichkeiten, die es unbedingt zu bedenken gilt. Die Durchführung von Pflegevisiten kann hierbei die nötige Vertrauensbasis schaffen (siehe S. 210 f.). Ein weitere Aspekt ist die kontinuierliche Informationsweitergabe. Aus der praktischen Erfahrung zeigt sich, dass viele Mitarbeiter nicht wissen, welche Einzelaktivitäten ein definierter Teilprozess, wie z.B. der Leistungskomplex „Große Morgentoilette", enthält. Zusatzleistungen sind dabei vorprogrammiert und auf mangelnde Information des Mitarbeiters zurückzuführen. Auch hier kann eine Pflegevisite als Instrument wertvolle Anregungen geben.

3.3.6.10 Besonderheiten der Perspektive Interne Prozesse im Krankenhaus

Infolge der bisher leistungsbereichs- und leistungsstellenbezogenen praktizierten Organisation von Krankenhäusern, verbunden mit der daraus resultierenden Dominanz der funktionalen Ablauforganisation, ergeben sich hier viele Qualitätsschwachstellen aufgrund der Vielzahl von vorhandenen Schnittstellen.

Wie im Kapitel Kundenorientierung beschrieben wurde, muss sich die Qualität der Krankenhausleistung an den Erfordernissen, Erwartungen und an den Bedürfnissen der Patienten orientieren, um zukünftig am Markt bestehen zu können.

> „Kundenorientierung im allgemeinen und Patientenorientierung im besonderen setzen einen auf die Ganzheit des Kunden, des Patienten abgestellten Ablauf des Versorgungsprozesses mit einer sinnvollen Koordination und Bündelung der Vielzahl der auf den Patienten ausgerichteten Einzelleistungen voraus" (EICHHORN, S., 1997, S. 140 f.).

Eine verstärkte Prozessorientierung der Krankenhausorganisation ist ein instrumenteller Ansatz, um eine Ausrichtung der Krankenhausorganisation im Sinne der Patientenorientierung erfolgen lassen zu können.

Prozesse als Instrument der funktionsübergreifenden Verknüpfung der Leistungserstellung im Krankenhaus

Prozesse im Krankenhaus können definiert werden als

> „...Abfolgen von Aktivitäten des Krankenhausleistungsgeschehens, die dadurch in einem logischen inneren Zusammenhang stehen, dass sie im Ergebnis zu einer Leistung führen, die vom Patienten nachgefragt wird" (EICHHORN, S., 1997, S. 140).

Dabei umfasst der Kernprozess der Krankenhausarbeit den Versorgungsprozess des Patienten von der Aufnahme bis zur Entlassung (= Gesamtversorgungsprozess) und beinhaltet zugleich eine Vielzahl von Teilprozessen der Diagnostik, der Therapie, der Pflege und der Versorgung (z. B. individuelle Leistungsplanung, Operationen, Speiseversorgung, Leistungsdokumentation, Hotelversorgung, Logistik von Sachmitteln, Patiententransporte, Krankenhausaufnahme, etc.).

Eine Prozessorientierung im Krankenhaus umfasst demzufolge sowohl den Kernprozess als auch alle Teilprozesse der Leistungserstellung. Ziel der Prozessorientierung ist die Optimierung der internen Organisation. Entscheidend ist aber, dass eine Optimierung einzelner Abläufe und Prozesse nicht ausreichend ist, vielmehr muss das Gesamtsystem Krankenhaus und der Patient im Mittelpunkt jeglicher Optimierungs- und Reorganisationsmaßnahmen stehen (vgl. PICOT, A./SCHWARTZ, A., 1995, S. 588).

Nach Eichhorn geht es mit dem Ziel, der Schaffung von herausragenden Vorteilen, gegenüber Konkurenzanbietern, um die Neuorganisation der wertschöpfenden Arbeitsprozesse in Krankenhäusern. Im Verlauf des Prozesses der Neuorganisation findet zum einen eine Konzentration auf die einzelnen Arbeitsprozesse in den Bereichen der Diagnostik, Pflege, Therapie und Hotelversorgung und zum anderen eine Konzentration auf die Gesamtversorgung der Patienten, aber auch der anderen Krankenhauskunden statt.

Die durchzuführende Prozessorganisation erstreckt sich aber nicht ausschließlich auf die Gestaltung der einzelnen Arbeitsprozesse. Sie stellt als Ausgangspunkt der Prozessgestaltung im Besonderen die Schnittstellen zwischen den einzelnen Teilprozessen in den Vordergrund. Die Qualität der Gesamtprozesse wird dabei im wesentlichen von der den Schnittstellen zugrundeliegenden Kunden-Lieferantenkontakte determiniert (vgl. EICHHORN, S., 1997, S. 142).

Dies macht deutlich, dass

> „… es sich um eine revolutionäre Veränderung der Ablauforganisation handelt, an die sich anschließend dann eine evolutionäre Weiterentwicklung anschließt" (EICHHORN, S., 1997, S. 141).

Diese Art der Prozessorientierung

> „… erfordert die Bereitschaft des Krankenhauses zu einem fundamentalen Überdenken und einer radikalen Umstrukturierung aller Prozesse im Hinblick auf Verbesserungen der Erfolgsfaktoren Leistung, Qualität, Kosten, Zeit und Information" (EICHHORN, S., 1997, S. 141).

Prozessorganisation als Instrument zur Patientenorientierung

Das Erreichen einer patientenorientierten Dienstleistungserstellung im Krankenhaus hängt in starkem Maße davon ab, inwieweit die Krankenhausorganisation zukünftig nach Patientenbedürfnissen orientierten Arbeitsprozessen und den dazugehörigen Planungs- und Steuerungsfunktionen gegliedert ist und eine bisherige bereichsbezogene, vertikale Aufbauorganisation ablösen kann.

EICHHORN nennt folgende organisatorische Einzelmaßnahmen, die im Rahmen einer koordinierten Zusammenarbeit, vor allem des pflegerischen und medizinischen Dienstes optimiert werden müssen:

1. Reduzierung der Kontaktpersonen des Patienten auf das notwendige Maß (im Bereich der Pflege vor allem eine ganzheitliche Pflege in Form von Gruppen-, Bereichs- oder Zimmerpflege).

2. Abstimmung aller diagnostischen, therapeutischen, pflegerischen, und versorgungstechnischen Maßnahmen im Hinblick auf das patientenbezogene Versorgungsziel (interdisziplinäre Standards).

3. Anpassung des Zeitablaufes der Krankenhausproduktion an die Bedürfnisse des Patienten (insbesondere stärkere Orientierung an den normalen Lebens- und Tagesrhythmus der Patienten).

4. Terminierung des patientenbezogenen Versorgungsprozesses an den Bedürfnissen des Patienten und nicht an den Bedürfnissen des Personals (Vermeidung von Warte- und Liegezeiten für den Patienten).

5. Umfassende Informationen für den Patienten (und die Angehörigen) sowohl über das Behandlungsziel, den geplanten Ablauf des Versorgungs-

prozesses und über Chancen und Risiken der möglichen Maßnahmen (vgl. EICHHORN, S., 1997, S. 144).

Wie bereits dargestellt, können diese Punkte durch eine Nutzung der bereits etablierten Instrumente zur Organisation der Pflege (z. B. Pflegeprozess etc.) erfüllt werden.

Arbeitsorganisation der pflegerischen Tätigkeit

Eine hohe funktionale Arbeitsteilung zeichnet die interne Organisations-struktur sowohl im pflegerischen als auch im medizinischen Bereich von Krankenhäusern aus. Im Pflegebereich findet sich eine Abkehr von der stark funktionalen hin zur objektorientierten Arbeitsteilung unter anderem durch die bereits dargestellte „**patientenorientierte Pflege**".

Integrierte Versorgung

Als primärer Leistungsprozess lässt sich allgemein die Behandlung von Patienten nennen. Dieser Behandlungsprozess beginnt nicht erst mit der Auf-nahme in ein Krankenhaus und endet nicht mit der Entlassung des Patienten. In den Behandlungsprozess sind darüber hinaus vor- und nachstationäre Lei-stungserbringer involviert (z. B. einweisende Ärzte, Notarzt, Sozialstationen, Hausärzte, Spezialkliniken, Altenheime etc.).

„Vor- und nachgelagerte Dienstleister wie Rettungsdienste und Pflegeheime sind in die Prozess(-neu)entwicklungen einzubeziehen" (CZAP, H. et al., 2000, S. 251).

Im Bereich der Pflege kommt hier besonders der Überleitungspflege eine große Bedeutung zu.

Warte- und Durchlaufzeiten im Rahmen der Prozessoptimierung

Zur Operationalisierung der Prozessqualität eigenen sich beispielsweise Warte- und Durchlaufzeiten als Indikatoren für die Prozess- und Ressourcen-effizienz,

„… da sie aus der Sicht des Patienten ein wesentliches Qualitätsmerkmal darstellen" (RUPP, ST. et al., 2000, S. 242).

Die Ablauf- und Durchlaufzeiten stehen in negativem Zusammenhang mit der Anzahl der Schnittstellen in der Ablauforganisation. Im Rahmen der Kundenorientierung sind somit die Reduktion der Schnittstellen, der Warte- und Durchlaufzeit für den einzelnen Patienten, als ein wesentlicher Teil-aspekt der Prozessqualität zu sehen.

Wartezeitverkürzungen

„Um die Zufriedenheit der Patienten zu heben, sollte zumindest die subjektiv empfundene Wartezeit verkürzt werden" (RUPP, ST., 2000, S. 248).

Hierzu gehört neben einer optisch ansprechenden und funktionalen Warteraumgestaltung (z. B. genügend Sitzmöglichkeiten) auch das Angebot von Beschäftigungsmöglichkeiten während der Wartezeiten (z. B. Zeitschriftenauswahl, Hintergrundmusik), das Bereitstellen von kostenlosen Getränken und ein dienstleistungsorientierter Kommunikationsstil (Umgangston), da sich diese Aspekte auf das subjektive Empfinden der Wartezeit auswirken (vgl. RUPP, ST., 2000, S. 248).

Ein zuvor geführtes Aufklärungsgespräch, Informationsschriften und auch eine deutliche Beschilderung hinsichtlich der organisatorischen Abläufe können dazu beitragen, dass Nachfragen reduziert werden. So kommt es zu weniger Störungen der Arbeitsabläufe.

Hinzuzufügen wäre noch, dass der Patient über voraussichtliche Wartezeiten verlässlich informiert werden sollte.

Die Erreichbarkeit des Personals

Die Erreichbarkeit des Personals ist in diesem Kontext ebenfalls von entscheidender Bedeutung. Hier sind verschiedene Aspekte von Relevanz:

Wie lange ist der Zeitraum von einem ausgesandten Notruf bis zum Eintreffen des Personals?

Wie groß ist der Zeitraum von der Auftragsannahme bis zur Erledigung?

In stationären Pflegeeinrichtungen ist im Sinne der Dienstleistungsgedanken auch von Bedeutung, ob sich das Personal um eine Kontaktaufnahme bemüht und von sich aus Initiativen zeigt.

Durchlaufzeitverkürzungen

„Erhöhte Durchlaufzeiten haben immer einen erhöhten Ressourceneinsatz zur Folge und ziehen eine Ausweitung der monetären Größen nach sich" (RITTER, J., 2000, S. 655).

Aus diesem Grund ist davon auszugehen, dass eine Verkürzung der Durchlaufzeiten die wirtschaftliche Situation einer Gesundheitseinrichtung entscheidend verbessern kann. Gerade im Krankenhausbereich wird unter anderem die Einführung der DRGs zu weiter sinkenden Verweildauern des Patienten im Krankenhaus führen müssen.

Mögliche zu analysierende Teilprozesse sind beispielsweise:

- einzelne Pflegetätigkeiten
- Durchführung des Pflegeprozesses
- Ablauforganisation von Besprechungen
- Ablauforganisation von Übergaben, Visiten
- Ablauforganisation OP (z. B. Rüstzeiten)
- Ablauforganisation Patientenaufnahme
- Ablauforganisation Patientenentlassung und -verlegung

- Ablauforganisation spezieller Behandlungsmaßnahmen (z. B. Chemotherapie, Wundtoilette, Darmspülungen etc.).

Im Rahmen der notwendigen Analysen, auch dieser Teilprozesse, sind die Faktoren Zeit, Qualität und Kosten zu berücksichtigen.

Mögliche Kennzahlen:

- Gesamtverweildauer des Patienten
- präoperative Verweildauer pro OPS-301
- postoperative Verweildauer pro OPS-301
- Anteil der Operationen, die zeitlich verändert werden
- Anzahl der Tage ohne pflegerische Interventionen pro Patient
- Anzahl der Tage ohne Behandlung pro Patient
- Zeitaufwand für eine Patientenaufnahme auf Station in Minuten
- Zeitaufwand für die Erstellung einer Pflegeplanung in Minuten
- Zeitaufwand für pflegerische Entlassung des Patienten in Minuten
- Zeitdauer einer Schichtübergabe
- Anzahl und Qualifikation der Teilnehmer einer Visite
- Rüstzeit für OP „x" oder „y"
- Regelmäßigkeit der Teilnahme der Teilnehmer an Visiten, Interdisziplinären Besprechungen, Arbeitsgruppen, Qualitätszirkeln, etc.

Interdisziplinäre standardisierte Arbeitsabläufe zur Optimierung der Prozessqualität

Im Verlauf dieser Arbeit hat sich an vielen Stellen gezeigt, dass die Prozesse im Krankenhaus durch eine interdisziplinäre Leistungserstellung gekennzeichnet sind. Hier gilt es, auch mit Hinblick auf die Einführung der DRGs, die daraus entstehende Schnittstellenproblematiken zu minimieren und unterschiedliche Teilprozesse aufeinander abzustimmen.

Das Berufsfeld der Pflege ist Teil dieses multidisziplinären Behandlungsteams und muss daher seine Leistungen nachvollziehbar und fallbezogen, d. h. diagnosebezogen, darstellen. Nur auf diesem Wege ist eine Integration der Pflegenden im gesamten Behandlungsteam möglich. Hierzu sind Standardpflegepläne die Grundlage für pflegerisches Handeln und bieten die Möglichkeit den Anteil der pflegerischen Leistungen auch diagnosebezogen darzustellen. Zur Verknüpfung der einzelnen Standards verschiedener Berufsgruppen und zur Steuerung des Leistungsgeschehens bietet sich die Methode der „Clinical Pathways" als standardisierter, interdisziplinärer Behandlungsplan an, indem sowohl Kriterien wie Art, Anzahl und Zeitpunkt verschiedener Leistungen schriftlich fixiert sind. Die Clinical Pathways sind in interdisziplinären Arbeitsgruppen zunächst für die am häufigsten vorkommenden DRGs gemeinsam zu entwickeln.

Mögliche Kennzahlen:

- Anzahl der Clinical Pathways im Verhältnis zu den in der Einrichtung vorkommenden DRGs
- Anteil der Clinical Pathways, welche in interdisziplinären Arbeitsgruppen erarbeitet wurden
- Anzahl der Clinical Pathways, in denen pflegerische Standards integriert sind
- Anteil pflegerischer Leistungen an einzelnen Clinical Pathways in Minuten/ Personalkosten
- Sachmittelkosten pro Clinical Pathway.

3.3.7 Die Perspektive Lernen und Entwicklung im Gesundheitsbetrieb

Die „Lern- und Entwicklungsperspektive" wird in der Literatur auch als „Innovationsperspektive" und „Mitarbeiterperspektive" (vgl. FRIEDAG, H.R./SCHMIDT, W., 2000, S. 163 ff.) bezeichnet. Wie bereits dargestellt, gilt diese Perspektive als diejenige, die am schwierigsten mit unternehmensspezifischen Kennzahlen zu füllen ist. Eine Tatsache, die durch die deskriptive Gestaltung dieser Arbeit noch zusätzlich erschwert wird.

Dieser Sachverhalt hat uns bewogen, hier auf eine Trennung des ambulanten und stationären Bereiches zu verzichten. Vielmehr greifen wir auf gemeinsame Erkenntnisse der vorgestellten Perspektiven zurück, welche nahe legen, die Mitarbeiter und deren intellektuelles Kapital als ein strategisch zu nutzendes Erfolgskriterium des kundenorientierten Gesundheitsbetriebes zu betrachten.

Grundsätzlich kommen in dieser Perspektive Ziele und Kennzahlen zur Anwendung, die die Gesundheitseinrichtung in die Lage versetzen, sich zu einer lernenden und wachsenden Organisation zu entwickeln[13]. Sie sind aufgrund ihrer langfristigen Bedeutung für das Unternehmen von hoher Wichtigkeit. Dabei drückt sich das Potenzial einer Gesundheitseinrichtung in der Fähigkeit zu kontinuierlicher Verbesserung und zum qualitativen, aber auch quantitativen Wachstum aus.

Die Erfahrungen im Aufbau von Balanced Scorecards haben KAPLAN/NORTON gezeigt,

---

13 Anmerkung: Der Begriff der „lernenden Organisation" macht keine expliziten Aussage darüber, welche Sachverhalte darunter verstanden werden (vgl. KLUGE, A./SCHILLING, J., 2000, S. 188 f.).

„... dass es drei Hauptkategorien für die Lern- und Entwicklungsperspektive gibt: Mitarbeiterpotenziale, Potenziale von Informationssystemen, Motivation, Empowerment und Zielausrichtung" (KAPLAN, R./NORTON, D., 1997, S. 121).

Im heutigen Zeitalter, das von Globalisierung und einer rasanten Entwicklung von neuem Wissen geprägt ist, sind infolgedessen Investitionen der Unternehmen in Systeme und Personal von relevanter Bedeutung.

„Unternehmen müssen auch in ihre Infrastruktur investieren – Personal, Systeme und Prozesse – wenn sie anspruchsvolle, langfristige finanzielle Wachstumsziele erreichen wollen" (KAPLAN, R./NORTON, D., 1997, S. 121).

Der Mangel an Informationen, Wissen, Erfahrung und/oder Kreativität sind häufig als Ursache für Innovationsdefizite verantwortlich. Solche Mängel müssen aufgedeckt und behoben werden. Die Einleitung von Lernprozessen (verbunden mit positiven Anreizen) bzw. die Wissensgenerierung ist in solchen Fällen zur Qualitätssicherung und Wettbewerbsfähigkeit unabdingbar.

„Wirklich wichtig für Unternehmen, Organisationen und intelligente Anleger ist das Wissenskapital, das eine wie auch immer geartete Unternehmung in ihrer Wertschöpfung attraktiv und überlebensfähig hält. Diese Erkenntnis hat sich mittlerweile durchgesetzt" (EDVINSSON, L./ BRÜNIG, G., 2000, S. 18).

Dies wird auch für Gesundheitsbetriebe propagiert:

„Wer aufgrund der ungünstigen Rahmenbedingungen den derzeitigen Status quo festschreibe, verbaue sich die Chancen für eine lukrative Zukunft. (...) Wer jedoch neue Angebote entwickeln möchte, benötigt Mitarbeiter, die mitdenken und kreativ sind. Voraussetzung für diese Fähigkeiten ist es, dass die Mitarbeiter die Aufgaben beherrschen und eigeninitiativ vorantreiben können" (GÖRRES, S., 2000, S. 6).

Dazu gibt GÖRRES den Gesundheitsdienstleistern drei Tipps:

• selbstlernende Organisationsstrukturen schaffen
• Innovationspotenziale von Mitarbeitern durch Anreizsysteme stärken
• systematische Aus- und Weiterbildung der Mitarbeiter (vgl. ebenda).

Hierbei handelt es sich um Forderungen, die die BSC grundsätzlich mit der Perspektive Lernen und Entwickeln unterstützt.

Als weiterer signifikanter Aspekt sollte berücksichtigt werden, dass im Gesundheitsdienstleistungsmarkt eine Servicefunktion die Weitergabe von Wissen, im Sinne von Gesundheitsberatung ist. Hier müssen die Mitarbeiter in die Lage versetzt werden, diese Aufgabe zu erfüllen (= Beratungskompetenz) (vgl. GRÜNEWALD, M., 2000, S. 544).

3.3.7.1 Kernkennzahlen der Perspektive Lernen und Entwicklung

Die Kernkennzahlen der Perspektive Lernen und Entwicklung sind mitarbeiterorientierte Kennzahlen. Dieses, durch empirische Untersuchungen von KAPLAN und NORTON belegtes Faktum, spiegelt auch das veränderte Managementdenken der letzten Jahre wieder. Die Rolle der Mitarbeiter hat sich vom weisungsgebundenen ausführenden Organ zum mitdenkenden Partner gewandelt. Der unternehmerische Wert der Mitarbeiter wurde durch viele Erkenntnisse offengelegt.

Nachfolgende Kernkennzahlen sind als Spätindikatoren zu verstehen, welche sich nach KAPLAN und NORTON, abhängig von Antriebskräften entwickeln, auf die, spezifiziert auf den Gesundheitsbetrieb, im weiteren Verlauf dieser Arbeit eingegangen wird.

Mitarbeiterzufriedenheit im Gesundheitsbetrieb

Mitarbeiterzufriedenheit ist als Grundvoraussetzung für Mitarbeitertreue und Mitarbeiterproduktivität zu erachten und zeigt unmittelbare Auswirkung auf das Unternehmen.

„Zufriedene Mitarbeiter sind eine Bedingung für Produktivitätssteigerung, Reaktionsfähigkeit, Qualität und Kundenservice" (vgl. KAPLAN, R./NORTON, D., 1997, S. 124).

Mitarbeiterzufriedenheit drückt sich u. a. durch die Kennzahl „Fehlzeiten" aus. Diese sollte folglich periodisch betrachtet und analysiert werden.

Grundlagenforschungen (Fehlzeiten) ergaben, dass der Mitarbeiterführung und der Personalpolitik aufgrund ihres unmittelbaren Einflusses auf das Betriebsklima hier eine überragende Bedeutung beigemessen werden kann.

„Besonders die Umsetzung des sog. ‚demokratisch-kooperativen' Führungsstils beeinflusst das Fehlzeitenverhalten der Mitarbeiter positiv. Er wird im wesentlichen durch die Merkmale ‚Information', ‚Delegation', ‚offene Kommunikation', ‚Beteiligung' und ‚Anerkennung' näher bestimmt (...). Im Kontext der Personalpolitik ist in erster Linie bei der Auswahl neuer Mitarbeiter eine möglichst weitreichende Übereinstimmung der Fähigkeiten des Bewerbers mit den Anforderungen des zu besetzenden Arbeitsplatzes zu verfolgen, da Über- und Unterforderung zu häufigem Fehlen der Mitarbeiter führen kann"(DERR, D. 1995, S. 56).

Mögliche Kennzahl: Anzahl der Stellenbeschreibung

Die dargestellten Erkenntnisse weisen auf die von KAPLAN und NORTON identifizierten Antriebskräfte hin.

Mitarbeiterzufriedenheit kann durch Mitarbeiterbefragungen gemessen werden und beispielsweise folgende Elemente enthalten:

- Mitbestimmung bei Entscheidungen
- Leistungsanerkennung
- Zugriff auf notwendige Informationen

- aktive Ermutigung zu Kreativität und Initiative
- Unterstützung durch Personalabteilung
- allgemeine Zufriedenheit (vgl. KAPLAN, R./NORTON, D., 1997, S. 124).

Mögliche Kennzahl: Index aus Mitarbeiterbefragung

Der grundlegende Zusammenhang zwischen Mitarbeiterzufriedenheit und Führungsstil/-verhalten lässt zudem eine Vorgesetztenbeurteilung durch den Mitarbeiter sinnvoll erscheinen. Die zugrundeliegenden Ziele sind die Verbesserung der Vorgesetzten-Mitarbeiterbeziehung und die Weiterentwicklung des Führungsverhaltens des Vorgesetzten (vgl. DAMKOWSKI W. et al., 1997, S. 279).

Mögliche Kennzahl: Index aus Vorgesetztenbeurteilung

Mitarbeitertreue im Gesundheitsbetrieb

Jedes Unternehmen möchte, dass sich die getätigten Investition langfristig auszahlen. Unter dieser Prämisse ist auch das Ziel des Unternehmens nach Treue der Mitarbeiter zu verstehen. Denn jede ungewollte Kündigung bedeutet auch eine Minderung des intellektuellen Kapitals.

„Treue Mitarbeiter sind Wertträger der Organisation, des Wissens um die Unternehmensprozesse und, wie wir hoffen, der Sensibilität für die Wünsche des Kunden" (KAPLAN R./NORTON, D., 1997, S. 125).

Relevante Kennzahl: Fluktuationsrate

Unter diesem Aspekt weiter zu erwägen sind die Kosten für die durch eine hohe Fluktuationsrate bedingte Personalbeschaffung.

In diesem Zusammenhang sollte auch die Tatsache bedacht werden, dass Mitarbeiter, die aufgrund von Arbeitsunzufriedenheit das Unternehmen verlassen, durchaus ein negatives Unternehmensbild nach außen tragen. Dieses Phänomen kann die Beschaffung von adäquaten neuen Mitarbeitern zusätzlich erschweren. Als Gegenmaßnahme böte sich hier ein Abgangsgespräch mit dem ausscheidenden Mitarbeiter an, dessen zusätzliche Wirkung das Aufdecken von Unzufriedenheitsfaktoren ist.

Mögliche Kennzahlen:

- Anzahl der ermittelten Gründe für Kündigungen
- diesbezügliche Fehlerbeseitigungsquote.

Mitarbeiterproduktivität im Gesundheitsbetrieb

Mitarbeiterproduktivität ist hier aus strategischer Sicht zu beleuchten. Hier sollen die Fähigkeiten der Mitarbeiter zu Innovationen, zur Verbesserungen interner Prozesse und bezüglich der Zufriedenheit der Kunden beurteilt werden.

Ziel ist hierdurch eine Verbesserung des Ertrags pro Mitarbeiter zu erreichen.

Relevante Kennzahl: Ertrag pro Mitarbeiter

Die spezifische Situation im Gesundheitswesen erfordert eine für die entsprechende Geschäfteinheit relevante Kennzahl zu definieren. Letztlich ist aber durch eine Steigerung der Kundenzufriedenheit und der Möglichkeit, hier zusätzliche kundenorientierte (Zusatz)Leistungen zu etablieren, bzw. durch eine Optimierung von Prozessen und der zu erwartenden Senkung der Kosten, eine Ertragssteigerung durchaus möglich.

3.3.7.2 Antriebskräfte für Lernen und Entwicklung im Gesundheitsbetrieb

3.3.7.2.1 Wissen als strategischer Erfolgsfaktor

Das „Intellectual Capital" unterscheidet sich von den anderen (materiellen) Ressourcen (= Produktionsfaktoren) eines Unternehmens.

> „... alleine die Eigenschaft, dass sich die Ressource Wissen durch Teilung eher vermehrt als aufbraucht, zeigt, dass im Umgang mit dieser Ressource ein Umdenken gegenüber dem bisherigen Management von materiellen Produktionsfaktoren notwendig ist" (WEHNER, T. et al., 2000, S. 325).

Um ein grundlegendes Verständnis für die Bausteine, die das Wissen eines Unternehmens ausmachen, zu bekommen, werden zunächst einige Grundlagen dargestellt:

Grundlegend für ein integriertes Verständnis der eigenen Wissensbasis für das Management ist die Unterscheidung zwischen den Begriffen Daten, Information und Wissen sowie das Erkennen derer Zusammenhänge.

Nach der Auffassung von PROBST et al. scheint die Vorstellung eines Kontinuums zwischen den Polen Daten und Wissen aussagekräftiger zu sein, als eine strenge definitorische Trennung von Daten, Informationen und Wissen vorzunehmen.

PROBST et al. begründen ihre Aussage damit, dass der Erwerb von Wissen und Fähigkeiten als Prozess gesehen werden muss, in dessen Verlauf es durch das Zusammensetzen und Interpretieren von einer Vielzahl von Informationen auf der Basis von Daten zu einer ständigen Wissensgenerierung kommt. Dieser Entwicklungsprozess wird durch das Kontinuum von Daten über Information zum Wissen veranschaulicht (vgl. PROBST, G., 1999, S. 38 f.).

Daten	Informationen	Wissen
unstrukturiert		strukturiert
isoliert		verankert
kontext-unabhängig		kontext-abhängig
geringe Verhaltenssteuerung		hohe Verhaltenssteuerung
Zeichen		kognitive Handlungsmuster
distincton		mastery/capability
	kein sprunghafter sondern stetiger Qualitätswandel	

Tabelle 29: Das Kontinuum von Daten und Information zum Wissen (PROBST, G. et al., 1999, S. 38)

Entsprechend dieser Ausführungen lautet die Wissensdefinition von PROBST et al.:

„Wissen bezeichnet die Gesamtheit der Kenntnisse und Fähigkeiten, die Individuen zur Lösung von Problemen einsetzten. Dies umfasst sowohl theoretische Erkenntnisse als auch praktische Alltagsregeln und Handlungsanweisungen. Wissen stützt sich auf Daten und Informationen, ist im Gegensatz zu diesen jedoch immer an Personen gebunden. Es wird von Individuen konstruiert und repräsentiert deren Erwartungen über Ursache-Wirkungs-Zusammenhänge" (PROBST, G. et al., 1999, S. 46).

3.3.7.2.2 Die „organisationale Wissensbasis"

Die „organisationale Wissensbasis", die die Gesamtheit des im Unternehmen relevanten Wissens beschreibt, setzt sich aus individuellen und kollektiven Wissensbeständen zusammen und beinhaltet die Daten und Informationsbestände, welche die Basis für individuelles und organisationales Wissen bildet.

Hierbei ist das Individuum durch seine Fähigkeit der Wissensgenerierung und der anschließenden Möglichkeit, dieses Wissen für das Unternehmen erfolgsversprechend einzusetzen, als zentraler Träger der organisationalen Wissensbasis anzusehen.

Zur Lösung der komplexen Probleme, die ein Unternehmen lösen muss, um am Markt erfolgreich agieren zu können oder/und zum Gelingen von Projekten und Strategien, ist die Anwendung von „individuellem Wissen" alleine nicht ausreichend. Vielmehr ist hier der Einsatz von „kollektivem Wissen" nötig, da nur so die verschiedenen Wissensbestandteile und Wissensträger effizient kombiniert werden können (vgl. PROBST, G. et al., 1999, S. 39ff.).

„Grundlegend ist dabei die Verknüpfung des strategischen Wissens mit dem operativen Wissen, also die Kombination von Wissen, „welche Dinge zu tun sind" und „wie die Dinge zu tun sind". Dieses neu geschaffene, kollektive Wissen, „welche Dinge wie zu tun sind", ist die

Grundlage zur Entwicklung wettbewerbsfähiger Kernkompetenzen, welche letztendlich die Basis für den Unternehmenserfolg bilden" (WEHNER, T., et al., 2000, S. 326).

Aufgrund der dynamischen Umweltbedingungen unterliegt die „organisationale Wissensbasis" kontinuierlichen Veränderungen. Unter dem Begriff des „organisationalen Lernens" können diese Veränderungsprozesse zusammengefasst werden.

„Organisationales Lernen betrifft die Veränderungen der organisationalen Wissensbasis, die Schaffung kollektiver Bezugsrahmen sowie die Erhöhung der organisationalen problemlösungs- und Handlungskompetenz" (PROBST, G. et al., 1999, S. 46).

In diesem Zusammenhang kann auch die BSC als Instrument zum „organisationalen Lernen" betrachtet werden. Das Konzept der BSC beruht auf einem zyklischen Managementprozess (vgl. Kapitel 1). Dieser Prozess

„... schließt sich, indem die durch die Lernprozesse gewonnenen Erkenntnisse in verbesserte Strategien und neue strategische Ziele zur Leistungssteigerung einfließen" (WEHNER, T. et al., 2000, S. 330 f.).

PROBST et al. grenzen den Begriff des „organisationalen Lernens" vom Begriff des „Wissensmanagements" ab.

„Während organisationales Lernen Veränderungsprozesse der organisationalen Wissensbasis beschreibt, verfolgt Wissensmanagement (...) eine Interventionsabsicht" (PROBST, G. et al., 1999, S. 47).

3.3.7.2.3 Wissensmanagement (Knowledgemanagement)

Unter dem Fokus des Wissensmanagements bezieht sich Lernen auf die Deckung des unternehmensspezifischen Wissensbedarf. Grundlegende Annahme ist, dass

„... eine bedarfsgerechte Bereitstellung benötigten Wissens zu den materiellen und nicht-materiellen Vermögenswerten der Organisation beiträgt (...)" (KLUGE, A./SCHILLING, J., 2000, S. 182).

Ziel des Wissensmanagements ist es, die Potenziale der Mitarbeiter zu entdecken, um sie effizienter einsetzen zu können. Dadurch sollen Administrations- und Betriebskosten mit dem Ziel der Wertschöpfung gesenkt werden. Nur wer sein Wissen und dessen Zuwachs schnell und effizient managt, wird durch sein Wissen wachsen. Dabei gilt es, das interne Wissen des Betriebs und das externe Wissen aus der Welt der Forschung und der Rahmenbedingungen für die tägliche Arbeit zu nutzen und eine Kultur des Vertrauens zu schaffen.

Wissensmanagement kann seinen Ansatz auf der individuellen, der Gruppen- oder Organisationsebene haben. Inhaltlich beschäftigt es sich mit operativen, strategischen und normativen Aspekten.

Bausteine des Wissensmanagements

PROBST et al. identifizieren acht Bausteine des Wissensmanagements, die in einem logischen Zusammenhang zueinander stehen und weitgehend die möglichen Interventionsfelder für Wissensmanagementmaßnahmen in einem Unternehmen bilden.
Hierzu gehören:

- Wissensziele
- Wissensbewertung
- Wissensbewahrung
- Wissensnutzung
- Wissensidentifikation
- Wissenserwerb
- Wissensentwicklung
- Wissens(ver)teilung.

Im Rahmen dieser Arbeit kann eine (detaillierte) Ausführung der einzelnen Aspekte aus Gründen des Umfanges nicht erfolgen. Es wäre sicher interessant, eine „Wissens-Perspektive" in die BSC für das individuelle Gesundheitsunternehmen einzuführen und zu entwickeln, in der die einzelnen Punkte Berücksichtigung finden.

Die Definition von Wissenszielen

Nur durch die Definition von Wissenszielen kann dem Wissensmanagement im Unternehmen ein Ziel gegeben werden. Sie sorgen dafür,

> „... dass organisationale Lernprozesse eine Richtung erhalten und der Erfolg sowie der Misserfolg von Wissensmanagement überprüfbar gemacht werden kann" (PROBST, G. et al., 1999, S. 98).

Generell sollten Wissensziele für den normativen, strategischen und operativen Bereich formuliert werden. Die Kommunikation der normativen Wissensziele ist vor allem eine Aufgabe der Führung. Die im Rahmen der normativen Wissensziele als globale Ziele formulierten Ziele,

> „...betreffen dabei die Ebene der grundlegenden unternehmenspolitischen Vision sowie alle unternehmenskulturellen Aspekte" (PROBST, G. et al., 1999, S. 71).

und bilden somit einen globalen Rahmen für das unternehmerische Handeln.
Zur Bedeutung der Vision und Unternehmensphilosophie wird in diesem Zusammenhang auf Kapitel 1 verwiesen. Die zur Erreichung der Vision eines

Unternehmens notwendigen langfristigen Programme bedingen in Abhängigkeit zu den Unternehmenszielen die Festlegung **strategischer Wissensziele**. Die **operativen Wissensziele** dienen der Sicherung der Umsetzung von strategischen Aktivitäten in die täglichen Handlungen eines Unternehmens.

Die Wissensbewertung

Zur Einschätzung der Effizienz eines Wissensmanagement ist die Wissensbewertung eine essentielle Voraussetzung. Diese gibt zum einen Auskunft darüber, ob die angestrebten Wissensziele angemessen formuliert wurden und auf der anderen Seite Maßnahmen des Wissensmanagements mit Erfolg durchgeführt wurden. Dies bedeutet, dass die kontextgebundene Ressource Wissen objektivierbar gemessen werden soll (vgl. PROBST, G. et al., 1999, S. 323 ff.).

Es bleibt festzustellen, dass die Wissensindikatoren,

> „... welche die Veränderungen zentraler Größen der organisatorischen Wissensbasis messen können, in der Praxis wenig verbreitet sind und es besteht wenig Erfahrung mit dem Controlling nicht-monetärer Größen" (PROBST, G. et al., 1999, S. 325).

Derzeit finden sich erste Ansätze, die versuchen intellektuelles Kapital bilanzierbar zu machen. Im Rahmen dieser Arbeit kann eine weitere Darstellung nicht erfolgen (vgl. hierzu: EDVINSSON, L./BRÜNIG, G., 2000).

Die Wissensidentifikation

Die Maßnahmen im Bereich der Wissensidentifikation müssen sich auf die Analyse und Beschreibung des Wissensumfeldes eines Unternehmens beziehen, um durch eine so gewonnene Transparenz über kritische Wissensbestände Ansatzpunkte zur Formulierung von Wissenszielen zu identifizieren (vgl. PROBST, G. et al., 1999, S. 104).

Unter den Begriffen der „personellen Transparenz" und der Transparenz über „kollektives Wissen" lässt sich das Bewusstsein der Organisation über seine eigenen Fähigkeiten zusammenfassen. Zur Feststellung der „personellen Transparenz" gilt es Fragen wie: „Welche Wissensträger verfügen über welches Spezialwissen?", „Welche Experten sind im Unternehmen beschäftigt und welchen Beitrag können sie zum Aufbau organisationaler Kompetenzen leisten?" zu beantworten.

Zur Herstellung von Transparenz im Bereich des „kollektiven Wissens" stehen Fragen wie: „Nach welchen Regeln laufen Wissensteilungsprozesse ab?", „Welche internen Netzwerke sind beim Austausch von Informationen von Bedeutung?" (vgl. PROBST, G. et al., 1999, S. 104 f.).

Um sich ein Bild über die eigene Leistungsfähigkeit machen zu können, finden Instrumente wie das Benchmarking oder Interne Best Practices auch in Gesundheitsbetrieben zunehmend Anwendung.

Der Wissenserwerb

Zur Existenzsicherung der Unternehmen muss ständig neues Wissen aus externen Unternehmensquellen erworben werden.

PROBST et al. unterscheiden verschiedene Quellen zum Erwerb externen Wissens:

- externe Wissensträger (z. B. Beratungsfirmen, neue Mitarbeiter)
- Konkurrenzfirmen, bzw. andere Firmen (z. B. Kooperationen, strategische Allianzen)
- Stakeholderwissen (z. B. Kundenwissen, Lieferantenwissen, Mitarbeiterwissen, etc.) (vgl. PROBST, G. et al., 1999, S. 150 ff.).

Die Wissensentwicklung

Im Mittelpunkt der Wissensentwicklung

„… steht die Entwicklung neuer Fähigkeiten, neuer Produkte, besserer Ideen und leistungsfähiger Prozesse" (PROBST, G. et al., 1999, S. 179).

Hier wird unterschieden zwischen der individuellen Wissensentwicklung und der kollektiven Wissensentwicklung.

Die Wissens(ver)teilung

In einem Unternehmen ist die Ver(teilung) von Erfahrungen und Wissen eine zwingende Voraussetzung, um „Wissensinseln", d. h. voneinander getrennte Wissensbereiche, miteinander zu verbinden und so die Erfahrungen für das gesamte Unternehmen nutzbar machen zu können.

Grundsätzlich kann die Verteilung des Wissens über Medien (z. B. IT, schriftliche Dokumentationen etc.) und über die persönliche Weitergabe erfolgen. Im Rahmen der persönlichen Weitergabe von Wissen stehen besonders die Instrumente der Personalentwicklung im Vordergrund, die die Bildung von Wissensnetzwerken unterstützen können. Zu nennen wären hier beispielsweise:

- „Job-design-Maßnahmen" wie Job-Rotation
- Maßnahmen, die die Teamarbeit bzw. interdisziplinäre Zusammenarbeit, unterstützen (z. B. Qualitätszirkel, Projektarbeitsgruppen, Problemlösungszirkel, Supervisionsangebote).

Ein wesentlicher Aspekt in diesem Zusammenhang ist die Beachtung der individuellen und kulturell verankerten Barrieren, die vor allem Macht- und Vertrauensfragen betreffen (vgl. PROBST, G. et al., 1999, S. 223 ff.).

Die Wissensnutzung

Das erworbene, angesammelte und entwickelte Wissen muss nutzbar und anwendbar gemacht werden. Entscheidend ist in diesem Zusammenhang eine nutzungsorientierte Gestaltung des verfügbaren Wissens.

Hier spielen die

> „... Elemente Einfachheit („easy-to-use"), Zeitgerechtheit („just- in- time") sowie Anschlussfä-
> higkeit („ready-to-connect")" (PROBST, G. et al., 1999, S. 277)

eine entscheidende Rolle.

Die Wissensbewahrung

Gerade im Zeitalter, in dem Unternehmen geprägt sind von Reorganisationen, wie z. B. Rationalisierungsmaßnahmen auch im personellen Bereich,
kommt der Wissensbewahrung im Unternehmen eine große Bedeutung zu.
Nur durch gezielte Maßnahmen kann das „Gedächtnis der Organisation"
vollständig erhalten bleiben.

> „Um wertvolle Expertise nicht leichtfertig preiszugeben, müssen die Prozesse der Selektion des
> Bewahrungswürdigen, die angemessene Speicherung und die regelmäßige Aktualisierung
> bewusst gestaltet werden" (PROBST, G. et al., 1999, S. 56).

Als Formen des organisationalen Vergessens können **individuelle Gründe**
(z. B. innere Kündigung, Krankheit des Mitarbeiters, Kündigung, Überla-
stung, Dienst nach Vorschrift), **kollektive Gründe** (z. B. Auflösung von
Teams, Outsourcing, Reengineering, Schnittstellenverluste) und **elektronische Gründe** genannt werden.

3.3.7.3   Der Faktor „Mitarbeiterpotenziale"

Mitarbeiter sind generell als großes Unternehmenspotenzial anzusehen. Die
in jüngster Zeit propagierte Erkenntnis, Qualität in Einrichtungen des
Gesundheitswesens wird vom Mitarbeiter „gemacht", drückt aus, inwieweit
die Leistungsfähigkeit, die Kundenorientierung und das Image eines Gesundheitsbetriebes von ihren Mitarbeitern bestimmt werden.

> „Mit Hilfe von Unternehmenskultur und Führungsstil sind Rahmenbedingungen zu schaffen, in
> denen sich die Leistungsmotivation der Mitarbeiter entfalten kann. Es soll sich aber auch die
> Leistungsfähigkeit der Mitarbeiter offenbaren" (CZAP, H. et al., 2000, S. 252).

3.3.7.3.1 Die Qualifikation der Mitarbeiter als Potenzial
eines Unternehmens

Ein wichtiges Element in der Lern- und Entwicklungsperspektive ist die
Qualifikation der Mitarbeiter hinsichtlich ihrer fachlichen, sozialen und
kommunikativen Kompetenzen.

> „Das Wissen der Mitarbeiter, das „Intellectual Capital", spielt als Ressource und Wettbewerbs-
> faktor eine zentrale Rolle für die Steigerung der Leistungsfähigkeit des Unternehmens"
> (WEHNER, T. et al., 2000 S. 325).

Mitarbeiter eines Unternehmens haben das spezifische Wissen eines Unternehmens in ihren Köpfen gespeichert. Aus diesem Grund bekommt für Unternehmen, die zur Wertschöpfung ein hohes Maß an organisationalem Wissen benötigen, die intellektuelle Arbeit hochqualifizierten Personals eine große Bedeutung.

In diesem Zusammenhang öffnet sich das Management „… zunehmend der Erkenntnis, dass Mitarbeiter Produzenten und Inhaber immaterieller Vermögenswerte sind" (PROBST, G. et al., 1999, S. 40).

Auch im Bereich der Gesundheitsbetriebe kommt dem immaterielle Vermögen der Mitarbeiter eine immer größer werdende Bedeutung zu, da immer höhere Anforderungen an die Qualität ihres Arbeitsfeldes gestellt werden. Die sich permanent wandelnden gesetzlichen Bestimmungen, die rasante Entwicklung neuer wissenschaftlicher Erkenntnisse und nicht zuletzt die sich permanent verändernden Umweltbedingungen erfordern von Gesundheitseinrichtungen und den darin tätigen Mitarbeitern eine sehr hohe Flexibilität und die Bereitschaft zum kontinuierlichen Lernen, um durch den ständigen Neuerwerb von Wissen den Veränderungen durch Neuerungen positiv begegnen zu können (siehe vorangegangenen Ausführungen). Somit steht der Baustein der „Wissensentwicklung" im Vordergrund.

Strategisch orientierte Gesundheitsbetriebe gestalten die Fort- und Weiterbildungspläne ihrer Mitarbeiter entlang der strategischen Ausrichtung. Folglich werden die Fähigkeiten der Mitarbeiter und somit die Fort- und Weiterbildungspläne derart gestaltet, dass sie die strategische Ausrichtung des Gesundheitsbetriebes widerspiegeln. Hierzu ist es erforderlich, eine Ist-Analyse vorhandener Fähigkeiten und Kompetenzen der Mitarbeiter durchzuführen und einer Sollanalyse (Zielen) gegenüberzustellen.

Mögliche Kennzahlen:

- Anteil der Mitarbeiter auf Stationsleitungsebene mit „Weiterbildung zur Stationsleitung"
- Anteil der Mitarbeiter in Führungsposition mit universitärem Abschluss
- Anteil der Mitarbeiter in Führungsposition mit Fachhochschulabschluss (z. B. Pflegedienstleitung, Abteilungsleitung)
- Anteil der Mitarbeiter in bestimmten Fachabteilungen mit Spezialausbildung (z. B. Fachweiterbildung OP, Fachweiterbildung Endoskopie)
- Anteil der Mitarbeiter mit Zusatzqualifikation Beratung (z. B. Gesprächsführung allgemein, Schuldnerberatung, Beratung pflegender Angehörige)
- Anteil der Mitarbeiter mit Zusatzqualifikation (=Weiterbildung) in der Pflege (z. B. alternative Pflegemethoden, Kinästhetik, Fußzonenreflexmassage etc.)

- benötigter Fortbildungsbedarf zur Zielerreichung von definierten Wissenszielen
- Fortbildungsstunden pro Mitarbeiter pro Jahr
- durchschnittliche Ausgaben für die Fort- und Weiterbildung pro Vollzeitmitarbeiter
- Anteil der Arbeitsstunden, die für Fort- und Weiterbildung verwendet werden
- Anteil der extern besuchten Fortbildungsveranstaltungen, die von den Teilnehmenden im Rahmen interner Fortbildungsveranstaltungen referiert wurden.

Mögliche strategische Ziele und Kennzahlen:

Ziel: hohe Mitarbeiterqualifikation
Kennzahl: Fachkräftequote

Ziel: hohe Führungskompetenz
Kennzahl: Zufriedenheitsindex, Vorgesetztenbeurteilung

Ziel: Aufbau betriebsrelevanter Fähigkeiten
Kennzahl: Ablehnung von Nachfragen aufgrund mangelnder Fähigkeiten der Mitarbeiter

3.3.7.3.2 Die Kernkompetenz „kundenorientiertes Mitarbeiterverhalten" im Gesundheitsbetrieb

Wie bereits im Rahmen der Kundenperspektive deutlich geworden ist, wird die im Gesundheitsunternehmen praktizierte Kundenorientierung zukünftig von entscheidender Bedeutung für die Wettbewerbsfähigkeit und Existenzsicherung der Einrichtungen sein.

„Die zukünftige Personalarbeit im Gesundheitswesen wird daher verstärkte Bemühungen unternehmen müssen, ihr Personal und damit auch die organisatorischen Abläufe auf „Kundenfreundlichkeit" hin zu untersuchen und in Folge auch nach bestimmten Anforderungen hin zu schulen" (KIRCHNER, H., 1997, S. 192).

Es gilt also zunächst als Schlüssel für die Kundenorientierung die Fähigkeiten der eigenen Mitarbeiter hinsichtlich dieses Aspektes zu erkennen. Nach einem von Homburg und Stock entwickelten systematischen Ansatz besteht die Möglichkeit, bestimmte Sachverhalte wie

„die Frage, in welchem Ausmaß ein Mitarbeiter eine kundenorientierte Einstellung aufweist oder wie intensiv eine Führungskraft durch ihren Führungsstil Kundenorientierung der Mitarbeiter unterstützt oder behindert..." (HOMBURG, C./STOCK, R., 2000, S. 18),

mit Hilfe von entsprechenden Skalen und Checklisten quantitativ zu bewerten. Dadurch wird eine konsequente Quantifizierung „weicher Faktoren" möglich. Das Konzept von Homburg und Stock beinhaltet im Rahmen der Kundenorientierung des Mitarbeiters die Aspekte kundenorientierte Einstellung und kundenorientiertes Verhalten.

Als kundenorientierte Einstellung bezeichnen sie eine Denkhaltung, die geprägt ist durch die Tatsache, dass der Mitarbeiter die Bedeutung von Kundenorientierung sowohl für sein Unternehmen, als auch für sich persönlich verinnerlicht hat. Dabei handelt es sich eher um eine intern orientierte Größe.

Im Gegensatz dazu wird das von außen zu beobachtende Verhalten der Mitarbeiter im Kundenkontakt, wie z. B. die Kommunikation des Mitarbeiters mit dem Kunden oder seine Fähigkeit, dem Kunden aktiv zuhören zu können, als kundenorientiertes Verhalten bezeichnet (vgl. HOMBURG, C./ STOCK, R., 2000, S. 19).

Eine wirkliche Kundenorientierung liegt nach Auffassung von Homburg und Stock nur dann vor,

„…wenn die Kundenorientierung sowohl in der inneren Einstellung verankert als auch im äußeren Verhalten zu beobachten ist" (HOMBURG, C./STOCK, R., 2000, S. 20).

Durch die Kombination der oben beschriebenen beiden Aspekten der Kundenorientierung einzelner Mitarbeiter lässt sich ein Kundenorientierungsprofil erstellen. Es handelt sich dabei um ein zentrales Instrument im Ansatz von Homburg und Stock.

Das Konzept zur Steigerung der Kundenorientierung im Überblick

Werden bei der Analyse der einzelnen Mitarbeiter Defizite erkannt, umfasst der anschließende Veränderungsprozess zwei Stufen:

Bei Defiziten im Bereich der kundenorientierten Einstellungen sind Verfahren zur Einstellungsänderung anzuwenden. Im Anschluss an die Einstellungsänderung erfolgt in der zweiten Stufe des Veränderungsprozesses der Einsatz von Instrumentarien zur Verhaltensänderungen des Mitarbeiters (vgl. HOMBURG, C./STOCK, R., 2000, S. 20 f.).

Als Grundlage für eventuell durchzuführende Veränderungsprozesse, mit denen eine Steigerung der Kundenorientierung erreicht werden soll, muss eine Analyse der aktuellen kundenorientierten Einstellungen und des kundenorientierten Verhaltens der einzelnen Mitarbeiter vorgenommen werden.

Nach dem Ansatz von Homburg und Stock erfolgt dies auf der Basis einer systematischen und standardisierten Bewertung, um die weichen Faktoren messbar zu machen.

Die Messung der kundenorientierten Einstellung

Nach HOMBURG und STOCK fängt die Kundenorientierung bei der Einstellung an. Anhand der von ihnen entwickelten Skala wird die Einstellung des einzelnen Mitarbeiters in zweierlei Hinsicht gemessen:

> „Zum einen wird die Denkhaltung der Mitarbeiter gegenüber ihren Kunden allgemein erfasst. Dabei geht es um Dinge wie Freude am Umgang mit Kunden und persönliches Verantwortungsbewusstsein der Mitarbeiter für die Zufriedenheit der Kunden. Zum anderen wird die kundenorientierte Einstellung über Größen gemessen, die einen wesentlichen Einfluss auf die Einstellungen haben. Die wesentlichen Einflussgrößen sind: Motivation zu Kundenorientierung, Erfahrungen im Umgang mit Kunden sowie Persönlichkeitsmerkmale" (HOMBURG, C./ STOCK, R., 2000, S. 30).

Obwohl die kundenorientierte Einstellung schwer greifbar ist, da sie von außen nicht beobachtet werden kann, lässt sich nach Auffassung von HOMBURG und STOCK mit Hilfe von Mitarbeiteräußerungen auf deren innere Denkhaltung schließen (vgl. HOMBURG, C./STOCK, R., 2000, S. 31).

Diese innere Denkhaltung wird durch die Abfrage von verschiedenen Aussagen erfasst und mittels eines Indexes dargestellt.

Kennzahl: Der Index der kundenorientierten Einstellungen

Dieser Mittelwert gibt an,

> „…wie stark die kundenorientierte Einstellung des Mitarbeiters insgesamt ausgeprägt ist" (HOMBURG, C./STOCK, R., 2000, S. 31).

Berechnung:

Der Fragebogen „**Aussagen zur Messung der kundenorientierten Einstellungen**" (siehe: Anlagen) enthält insgesamt 13 Aussagen, zu denen der Befragte Stellung nimmt. Jede einzelne Aussage ist in einer Abstufung von 100 (trifft voll zu) bis 0 (trifft überhaupt nicht zu) vom Befragten zu bewerten. Ist ein Kriterium nicht anwendbar, ist eine Ausweichkategorie vorgesehen.

Durch die Bildung des Mittelwerts aus den Werten zu den einzelnen Fragen ergibt sich der Gesamtwert der kundenorientierten Einstellung für den einzelnen Mitarbeiter (vgl. HOMBURG, C./STOCK, R., 2000, S. 31).

Die Messung des kundenorientierten Verhaltens

Kundenorientierte Verhaltensweisen können von außen beobachtet und beurteilt werden.

Nach Meinung von HOMBURG und STOCK kommt es in Zusammenhang mit der Frage, welche Faktoren das kundenorientierte Verhalten neben der kundenorientierten Einstellung beeinflussen, besonders auf folgende Bereiche an:

- Sozialkompetenz im Kundenkontakt,
- Fachkompetenz und
- Mitarbeiterzufriedenheit (vgl. HOMBURG, C./STOCK, R., 2000, S. 33).

In zahlreichen Untersuchungen konnte festgestellt werden, dass die Mitarbeiterzufriedenheit eine zentrale Voraussetzung für kundenorientiertes Verhalten ist.[14]

Kennzahl: Der Index des kundenorientierten Verhaltens
Diese Kennzahl gibt an, in welchem Ausmaß ein Mitarbeiter kundenorientiertes Verhalten zeigt.

Berechnung:
Die Berechnung erfolgt in gleicher Weise wie bei der Messung der kundenorientierten Einstellungen (vgl. HOMBURG, C./STOCK, R., 2000, S. 33 f.).
Nach der Messung der kundenorientierten Einstellung und des kundenorientierten Verhaltens des Mitarbeiters müssen im nächsten Schritt die numerischen Ergebnisse angemessen interpretiert werden. Im Konzept von HOMBURG und STOCK ist das Kundenorientierungsprofil das Instrument dazu.

Das Kundenorientierungsprofil
Die Kernfrage, die es zu beantworten gilt um die Kundenzufriedenheit zu verbessern, liegt darin,

> „...inwieweit bei einzelnen Mitarbeitern Handlungsbedarf besteht (...)" (HOMBURG, C./STOCK, R., 2000, S. 35).

HOMBURG und STOCK eruieren den Handlungsbedarf für Veränderungen bei den Mitarbeitern, indem sie auf der von ihnen verwendeten Skala (0 – 100) drei Bereiche unterscheiden. Bei Werten ab 80, die im ersten Bereich liegen, ist eine ausreichende Kundenorientierung gegeben und es sind keine Interventionen nötig.
Bei Erreichung von Werten im zweiten Bereich befindet sich die Kundenorientierung in einem steigerungsfähigen Bereich und es besteht bereits ein punktueller Handlungsbedarf. Nach Erfahrung der Autoren ist dieser Bereich bei Werten zwischen 70 und 80 Punkten gegeben.
Starker Handlungsbedarf ist bei Mitarbeitern, welche im roten Bereich anzusiedeln sind, gegeben. Bei Werten unter 70 bestehen massive Defizite in der Kundenorientierung der Mitarbeiter (vgl. HOMBURG, C./STOCK, R., 2000, S. 35).
Je nach Ergebnis, sind für die Mitarbeiter ausgewählte Maßnahmen durchzuführen. Nach der Analyse soll nach Homburg und Stock dann in einem zweiten Schritt eine Verbesserung der kundenorientierten Einstellung innerhalb des Prozesses zum Ausbau der Kundenorientierung erfolgen. In einem dritten Schritt sollen Verhaltensänderungen bei Mitarbeitern herbeigeführt

---

14 siehe z. B. STOCK, R.: Der Zusammenhang zwischen Mitarbeiter- und Kundenzufriedenheit: Eine Analyse von direkten, indirekten und moderierenden Effekten, Wiesbaden 2000.

werden, um die Kundenzufriedenheit zu erhöhen (vgl. HOMBURG, C./
STOCK, R., 2000, S. 43).

3.3.7.3.3 Sensibilisierung der Mitarbeiter durch Blueprint: Kundenkontaktpunkte

Eine Möglichkeit zur Darstellung der Punkte, die in der Beurteilung der
Leistung durch den Kunden eine Rolle spielen, ist der so genannte „Kundenpfad". In dieser Darstellung kommt es zu einer Nachstellung und Bewertung
der vom Kunden erlebten Kontakte und der Kontaktpunkte. Dadurch können Schwachstellen aufgezeigt werden (vgl. AMENT-RAMBOW, C., 1998,
S. 156).

Es bietet sich an, im Rahmen von Mitarbeiterschulungen solche Kunden-
pfade für jeden wahrnehmbaren Raum und jeden wahrnehmbaren Ablauf
durch die Mitarbeiter des jeweiligen Bereichs erstellen zu lassen. Durch diese
Vorgehensweise kann zum einen eine Sensibilisierung der Mitarbeiter
erreicht werden und es können konkrete Verbesserungsvorschläge erarbeitet
werden (vgl. AMENT-RAMBOW, C., 1998, S. 156).

3.3.7.3.4 Potenziale von Informationssystemen im Gesundheitsbetrieb

Das erfolgreiche Management der vielfältigen Schnittstellen zwischen den
einzelnen Leistungserbringern bei der Erstellung von Gesundheitsdienstleistungen ist ein wesentliches Kosten- und Qualitätskriterium. Im Zentrum des
Schnittstellenmanagements kommt auch der Qualität der internen und externen Informationsübermittlung eine große Bedeutung zu.

Die Mitarbeiter eines Unternehmens benötigen

> „... schnelles, genaues und termingerechtes Feedback über das gerade erzeugte Produkt oder die
> gerade ausgeführte Dienstleistung. Nur so kann von ihnen erwartet werden, dass sie Verbes-
> serungsprogramme zur Fehlervermeidung und zur Vermeidung von übermäßigen Kosten,
> Zeit und Verschwendung in ihren Produktionssystemen unterstützen" (KAPLAN, R./NOR-
> TON, D., 1997, S. 130).

Immer mehr diagnostische und therapeutische Verfahren aber auch gesetzliche Rahmenbedingungen erzeugen eine immer größer werdende Daten-
menge, die in immer kürzerer Zeit zur Verfügung stehen müssen. Dabei bilden diese Informationen eine grundlegende Wissensbasis für eine effiziente
medizinische und pflegerische Versorgung.

Ein reibungsloser, vollständiger und zeitnaher Informations- und Wissens-
fluss zwischen den verschiedenen Arbeitsschichten einer Pflegestation, den
Stationen und allen Abteilungen einer Einrichtung untereinander wird
zukünftig einen profitablen Gesundheitsbetrieb auszeichnen. Patientenbezogene Informationen müssen umfassend und aktuell auf Anforderung zur Ver-

fügung stehen und multidisziplinär nutzbar sein, denn nur so lassen sich die medizinischen, pflegerischen und administrativen Prozesse kontinuierlich verbessern. Wissen „just in time" erhält eine hohe Bedeutung und wird in Zukunft über die Prozessqualität einer Einrichtung entscheiden.

Im Bereich des Krankenhauses ist es von entscheidender Bedeutung, dass eine gemeinschaftliche Nutzung der ärztlich und pflegerischen Daten erfolgen kann. Aus diesem Grund muss auch ein Pflegeinformationssystem im Rahmen eines Stations-, Abteilungs- oder Krankenhausinformationssystem integriert sein.

> „Eine singuläre Betrachtung birgt die Gefahr der Isolation einer kompletten Berufsgruppe und behindert den Aufbau multidisziplinärer Teams. Ein Pfleginformationssystem sollte immer auch als wesentliche Komponente auf dem Weg zu einer ganzheitlichen, elektronischen Patientenakte angesehen werden" (SCHRADER, U., 1998, S. 547).

Gerade in Bezug auf die Einführung der DRGs ist dieser Aspekt, wie in Kapitel 2 beschrieben, von wesentlicher Bedeutung.

In Zusammenhang mit der Optimierung der Informationsbereitstellung und des externen Informationsaustausches gilt es, auch die Nutzung moderner Informationsdatenbanken mittels Internet zu ermöglichen.

Informationstechnologie im Bereich der Pflege

Grundsätzlich sollte ein Pflegeinformationssystem sowohl bei der Planung als auch bei der Durchführung patientennaher und patientenferner Tätigkeiten eine unterstützende Wirkung haben. In Zusammenhang mit patientenfernen Tätigkeiten sind Bereiche wie die Dienstplanerstellung, die Materialwirtschaft, die Koordination von Hol- und Bringediensten, Tourenplanungen und die Erstellung von Kennzahlen für das Pflegemanagement zu nennen.

Im Bereich der patientenbezogenen Tätigkeiten sind die Anforderungen an ein Pflegeinformationssystem gestiegen. So ist die Möglichkeit der Unterstützung bei der Erstellung des Pflegeprozesses durch dieses System, neben der Möglichkeit der EDV-unterstützten Leistungsanforderungen, Terminierungen und Befundübertragungen eine Mindestanforderung an ein solches System, um eine Optimierung des Ressourceneinsatzes und der Arbeitsabläufe zu erreichen (vgl. SCHRADER, U., 1998, S. 546 f.).

Der EDV-Ausstattungsgrad und der geplante Zuwachs ist, wie in einer Studie von BÜSSING dargestellt, noch relativ gering (zitiert in WOLFRUM, R. et al., 1997, S. 139).

Die Bedeutung der nötigen Ausweitung des Einsatzes von IT in der Pflege wird immer deutlicher,

> „... da die einzelnen Stationen eines Krankenhauses die Stellen sind, an denen der größte Teil aller Patienteninformationen zusammenfließt und kommuniziert werden muss. Für Pflegekräfte bedeutet dies, dass ungefähr 40 % ihrer Arbeitszeit mit Aufgaben aus dem Bereich der

Informationssammlung, -dokumentation und -weitergabe angefüllt ist" (WOLFRUM, R. et al., 1997, S. 139).

Aufgrund der flexiblen Einsatzorte ist der Einsatz von mobilen Computern im Bereich der ambulanten Pflege zwingende Voraussetzung.

„Erst mit mobilen Computern wird eine Doppelerfassung von Informationen weitgehend vermieden. Eine Übertragung der Informationen vom Papier (Dokumentationssystem) in einen stationären Rechner würde damit entfallen" (WOLFRUM, R., 1997, S. 144).

Dieser Aspekt ist auch im stationären Bereich zu berücksichtigen. So ist beispielsweise der Einsatz von mobilen Computern auf einer Visite oder für Teambesprechungen angebracht, um auch bei diesen Tätigkeiten die benötigten Informationen „just in time" zur Verfügung zu haben.

Zusammenfassend lassen sich die Ziele für einen EDV-Einsatz in der Pflege wie folgt darstellen:

Vereinfachung bzw. Erleichterung der anfallenden Tätigkeiten

z. B. Optimierung der Informationsbereitstellung und des Informationsaustausches, Entfallen von Wegen, Entlastung von administrativen Aufgaben, Verringerung von Suchzeiten, Vermeidung von Mehrfachdokumentationen, Terminkalender für Patienten, Erzeugung von Organisationshilfsmitteln wie beispielsweise krankheitsspezifisches Informationsmaterial für Patienten, Patienten-Etiketten, Bestelllisten, Adressenaufkleber, Anforderungsformulare für Bereiche ohne IT, Möglichkeit der Dokumentation unter Zuhilfenahme von Barcodes, etc.

Optimierter Einsatz von Ressourcen und optimierte Arbeitsabläufe

z. B. Budgetverwaltung, Unterstützung der Personalplanung und -abrechnung, Unterstützung der abteilungsübergreifenden Terminierung, automatische Erzeugung von Briefen bzw. Formularen wie beispielsweise Pflegeüberleitungsberichte, Möglichkeit der Leistungs- und Materialanforderung, Möglichkeit der Bettendisposition, etc.

Verbesserung der Pflegequalität

z. B. Entscheidungsunterstützung durch die Möglichkeit der Einbeziehung der neuesten Kenntnisse pflegerischen Wissens in hinterlegten Informations-Datenbanken und Pflegestandards, automatisierte Erinnerung an Pflegezielkontrolltermine, lückenlose Patientendokumentation, Unterstützung des pflegerischen Berichtswesens, automatisierte Darstellung und Überwachung von Qualitätsindikatoren, Sicherstellung der Kontinuität der pflegerischen Versorgung, etc. (vgl. ARBEITSGRUPPE „Informationsverarbeitung in der Pflege", 1997, S. 2-5 und S. 15-19).

Mögliche Kennzahlen
  – EDV-Ausstattungsgrad (Anzahl der Arbeitsplätze mit IT-Zugang)

- EDV-Ausstattungsgrad mit mobilen IT-Systemen
- prozentualer Anteil der Mitarbeiter, die IT-Systeme im Unternehmen beherrschen
- prozentualer Anteil der Möglichkeit der Leistungsanforderung mittels IT
- prozentualer Anteil der Möglichkeiten der Befundübermittlung mittels IT
- prozentualer Anteil der (leitenden) Mitarbeiter, die Zugang zum Internet haben.

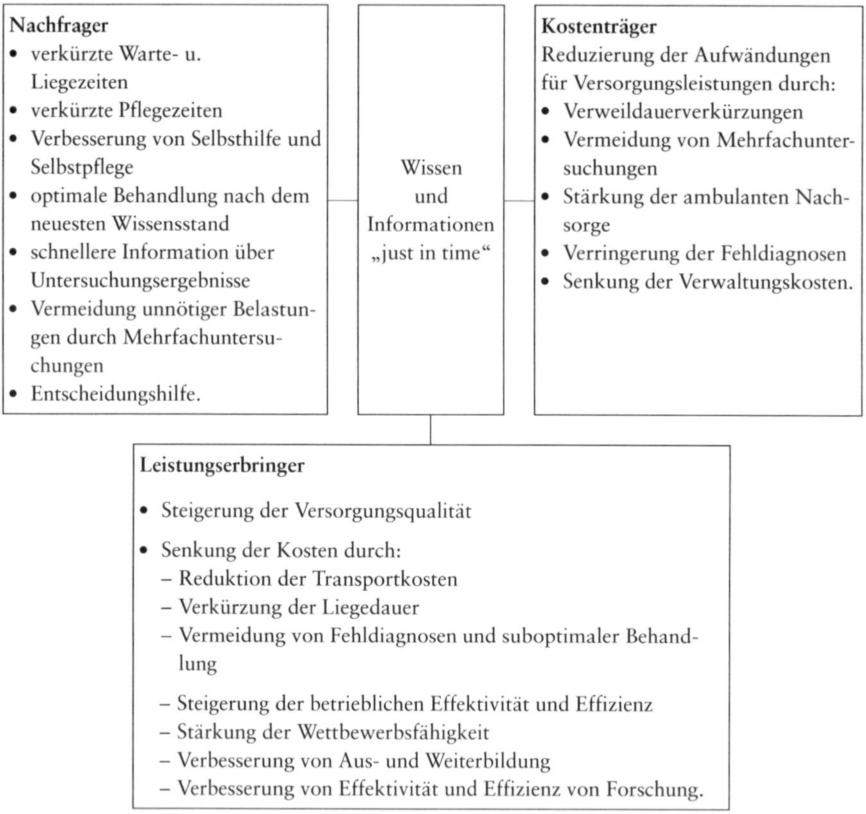

Nachfrager
- verkürzte Warte- u. Liegezeiten
- verkürzte Pflegezeiten
- Verbesserung von Selbsthilfe und Selbstpflege
- optimale Behandlung nach dem neuesten Wissensstand
- schnellere Information über Untersuchungsergebnisse
- Vermeidung unnötiger Belastungen durch Mehrfachuntersuchungen
- Entscheidungshilfe.

Wissen
und
Informationen
„just in time"

Kostenträger
Reduzierung der Aufwändungen für Versorgungsleistungen durch:
- Verweildauerverkürzungen
- Vermeidung von Mehrfachuntersuchungen
- Stärkung der ambulanten Nachsorge
- Verringerung der Fehldiagnosen
- Senkung der Verwaltungskosten.

Leistungserbringer

- Steigerung der Versorgungsqualität
- Senkung der Kosten durch:
  - Reduktion der Transportkosten
  - Verkürzung der Liegedauer
  - Vermeidung von Fehldiagnosen und suboptimaler Behandlung
  - Steigerung der betrieblichen Effektivität und Effizienz
  - Stärkung der Wettbewerbsfähigkeit
  - Verbesserung von Aus- und Weiterbildung
  - Verbesserung von Effektivität und Effizienz von Forschung.

Abbildung. 18: Wissens- und Informationsweitergabe: Zielgruppen und Nutzenkategorien

3.3.7.4 Die Faktoren Motivation, Empowerment und Zielausrichtung

Motivation

„Selbst hochqualifizierte und gut informierte Mitarbeiter werden nicht zum Unternehmenserfolg beitragen, wenn sie nicht motiviert sind, den Interessen des Unternehmens zu dienen oder wenn sie nicht die Freiheit haben, eigene Entscheidungen zu treffen und selbständig zu handeln." (KAPLAN R./NORTON D., 1997, S. 131).

Mitarbeitermotivation ist von verschiedensten Faktoren abhängig, die aufgrund ihrer Bedeutung für innovative Gesundheitsbetriebe zu beachten sind. Grundsätzlich sind insbesondere im Bereich der Pflege dabei zwei bedeutende Faktoren hervorzuheben.

Der allgemeine Wertewandel (unter Kapitel 2 beschrieben) zeigt auch hier seine Auswirkungen. Die Prämisse „Weg von der Pflichtorientierung – hin zur Selbstentfaltung", hat auch im Arbeitsleben Gültigkeit und lässt Partizipation und Mitbestimmung zum zwingendem Muss werden, um die Motivation der Mitarbeiter zu steigern.

Der Pflegeberuf ist ein Frauenberuf, infolgedessen müssen die spezifischen Anforderungen von Frauen z. B. bezüglich der Arbeitszeiten (Kinderbetreuung) in konzeptionelle Überlegungen mit einfließen. Eine Untersuchung von Dunkel, welche sich mit der Arbeit und dem Leben von Altenpflegerinnen beschäftigte, ergab folgende Schlussfolgerungen:

Die Arbeitsorganisation professioneller Pflege müsste folgende Anforderungen erfüllen um für die Pflegekräfte attraktiv zu sein und zu ihrer Motivation beizutragen:

- zeitliche Dispositionsspielräume eröffnen (Arbeitszeit)
- arbeitsinhaltliche Dispositionsspielräume ermöglichen (eigene Vorstellungen/Werte des Berufes miteinbringen können)
- berufsbiographische Dispositionsspielräume bereitstellen (z. B. Wiedereinstieg erleichtern)(vgl. DUNKEL, W., 1994, S. 296).

Gesundheitsbetriebe, die Defizite in der Motivation ihrer Mitarbeiter feststellen, sind gut beraten, diesbezügliche Ziele zu formulieren und Maßnahmen zu integrieren.

Empowerment

Aufgrund der im Gesundheitsbetrieb vorherrschenden Form der „persönlich-interaktiven" Dienstleistungserstellung gilt es im besonderen das Wissen und die Kreativität der Mitarbeiter an der Basis, die in ständigem, direkten Kontakt zum Kunden stehen, zur Entwicklung von Ideen zur Verbesserung von Leistungen und Prozessen zu nutzten (vgl. CZAP, H. et al., 2000, S. 250).

Hier kommt dem betrieblichen Vorschlagswesen (BVW) eine bedeutsame Rolle zu.

„Aufgrund der stetigen Abnahme von Lohn und Gehalt als Motivationsfaktor und dem zunehmenden Wertewandel hin zur Selbstentfaltung bzw. -verwirklichung, nimmt das betriebliche Vorschlagswesen in Verbindung mit einem Prämiensystem eine zunehmend bedeutende Stellung im Unternehmen ein" (SCHNECK, O., 1998, S. 756).

Das BVW als traditionelles Instrument zur Mobilisierung von Kreativitätsreserven eines Unternehmens soll die Mitarbeiter motivieren, Verbesserungsvorschläge an ein unabhängiges Bewertungsgremium zu richten. Durch die Installation dieses unabhängigen Gremiums soll erreicht werden, dass Ideen der Mitarbeiter durch Vorgesetzte blockiert werden.

Die Verbesserungsvorschläge können, wie in nachfolgender Auflistung deutlich wird, die unterschiedlichsten Themenbereiche betreffen:

- die Verbesserung des Betriebsklimas,
- die Rationalisierung von Arbeitsabläufen,
- die Vereinfachung von Organisationsstrukturen,
- Produktneuentwicklungen,
- Produktverbesserungen etc. (vgl. WITT, J., 1999, S. 110 ff.).

Die Leistungsfähigkeit des BVW wird über die zwei folgenden Kennziffern bewertbar:

1. Die Beteiligungsquote:
Als Summe der eingereichten Vorschläge im Verhältnis zur Mitarbeiteranzahl eines Unternehmens macht sie die Bereitschaft der Mitarbeiter, sich am BVW zu beteiligen, transparent.

Da sich mit steigender Zahl der eingegangenen Vorschläge die Wahrscheinlichkeit erhöht, nutzbare neue Ideen zu erhalten, muss es zum Ziel eines Unternehmens werden, eine möglichst hohe Beteiligungsquote zu erreichen (vgl. WITT, J., 1999, S. 111).

2. Die Annahmequote
Sie drückt die qualitative Effizienz des BVW aus, indem die Anzahl der angenommenen ins Verhältnis zu den eingereichten Vorschlägen gesetzt wird.

„Diese Kennziffer lässt erkennen, welches tatsächliche Kreativitätspotenzial in einer Belegschaft vorhanden ist" (WITT, J., 1999, S. 111).

Kaplan und Norton nennen folgende Möglichkeiten, die zu einer verbesserten Teilnahme der Mitarbeiter am BVW führen können:

- Veröffentlichung erfolgreicher Vorschläge, um die Bekanntheit und Glaubwürdigkeit des Prozesses zu verbessern (= Mitarbeitern Feedback geben)
- Illustration des Nutzens und der Verbesserungen durch die Umsetzung der Vorschläge
- Kommunikation eines neuen Anreizsystems für umgesetzte Verbesserungsvorschläge (vgl. KAPLAN, R./NORTON, D., 1997, S. 131).

Zielausrichtung

Nach Kirchner kann die Dienstleistungsqualität und die Wettbewerbsfähigkeit von Gesundheitseinrichtungen erheblich verbessert werden,

„... wenn es gelingt, die vorhandenen Fähigkeiten und Neigungen der Mitarbeiter mit den jeweiligen Zielen und Anforderungen der Arbeitsplätze in Übereinstimmung zu bringen" (KIRCHNER, H., 1997, S. 192).

Die Zielausrichtung der Mitarbeiter ist insbesondere auch abhängig vom Informationsfluss innerhalb des Gesundheitsbetriebs. Eine entsprechende Analyse zeigt hier mögliche Schwachstellen auf.

Grundsätzlich ist das Mitarbeitergespräch als ein Instrument zur Verbesserung der Zielausrichtung der Mitarbeiter zu sehen. Zielvereinbarungsgespräche und nachfolgende Beurteilungsgespräche sind Möglichkeiten, um:

- die Zielausrichtung des Mitarbeiters mit denen des Gesundheitsbetriebes in Einklang zu bringen.
- Selbst- und Fremdeinschätzungen von Mitarbeiter und Vorgesetzten sachlich zu erörtern und so Konfliktpotenzial zu minimieren.
- Mitarbeiter in die Zielfindung des Gesundheitsbetriebs mit einzubeziehen (Steigerung der Arbeitsmotivation).
- Bewertungsmaßstäbe zur Zielerreichung der Einrichtung zu gestalten (vgl. KIRCHNER, H., 1989, S. 123 f.).

Um diesen Anforderungen zu genügen, müssen Mitarbeitergespräche bestimmten Maßgaben folgen, die an dieser Stelle nicht weiter ausgeführt werden können.

Mögliche Kennzahl: Index Zielerreichungsgrad

3.3.8   Zusammenfassung und Bewertung

Die Bearbeitung der drei Perspektiven Kunden, Prozesse und Lernen und Entwicklung hat gezeigt, wie viele Wissensinseln im Bereich der Pflege bereits vorhanden sind. Es gilt nun, diese auch strategisch auszurichten, Lücken zu schließen, sich aus tradierten Vorstellung zu befreien und mit den harten Fakten der Finanzen/der Wirtschaftlichkeit in Einklang zu bringen.

Die grundlegende Ausrichtung dieser Arbeit konnte hier nur eine Basis für den Praxistransfer schaffen. Gleichzeitig konnte aber aufgezeigt werden, welche Bedeutung vor allem die Kundenorientierung hat und in Zukunft im verstärktem Maße haben wird.

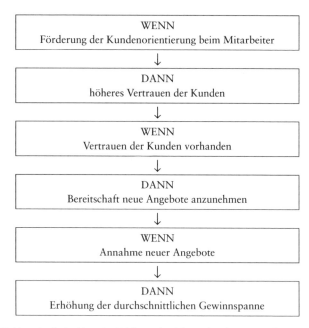

Abbildung 19: Hypothetische Ursache-Wirkungsbeziehung für den Gesundheitsbetrieb

Die vorstehende Abbildung soll dies verdeutlichen. Wünschenswert wäre unseres Erachtens, den Praxistransfer der Balanced Scorecard zu erproben. Die erstmalige Implementierung in einem Pflegebereich böte einerseits die Möglichkeit, die erwähnten Wissensinseln (Pflegeprozess, Pflegestandards usw.) zu nutzen und damit anderen Disziplinen beispielhaft voranzugehen. Aufgrund des hohen Stellenwertes der Humanressource der Pflege kann dies als innovatives Signal verstanden werden, strategische Ausrichtung innerhalb der Gesundheitseinrichtungen aktiv voranzutreiben.

3.3.9 Das Roll-out managen

Unter Roll-out versteht man die Ausdehnung der Balanced Scorecard auf andere Unternehmensbereiche und -einheiten.
Dies kann grundsätzlich in zwei Richtungen erfolgen

- Horizontal: durch Einbindung weiterer Unternehmenseinheiten auf gleicher Ebene
- Vertikal: durch Einbindung weiterer Führungsebenen (Herunter- oder Heraufbrechen (vgl. HORVATH & PARTNER, 2000, S. 220).

Grundsätzlich gilt es hier einen Konsens zu finden, d. h. im Einzelnen:

- Abgleich der strategischen Stoßrichtung
- Abgleich der strategischen Ziele
- Abgleich der Messgrößen
- Abgleich der Zielwerte
- Abgleich der strategischen Aktionen.

Von entscheidender Bedeutung ist hier die Auswahl der geeigneten Lern- bzw. Schulungsmethoden.

Grundsätzlich zu begrüßen ist es, bereits im Vorfeld innerhalb des Pilot-Projektes Führungskräfte und/oder Mitarbeiter in Workshops zu Multiplikatoren auszubilden, die dann beim Roll-out entsprechend tätig werden. Zu nutzen sind selbstverständlich Methoden, die im jeweiligen Unternehmen bereits angewandt werden und entsprechende Erfolge bei anderen Projekten zu verzeichnen hatten. Beispielsweise Systeme überlappender Gruppen, Lernpfade und ähnliches.

Im Gesundheitsbetrieb ist darauf zu achten, dass die Phase des Roll-outs nicht in einer Zeit geschieht, die von weiteren weitreichenden Veränderungen überlagert wird. So ist z. B. die Schulungsflut der DRGs abzuwarten, da die Aufnahmefähigkeit der Führungskräfte und Mitarbeiter sonst erschöpft ist.

3.3.10   Den kontinuierlichen BSC-Einsatz sicherstellen

Um den kontinuierlichen Einsatz der BSC sicherzustellen, sind mehrere Voraussetzungen zu erfüllen:
Die Balanced Scorecard ist mit der strategischen Planung zu verbinden.

„In Unternehmen die bereits über eine gut ausgebaute strategische Planung verfügen, führt die Integration der Balanced Scorecard zu einer Präzisierung und Fokussierung für Strategieformulierung sowie zu einer verstärkten Strategieumsetzung unter Einbindung nachgelagerter Hierarchieebenen" (HORVATH & PARTNER, 2000, S. 259).

„Für Unternehmen ohne explizite strategische Planung kann die Balanced Scorecard als Anlass dienen, Ansätze einer strategischen Planung neu zu entwickeln und dabei diese Planung bereits abgestimmt auf den jeweiligen Balanced Scorecard-Perspektiven durchzuführen" (ebenda).

In die operative Planung geht die Balanced Scorecard insofern ein, indem strategierelevante Kernkennzahlen budgetiert werden, um die Umsetzung entsprechend zu sichern. Die Verbindung mit der Mitarbeiterführung ist zu sichern.

Grundsätzlich leistet die Balanced Scorecard durch die Einbeziehung der Mitarbeiterperspektive „Lernen und Entwickeln" einer zielgerichtete Mitarbeiterführung Vorschub. Gut in die Mitarbeiterführung integrierte Scorecards können die Kräfte zur Selbststeuerung der Mitarbeiter freisetzen. Die

Möglichkeit, die BSC mit einem (bereits praktizierten) Managementsystem wie Management by Objektives zu verbinden, bietet sich an.

KAPLAN und NORTON propagieren, die BSC mit einem Anreizsystem zu verknüpfen. Diese Möglichkeit ist aufgrund der tarifpolitischen Situation im Gesundheitswesen stark eingeschränkt.

Die Balanced Scorecard ist in das Berichtessystem zu integrieren. Folglich muss die BSC auch mit entsprechender Software kompatibel sein. Hier ist zu vermuten, dass innerhalb des Krankenhausbereichs wesentlich mehr Methoden-Know-how vorhanden ist, als im ambulanten Bereich, da Krankenhaus-Informationssysteme inzwischen weitestgehend flächendeckend integriert sind. Ambulante Dienste stehen hier häufig noch in den Anfängen des computergestützten Arbeitens.

3.3.11 Schlussbemerkung und Ausblick

Inspiriert durch eine kurze Vorstellung des Themas „Die Balanced Scorecard" im Rahmen einer Vorlesung an der Katholischen Fachhochschule Mainz, entstand bei uns das Interesse mehr über dieses Thema zu erfahren. Nach einer ersten Lektüre des von KAPLAN und NORTON veröffentlichten Standardwerks „Balanced Scorecard" waren wir begeistert von der Vorstellung über die Existenz eines ganzheitlichen Managementinstrumentes, dass sowohl harte als auch weiche Faktoren in der Unternehmenssteuerung berücksichtigt, eine strategische Ausrichtung beinhaltet und uns von den Grundlagen her intuitiv verständlich erschien. Wir stellten uns die Frage, ob dieses Instrument auch im Rahmen einer „ganzheitlich orientierten" Pflege, also einer am Patienten orientierten Pflege, von Bedeutung sein könnte. Aus diesem Grund entschieden wir uns, diese Thematik zum Inhalt unserer Diplomarbeit zu machen.

Am Anfang unserer Arbeit standen keine Hypothesen, die mit wissenschaftlichen Methoden bestätigt oder verworfen werden sollten. Vielmehr lag es in unserer Absicht, uns dem Thema „Balanced Scorecard" in der Pflege in sehr offener Weise zu nähern.

Im Verlauf unserer weiteren Literaturrecherche stießen wir auf eine Fülle von Veröffentlichungen zum Thema der BSC. Leider wurde uns schnell klar, dass eine Vielzahl der Erscheinungen an der Oberfläche des Themas bleibt, d. h. es handelt sich um inhaltliche, theoretische Wiedergaben des Buches von KAPLAN und NORTON. Vertiefende Publikationen und Praxisberichte mit detaillierten und konkreten Beschreibungen liegen derzeit kaum vor, was insbesondere die Perspektive Lernen und Entwicklung betrifft.

Als bisher anzusehende theoretische Mängel des Konzepts der BSC sind die empirisch nicht bewiesenen „Ursachen-Wirkungs-Ketten" und ein lückenhafter Theorie-Praxis-Transfer zu nennen. Hier bietet die bisher erschienene Literatur wenig Lösungsmöglichkeiten.

Um prüfen zu können, ob sich die Theorie der BSC auch in die Praxis der Pflege transferieren lässt, war eine Darstellung der bestehenden und zukünftig zu erwartenden Rahmenbedingungen sowohl im ambulanten Bereich der Pflege als auch im stationären Bereich der Krankenhauspflege nötig.

Bei der Darstellung der Rahmenbedingungen sowohl für den ambulanten Bereich der Pflege, als auch den stationären Bereich der Krankenhauspflege wurde deutlich, dass sich Gesundheitsbetriebe zum einen einer rigiden Außensteuerung unterwerfen müssen und sich zur Zeit in einer existenzbedrohenden Situation befinden. Dies führt dazu, dass sie ohne eine strategische Ausrichtung im heutigen Wettbewerbsumfeld nicht bestehen können.

Langfristig erscheint ein Überleben der Gesundheitsdienstleistungsunternehmen nur möglich, wenn mutige und innovative Schritte im Sinne des Gesamtunternehmens gegangen werden. Wir vertreten die Auffassung, dass die BSC hierzu auch im Gesundheitsdienstleistungsunternehmen ein Instrument zur Strategiefindung und -umsetzung sein kann.

Im Krankenhausbereich ist durch die Einführung der DRGs mit wesentlichen Veränderungen zu rechnen. Um das Ziel der Existenzsicherung erreichen zu können, ist es dringend notwendig, dass die beteiligten Berufsgruppen ihre persönlichen Interessen nicht in den Vordergrund stellen, sondern zu einer Konsensabstimmung finden, die sich positiv auf die Entwicklung des Unternehmens auswirkt. Auch hier kann die BSC wertvolle Hilfe zur Zielabstimmung leisten.

Allerdings ist anzumerken, dass die Balanced Scorecard zwar Hilfen anbieten kann. Sie ersetzt aber keineswegs Grundlagen wie Unternehmensleitbild oder eine partizipative Führungskultur.

Die theoretische Darstellung des Themas hat aufgezeigt, dass es durchaus möglich ist, „weiche Kennzahlen" auch im Bereich der Tätigkeiten von Pflegenden zu definieren.

Die BSC kann durch das Zusammenspiel von harten und weichen Faktoren dazu beitragen, den Menschen im Unternehmen, sei es als Kunde oder Mitarbeiter, in den Mittelpunkt der Managementtätigkeiten zu stellen und damit zu einer Humanisierung im Bereich der Dienstleistungserstellung im Gesundheitswesen beitragen und mit der Wirtschaftlichkeit abzustimmen.

Die „Wissensumwelt" der Gesundheitsbetriebe wird immer dynamischer, Produkte und Prozesse werden wissensintensiver. Mitarbeiter sind nur unter partizipativen Führungsstrukturen zu motivieren und nur motivierte Mitarbeiter werden sich an innovativen Maßnahmen im Unternehmen beteiligen. Dazu gehört auch eine ausreichende, umfassende Information der Mitarbeiter bezüglich der Ziele eines Unternehmens. Darauf muss ein zukunftsorientiertes Management reagieren. Somit wird der sinnvolle und innovative Einsatz von Wissenskapital zu einem entscheidenden Erfolgsfaktor. Hier kann die BSC durch ihre Fähigkeit, Strategien zu kommunizieren, einen wertvollen Beitrag zur Wissensentstehung im Unternehmen leisten.

Ziel unserer Diplomarbeit konnte es nicht sein, in vollendeter Konsequenz eine BSC zu entfalten. Aufgrund des Facettenreichtums der BSC und der einzelnen Perspektiven hätte man über jedes Kapitel eine eigene Arbeit schreiben können. Dennoch hoffen wir, dass die Umrisse, aber auch die Ausmaße und die Komplexität, welche mit der Entwicklung einer BSC verknüpft sind, für die Entwicklung einer möglichen eigenen BSC erkennbar geworden sind und diese Diplomarbeit als Grundlage zu weiteren Untersuchungen und zur Anregung einer Debatte über den möglichen Einsatz der BSC im Bereich der Pflege führt. Beispielhaft ist im Anhang eine BSC dargestellt, um das grundlegende Prinzip zu verdeutlichen.

So ist die Bearbeitung einer Vielzahl von Fragen/Themen, die im Rahmen dieser Arbeit keine Berücksichtigung finden konnten, aus unserer Sichtweise zukünftig auch für den Bereich der Pflege von Relevanz.

Zu diesen Themen gehören:

- Messung und Entwicklung des „Mitarbeiterwertes" im Kontext von der BSC unter Berücksichtigung des „Employee-Value-Index" im Bereich der Pflege
- die Möglichkeit der Steigerung der Mitarbeitermotivation mit der BSC in der Pflege
- die Verknüpfung einzelner Abteilungs-BSCs mit einer Gesamt-BSC im Krankenhaus
- die BSC und der Pflegeprozess
- Wissensmanagement in der Pflege unter Einsatz der BSC
- die Ermittlung des innerbetrieblichen Fortbildungsbedarfs unter Einsatz der BSC
- Mitarbeiterführung in der Pflege unter Einsatz der BSC
- Personalentwicklung in der Pflege unter Einsatz der BSC
- Marketing unter Einsatz der BSC.

Anhang

Beispielhafte BSC

	Strategisches Ziel	Kennzahl	Zielgröße	Aktivitäten
Finanzen	• positives Betriebs-ergebnis • Erweiterung des Ertrags-Mix	• Gewinn und Ver-lustrechnung (GuV) • Deckungsbeitrag • Ertragwachstum bei neuen Dienst-leistungen • Auslastungsgrad	• Rendite > 1 % • Deckungsbeitrag >... • Erlöse aus neuen Dienstleistungen > 0	• Einhalten der Soll-vorgaben je Abtei-lung • Kodierqualität (KH) • optimierter Ein-kauf bei Sach-mitteln
Kunde	• Zufriedenheit der Patienten • Hohe pflegerische Qualität	• Index aus Kun-denbefragung • Komplikations-rate • Anteil Zuwen-dung/pro Patient	• Zufriedenheits-grad 100 % • Dekubitusrate = 0 % • nosokomiale Infektionen = 0 % • Pflegeferne Tätig-keiten pro Fach-kraft = 0	• Beschwerdemana-gement • Qualitätsoptimie-rung im Bereich Prophylaxe und Hygiene • Optimale Perso-naleinsatzplanung
Interne Prozesse	• Prozessoptimie-rung • Schnittstellenopti-mierung	• Anteil Fahrtzeit an Gesamtarbeits-zeit • Wartezeiten OP • Anteil Pflegestan-dards • Anteil clinical pathways (CP)	• Anteil Fahrtzeit > 20 % • Stillstandzeiten < 5 % • Anteil Pflegestan-dards nach abtei-lungsdefinierter Maßgabe • Anteil CP > 10 % Fachabteilung.	• optimierte Ein-satzplanung (Zeit-erfassung) • kontinuierliche Er- und Überarbei-tung von Stan-dards • Erstellen der CP in interdisziplinären Arbeitsgruppen
Lernen und Entwicklung	• Mitarbeiterzufrie-denheit • Hohe Mitarbeiter-qualifikation • Erhöhung der Ver-besserungsvor-schläge	• Fluktuationsrate • Krankheitstage/ Mitarbeiter • Engagement in Arbeitsgruppen/ Std. • Fortbildungsstun-den pro Mitarbei-ter • Anteil Mitarbeiter mit Fachweiterbil-dung • Anzahl Verbesse-rungsvorschläge	• Normbereich fest-legen • Arbeitgruppenen-gagement 5 Std./ Jahr pro Mitarbei-ter • Fortbildung 16 Stunden/Jahr/Mit-arbeiter • Steigerung der Quote Verbesse-rungsvorschläge	• Abgangsgespräche • Mitarbeiter-gespräche • Zielvereinbarungs-gespräche (klini-sche Karriere-leiter) • Fortbildungs-planung • Management der Verbesserungs-vorschläge

Messblatt zu kundenorientierter Einstellung

	trifft voll zu 100	trifft im wesent- lichen zu 80	trifft eher zu 60	trifft eher nicht zu 40	trifft im wesent- lichen nicht zu 20	trifft über- haupt nicht zu 0	Krite- rium nicht an- wend- bar
Fühlt sich persönlich für die Zufriedenheit der Kunden ver- antwortlich.							
Macht der Umgang mit Kunden Spaß.							
Ist der Auffassung, dass zufrie- dene Kunden langfristig wichti- ger sind als kurzfristige Ver- kaufserfolge.							
Ist klar, dass das Gehalt letztend- lich vom Kunden bezahlt wird.							
Erachtet Kundenorientierung als wichtig für seine persönliche Entwicklung im Unternehmen.							
Verarbeitet negative Erfahrungen im Umgang mit Kunden kon- struktiv.							
Begegnet auch schwierigen Situationen im Kundenkontakt mit Optimismus.							
Hat bei Problemen mit Kunden nicht gleich Selbstzweifel, son- dern geht konstruktiv deren Lösung an.							
Wird durch die Anerkennung der Kunden in seinem Selbstver- trauen bestärkt.							
Ist gerne in der Gesellschaft von Menschen							
Empfindet häufigen Kundenkon- takt als angenehm							
Kann die Bedürfnisse seiner Kunden sehr gut nachvollziehen							
Fällt es relativ leicht, sich in die Lage der Kunden zu versetzen							

Aussagen zur Messung der kundenorientierten Einstellung (vgl. HOMBURG/STOCK, 2000, S. 32)

Abkürzungsverzeichnis

BMG	Bundesministerium für Gesundheit
BPfLV	Bundespflegesatzverordnung
BSC	Balanced Scorecard
BVW	Betriebliches Vorschlagswesen
CKM	Centrum für Krankenhaus-Management
DBfK	Deutscher Berufsverband für Krankenpflege
EDV	Elektronische Datenverarbeitung
EFQM	European Foundation for Quality Management
FIS	Führungsinformationssystem
GKV	Gesetzliche Krankenkasse
GSG	Gesetz zur Sicherung und Strukturverbesserung der gesetzlichen Krankenversicherung (Gesundheitsstrukturgesetz)
IT	Informationstechnologie
KHG	Krankenhausfinanzierungsgesetz
MDS	Medizinischer Dienst der Spitzenverbände
MIS	Managementinformationssystem
PBV	Pflegebuchführungsverordnung
PDL	Pflegedienstleitung
PPR	Pflegepersonalregelung
SGB IX	11. Sozialgesetzbuch
SGB V	5. Sozialgesetzbuch
TQM	Total Quality Management
WHO	World Health Organisation

Literaturverzeichnis

AMENT-RAMBOW, C.: Der Patient ist König – oder der Weg zum kundenorientierten Krankenhaus. Patientenzufriedenheit ist Dreh- und Angelpunkt der Arbeit. In: Krankenhaus
Umschau. Baumann Fachzeitschriftenverlag 3/98. S. 152-158

ARBEITSGRUPPE „Informationsverarbeitung in der Pflege" der ADS, dem Agnes Karl Institut für
Pflegeforschung des DBfK, der Zentralen Arbeitsgruppe Informatik des DBfK sowie der
GMDS. Checkliste für die Projektierung eines DV-gestützten Pflegeinformationssystems.
Köln, Eschborn und Göttingen im Januar 1996

ARGYRIS, C./SCHÖN D. A.: Die Lernende Organisation. Grundlagen, Methode, Praxis. Verlag
Klett-Cotta. Stuttgart 1999

ARVESON, P.: Translating Performance Metrics From The Private To The Public Sector, Internet-
recherche Balanced Scorecard. Org. 21. 11. 2000

BAETHGE, M.: Arbeit und Identität. In: Riskante Freiheiten. Hrsg.: Beck, U./Beck-Gernsheim.
Verlag E. Suhrkamp. Frankfurt am Main, 1994

BAUM, G./TUSCHEN, K.H.: AR-DRG – Die Chancen nutzen. In: Führen und Wirtschaften.
Bibliomed Medizinische Verlagsgesellschaft mbH. 17. Jahrg. 5/2000. S. 449-460

BAUMGARTEN, R.: Führungsstile und Führungstechniken. Verlag De Gruyter. Berlin 1977

BECK, G.: Controlling. 2., unveränderte Auflage. Verlag Ziel. Augsburg 1999

BERTELSMANN STIFTUNG (Hrsg.): Patientenbezogene Leistungs- und Kostenbudgetierung: Leitf.
zur Gestaltung und Handhabung eines entscheidungsorientierten Informations- und Berichtswesens im Krankenhaus. Ergebnisse aus der Pilotstudie im Städt. Krankenhaus Gütersloh.
Verlag Bertelsmann Stiftung. Gütersloh 1987

BERTH, R.: Visionäres Management. Die Philosophie der Innovation. Verlag ECON. Düsseldorf, Wien, New York 1990

BLAUDSZUN, A.: Pflege im Spannungsfeld des Gesundheitssystems. Entwicklungschancen zwischen Leistungsorientierung und Humanität. Verlag W. Kohlhammer GmbH. Stuttgart, Berlin, Köln 2000

BMG (BUNDESMINISTERIUM FÜR GESUNDHEIT): Entwurf eines Gesetzes zur Qualitätssicherung
und zur Stärkung des Verbraucherschutzes in der Pflege (Pflege-Qualitätssicherungsgesetz –
PQsG). Eigenverlag. Berlin 2000

BOCK-ROSENTHAL, E.: Funktionsdienste – Veränderungen als Chance. Die Zukunft hat schon
begonnen. Aspekte der Professionalisierung der Pflege. 1996. In: Kongressband des 8. Internationalen Kongress für Krankenpflege. Mannheim 1996, Herausgeber: Deutscher Berufsverband für Pflegeberufe e. V., Bundesverband. Eschborn 1996. S. 5 – 15

BORSI, G. M./SCHÖCK, R.: Pflegemanagement im Wandel. Perspektiven und Kontroversen.
Springer-Verlag. Berlin, Heidelberg, New York 1995

BOTSCHAFTER, P./MOERS, M.: Pflegemodelle in der Praxis. 9. Folge: Dorothy Johnson. In: Die
Schwester/Der Pfleger. Bibliomed, Medizinische Verlagsgesellschaft mbH. 30. Jahrg. 10/91.
S. 889-895

BRAUN, T.: DRG's – Die neuen Entgelte im Krankenhaus aus Sicht der GKV. Notizen zu Vortrag anlässlich des 2. Mannheimer Krankenhaustages am 26. 09. 2000

BRIESKORN-ZINKE, M.: Die pflegerische Relevanz der Grundgedanken des Salutogenese-Konzepts. In: Pflege 13. Verlag Hans Huber. Bern, Göttingen, Toronto, Seattle 2000. S. 373-380

BUCKLEY-VIERTEL, D.: Bedarfseinschätzung als Grundlage des Pflegeprozesses. In: Pflegezeitschrift. Verlag W. Kohlhammer GmbH, Stuttgart, Berlin, Köln 2/95. S. 87-89

BUNDESGESETZBLATT Jahrgang 1997 Teil 1 Nr. 42: Zweites Gesetz zur Neuordnung von Selbstverwaltung und Eigenverantwortung in der gesetzlichen Krankenversicherung (2. GKV-Neuordnungsgesetz). Bonn 1997

BÜSSING, A./BARKHAUSEN, M.: Interdisziplinäre Zusammenarbeit und ganzheitliche Pflege. Eine systemorientierte Schnittstellenanalyse. In: BÜSSING, A. (Hrsg.): Von der funktionalen zur ganzheitlichen Pflege. Reorganisation von Dienstleistungsprozessen im Krankenhaus. Verlag für Angewandte Psychologie. Göttingen 1997 S. 163-192

CAREKONKRET, WOCHENZEITUNG FÜR DAS PFLEGEMANAGEMENT: IKK-Projekt: Was Pflegedienst-Kunden wirklich wollen. Nr. 48, 3. Jahrg. Verlag Vincentz, Hannover 2000. S. 6

CAREKONKRET, WOCHENZEITUNG FÜR DAS PFLEGEMANAGEMENT: BFS-Betriebsvergleich: Zweite Auswertung jetzt abgeschlossen. Nr. 11, 4. Jahr. Verlag Vincentz. Hannover 2001. S. 7

CAREKONKRET, WOCHENZEITUNG FÜR DAS PFLEGEMANAGEMENT: KDA-Magazin: Es fehlt an Serviceleistungen für ältere Menschen. Nr. 3, 3. Jahr. Verlag Vincentz. Hannover 2000. S. 2

CHRISTIAN, M.: Ein Qualitätsgütesiegel für die Krankenpflege dargestellt anhand der stationären Krankenpflege auf Allgemeinstationen. Bibliomed, Medizinische Verlagsgesellschaft. Melsungen 1997

CLADE, H.: Das australische Fallpauschalensystem ist das medizinisch differenzierteste und modernste. In: Führen und Wirtschaften. Bibliomed, Medizinische Verlagsgesellschaft Melsungen, 17. Jahrg. 4/2000. S. 340-342

CZAP, H./HOPP, F.-P./WINKEL, S.: Niedrige Kosten sind für den Erfolg des Krankenhauses nicht alles. In: Führen und Wirtschaften. Bibliomed, Medizinische Verlagsgesellschaft Meldungen. 17. Jahrg., 3/2000. S. 250-254

DAMKOWSKI, W./KLIE, T./KRONSEDER, E./LUCKEY K./STEPPENBECK J.: Ambulante Pflegedienste Veränderungen wahrnehmen Ideen umsetzen. Verlag Vincentz. Hannover 1997

DAMKOWSKI, W./MEYER-PANWITT, U./PRECHT, C.: Das Krankenhaus im Wandel. Konzepte-Strategien-Lösungen. Verlag W. Kohlhammer GmbH. Stuttgart, Berlin, Köln 2000

DASCHMANN, H.-J.: Erfolge planen. Strategische Managementansätze und Instrumente für die Praxis. Verlag C. H. Beck. München 1996

DBFK: Berufsbild. Herausgeber: Deutscher Berufsverband für Pflegeberufe. Eschborn 1995

DBFK: Bausteine der Pflegepraxis: Pflegeprozeß-Pflegeplanung – eine praktische Einführung. 1996

DFBK: Berufsordnung des Deutschen Berufsverbandes für Pflegeberufe (DBfK), Eschborn 1992

DEITMAR-HÜNNEKENS, A.: Wenn im Jahr 2003 die DRG kommen: Die Überleitungspflege wird an Bedeutung gewinnen. In: Pflegezeitschrift. Verlag W. Kohlhammer GmbH Stuttgart, Berlin, Köln. 10/2000. S. 663-664

DERR, D.: Fehlzeiten im Betrieb: Ursachenanalyse und Vermeidungsstrategien. Wirtschaftsverlag Bachem. Köln 1995

DEUTSCHE KRANKENHAUS VERLAGSGESELLSCHAFT mbH: Deutsche Kodierrichtlinien, Version 2002. Düsseldorf, September 2001

DEUTSCHER BUNDESTAG: Drucksache 10/6145. Die Situation der älteren Menschen in der Familie, Vierter Familienbericht. Eigenverlag. Bonn 1986

DIN EN ISO 8402: 08.95

DUDEN: Etymologie. Dudenverlag. Mannheim, Leipzig, Wien, Zürich. 1988

DUNKEL, W.: Pflegearbeit – Alltagsarbeit. Eine Untersuchung der Lebensführung von AltenpflegerInnen. Verlag Lambertus 1994

ECKHARDT-ABDULLA, R.: Pflege – Zum Begriff und seiner Bedeutung in Theorie und Forschung: Definitionen und Vergleich. In: Pflege Dokumentation. In: Pflegezeitschrift. Verlag W. Kohlhammer GmbH. Stuttgart, Berlin, Köln. Jahrg. 51. 11/98. S. 1-6

EDVINSSON, L./BRÜNIG, G.: Aktivposten Wissenskapital. Unsichtbare Werte bilanzierbar machen. Betriebswirtschaftlicher Verlag Dr. Th. Gabler GmbH. Wiesbaden 2000

EICHHORN, S./SCHÄR, W. (a): Eine Analyse/1. Teil, Kunden, Kosten, Qualität. In: Heilberufe 49. Verlag Urban & Vogel GmbH. 06/97. S. 14-16

EICHHORN, S./SCHÄR, W. (b): Eine Analyse/2. Teil, Kunden, Kosten, Qualität. In: Heilberufe 49, Verlag Urban & Vogel GmbH. 08/97. S. 32-33

EICHHORN, S.: Das Krankenhausrechnungswesen im Gesamtsystem der entscheidungsorientierten Information und Berichterstattung. In: Eichhorn, S. (Hrsg.): Handbuch Krankenhausrechnungswesen. 2. Auflage. Verlag Gabler. Wiesbaden 1988. S. 11-27.

EICHHORN, S.: Integratives Qualitätsmanagement im Krankenhaus. Konzeption und Methoden eines qualitäts- und kostenintegrierten Krankenhausmanagement. Verlag W. Kohlhammer GmbH. Stuttgart, Berlin, Köln. 1997

ELKELES, T.: Kritik an der Funktionspflege. In: BÜSSING, A. (Hrsg.): Von der funktionalen zur ganzheitlichen Pflege. Reorganisation von Dienstleistungsprozessen im Krankenhaus. Verlag für Angewandte Psychologie. Göttingen 1997. S. 49-63

FIECHTER, V./MEIER, M.: Pflegeplanung. Eine Anleitung für die Praxis. Verlag RECOM. Basel 1990

FISCHER, R.: Dienstleistungscontrolling. Grundlagen und Anwendungen. Verlag Gabler. Wiesbaden 2000

FISCHER, W. (b): Das AR-DRG-System ist klinisch und ökonomisch sehr flexibel. In: Führen und Wirtschaften. Bibliomed, Medizinische Verlagsgesellschaft mbH., 17. Jahrg. 4/2000. S. 336-337

FISCHER, W.: Das australische AR-DRG-System – Beschreibung und Entwicklung. In: Thiele, G., (Hrsg.): Praxishandbuch Einführung der DRGs in Deutschland. R.v. Decker's Verlag, Hültig GmbH&Co.KG. Heidelberg 2001. S. 31-47

FISCHER, W.: Führungswissen in der Pflege. Lehrbuch für die mittlere Führungsebene im Krankenhaus. 2., überarbeitete und ergänzte Auflage. Verlag W. Kohlhammer GmbH. Stuttgart, Berlin, Köln 1999

FRIEDAG, H.R./SCHMIDT, W.: Balanced Scorecard. Mehr als ein Kennzahlensystem. 2. Auflage. Rudolf Haufe Verlag. Freiburg 2000

GARMS-HOMOLOVÀ, V.: Kooperation von Medizin und Pflege. Realisierbare Notwendigkeit oder unrealistischer Anspruch. In: GARMS-HOMOLOVÀ, V./SCHAEFFER, D. (Hrsg.) Medizin und Pflege. Kooperation in der ambulanten Pflege. Ullstein Medical. Wiesbaden 1998. S. 7-40

GARMS-HOMOLOVÀ, V.: Was verstehen niedergelassene Ärzte unter Kooperation. In: GARMS-HOMOLOVÀ, V./SCHAEFFER, D. (Hrsg.): Medizin und Pflege. Kooperation in der ambulanten Pflege. Ullstein Medical. Wiesbaden 1998. S. 113-126

GEHRINGER, J./WALTER, J.M.: Frühwarnsystem Balanced Scorecard. Unternehmen zukunftsorientiert steuern. Mehr Leistung, mehr Motivation, mehr Gewinn. Metropolitan Verlag. Düsseldorf, Berlin 2000

GEISLER, U.: Nur das geeignete Verfahren ist gut. Qualitätsmanagement und Zertifizierungsverfahren kritisch betrachtet, Teil 1. In: Pflegen ambulant. Bibliomed Verlag. Melsungen. 10. Jahrg., 5/99. S. 27-31

GERSTE, B./REHBEIN, I.: Der Pflegemarkt in Deutschland. Ein statistischer Überblick. Wissenschaftliches Institut der AOK (WIdO). Bonn 1998

GESETZ zur wirtschaftlichen Sicherung der Krankenhäuser und zur Regelung der Krankenhauspflegesätze (Krankenhausfinanzierungsgesetz – KHG). In der Fassung der Bekanntmachung vom 10. April 1991 (BGBl. I, S. 886, zuletzt geändert durch das Gesetz zur Reform der gesetzlichen Krankenversicherung ab dem Jahr 2000 (GKV-Gesundheitsreformgesetz 2000) vom 22. Dezember 1999 (BGBl. I, S. 2626)

GOEUDEVERT, D.: Mit Träumen beginnt die Realität. Aus dem Leben eines Europäers. Rororo Sachbuch. Berlin 2000

GÖRRES, S.: Humankapital entscheidet über die Wettbewerbsfähigkeit. In: CAREKONKRET. WOCHENZEITUNG FÜR DAS PFLEGEMANAGEMENT. Nr. 34, 3. Jahrg. Vincentz-Verlag. Hannover 2000. S. 6

GRATIAS, R./SCHMITHAUSEN, D. (a): Neues Vergütungssystem mit Konsequenzen: Pflegepersonalregelung muss zwecks Kostentransparenz reanimiert werden. In: Pflegezeitschrift. Verlag W. Kohlhammer. Stuttgart, Berlin, Köln. 10/00. S. 665-668

GRATIAS, R./JOST, S./SCHMITHAUSEN, D. (b): Krankenhausfinanzierung. DRGs haben nicht nur etwas mit veränderten Abrechnungsmodalitäten zu tun. In: Die Schwester/Der Pfleger. Bibliomed, Medizinische Verlagsgesellschaft mbH. Melsungen. 39. Jahrg. 11/00. S. 945-951

GRÜNEWALD, M.: Telematik im Gesundheitswesen – Pflegeberufe betroffen, aber nicht beteiligt. In: Pflege aktuell. DBFK-Verlag. Eschborn. 10/00. S. 542-545

HALANGK, D.: Zufriedene Patienten – was leistet die Pflege? In: Heilberufe. Urban & Vogel Verlag. München. 9/97. S. 6-7

HATZACK, A./EHRENPFORT, G./FAUTH, P./GÜNTHER, P.: „Darf's ein bisschen mehr sein?". In: Führen und Wirtschaften. Bibliomed, Medizinische Verlagsgesellschaft mbH, 17. Jahrg. 4/00. S. 375-377

HAUBROCK, M./PETERS, H.F./SCHÄR, W. (Hrsg.): Betriebswirtschaft und Management im Krankenhaus. Verlag Ullstein Mosby. Berlin, Wiesbaden 1997

HAUBROCK, M./HAGMANN, H./NERLINGER, T.: Managed Care. Integrierte Versorgungsformen. Verlag Hans Huber. Bern, Göttingen, Toronto, Seattle 2000

HAUG, K.: Strukturen in der Pflege. Das Beispiel Deutschland und England. In: BÜSSING, A. (Hrsg.): Von der funktionalen zur ganzheitlichen Pflege. Reorganisation von Dienstleistungsprozessen im Krankenhaus. Verlag für Angewandte Psychologie. Göttingen 1997. S. 65-87

HAUSER, A./NEUBARTH, R./OBERMAIR, W.: Management-Praxis: Handbuch sozialer Dienstleistungen. Luchterhand Verlag GmbH. Neuwied, Kriftel 1997

HÄUSLER, E.: Die Steuerung von Krankenhäusern über Balanced Scorecard. In: Führen und Wirtschaften. Bibliomed, Medizinische Verlagsgesellschaft mbH. 18. Jahrg. 1/01. S. 20-21

HEIBER, A.: Auf der Suche nach der verlorenen Zeit. Einsatzplanung in der ambulanten Pflege. In: Häusliche Pflege. Verlag Vincentz Hannover 1/99. S. 12-16

HEINEN, E.: Industriebetriebslehre. Entscheidungen im Industriebetrieb. 6. Auflage. Verlag Gabler. Wiesbaden 1981

HENTZE, J./KAMMEL, A.: Personalcontrolling im Krankenhaus. 1998. In: HENTZE, J./HUCH, B./ KEHRES, E.: Krankenhaus-Controlling. Verlag W. Kohlhammer GmbH. Stuttgart, Berlin, Köln 1998. S. 111-126.

HENTZE, J./KEHRES, E.: Kosten- und Leistungsrechnung in Krankenhäusern. 3. Neubearbeitete Auflage. Verlag W. Kohlhammer GmbH. Stuttgart, Berlin, Köln 1996

HINTERHUBER, H. H.: Maßstäbe für die Unternehmer und Führungskräfte von morgen: Mit Leadership neue Pionierphasen einleiten. In: HINTERHUBER, H. H./FRIEDRICH, S. A./AL ANI, A./HANDLBAUER G. (Hrsg.): Das neue strategische Management. Perspektiven und Elemente einer zeitgemäßen Unternehmensführung. 2., vollständig überarbeitete und aktualisierte Auflage. Verlag Gabler, Wiesbaden 2000. S. 91-120.

HINTERHUBER, H. H.: Strategische Unternehmensführung. De Gruyter. Berlin 1984

HOBERG, R.: „Ein großer Erfolg der Selbstverwaltung". In: Führen und Wirtschaften. 17. Jahrg. Bibliomed, Medizinische Verlagsgesellschaft mbH. 4/00. S. 332

HOMBURG, C./STOCK, R.: Der kundenorientierte Mitarbeiter. Verlag Gabler. Wiesbaden 2000

HÖRLLE, A.: Vorlesung zum Thema pflegende Angehörige. Gehalten in der Katholischen Fachhochschule Mainz. Wintersemester 1997/1998

HORVATH & PARTNER (Hrsg.): Balanced Scorecard umsetzen. Schäffer Poeschel. Stuttgart 2000

HORVATH, P.: Vorwort zur deutschen Ausgabe. In: KAPLAN, R./NORTON, D.: Balanced Scorecard. Schäffer-Poeschel Verlag. Stuttgart 1997

IHDE, G. B.: Planung.. In: BARTSCHER S./BOMKE P. (Hrsg.): Einführung in die Unternehmenspolitik. Schäffer Poeschel. Stuttgart 1993. S. 223-243

JENDROSCH, T.: Projektmanagement. Prozessbegleitung in der Pflege. Verlag Ullstein Medical. Wiesbaden 1998

JOOSTEN, M.: Von der Lücke zur Brücke: Pflege – Überleitung vom Krankenhaus in die ambulante Betreuung. In: Pflege aktuell. DBFK-Verlag Eschborn. 10/95. S. 683-686

KALTENBACH, T.: Qualitätsmanagement im Krankenhaus. Qualitäts- und Effizienzsteigerung auf der Grundlage des Total Quality Management. Bibliomed, Medizinische Verlagsgesellschaft. Melsungen 1991

KAPLAN, R.S./NORTON, D.P.: Balanced Scorecard. Schäffer-Poeschel Verlag. Stuttgart 1997

KELLNHAUSER, E.: Die Bedeutung einer Pflegephilosophie für die Pflegepraxis. Erfahrungen aus den USA. In: Die Schwester/Der Pfleger. Bibliomed, Medizinische Verlagsgesellschaft mbH. 30. Jahrg. 10/91. S. 1098-1101

KELLNHAUSER, E.: Grundlagen der Qualitätssicherung in der Pflege. In: Die Schwester/Der Pfleger. Bibliomed, Medizinische Verlagsgesellschaft mbH. 32 Jahrg. 3/93, S. 245-250

KELLNHAUSER, E.: Qualitätssicherung ist für die Krankenpflege sehr wichtig. In: Krankenhausumschau 12/92, S. 891-898

KENNEDY, C.: Management Gurus. 40 Vordenker und ihre Ideen. Verlag Gabler. Wiesbaden 1998

KIESER, A.: Organisation. In: BARTSCHER, S./BOMKE, P. (Hrsg.): Einführung in die Unternehmenspolitik. Schäffer Poeschel. Stuttgart 1993. S. 143-173

KIRCHNER, H.: Gespräche im Pflegeteam. Mit Beispielen aus der Führungspraxis. 2., neubearbeitete Auflage. Verlag Georg Thieme. Stuttgart, New York. 1998

KIRCHNER, H.: Strategische Personalentwicklung im Gesundheitswesen/Teil 1: Kundenfreundlichkeit wird die Stellung des Krankenhauses bestimmen. In: Pflegezeitschrift. Verlag W. Kohlhammer 4/97. S. 192-195

KLAGES, H.: Werte und Wertewandel. S. 698-709. In: Schäfers, B./Zapf, W. (Hrsg.): Handwörterbuch zur Gesellschaft Deutschlands. Verlag Leske + Budrich. Opladen 1998

KLAGES, H.: Wertedynamik. Über die Wandelbarkeit des Selbstverständlichen. Verlag A. Fromm. Osnabrück 1988

KLIE, T.: Pflegeversicherung. Einführung Lexikon Gesetzestexte Nebengesetze Materialien. 5. neubearbeitete, erweiterte Auflage. Verlag Vincentz. Hannover 1999

KLIE, T.: Die Zukunft der Pflege. Zwischen Mythos und Modernisierung. In.: Dr. med Mabuse. Frankfurt a. M. 3/4/01. S. 51-56

KLUGE, A./SCHILLING, J.: Organisationales Lernen und Lernende Organisation – ein Überblick zum Stand von Theorie und Empirie. In: Zeitschrift für Arbeits- u. Organisationspsychologie. Hogrefe-Verlag Göttingen. 44 (N.F. 18) 04/00. S. 179-191

KNIEPS, F.: Kooperative Versorgungs- und Versicherungsmodelle. Vom Hausarztmodell zur HMO. In: KLIE, T./SCHMIDT, R. (Hrsg.): Die neue Pflege alter Menschen. Verlag Hans Huber. Bern, Göttingen, Toronto, Seattle. 1999. S. 127-135

KORTUS-SCHULTES, D.: Wertschöpfungsorientiertes Marketing. Einführung für Studium und Praxis. Wirtschaftsverlag Bachem. Köln 1998

KOTTER, J.: Abschied vom Erbsenzähler. Verlag ECON. Düsseldorf, Wien, New York 1991

KROHWINKEL, M.: Der Pflegeprozeß am Beispiel Apoplexiekranken. Nomos Verlagsgesellschaft. Baden-Baden 1993

KURTENBACH, H./GOLOMBEK, G./SIEBERS, H.: Krankenpflegegesetz mit Ausbildungs- und Prüfungsverordnung für die Berufe in der Krankenpflege. 4. Auflage. Verlag W. Kohlhammer. Stuttgart, Berlin, Köln. 1994

LANDENBERGER, M.: Innovatoren des Gesundheitssystems. Dezentrale Handlungspotenziale von Pflegeorganisationen und Pflegeberufen durch die Gesundheitsreformgesetzgebung. Verlag Hans Huber. Bern, Göttingen, Toronto, Seattle 1998

LANGE, F.: Formeln und Berechnungen für die Pflegedienstleitungen. 2. Auflage. Bibliomed, Medizinische Verlagsgesellschaft. Melsungen 1997

LATTMANN, CH.: Die verhaltenswissenschaftlichen Grundlagen der Führung des Mitarbeiters. Haupt Verlag. Bern, Stuttgart 1982

LEUZINGER, A./LUTERBACH, T.: Mitarbeiterführung im Krankenhaus Spital und Heim. 2., vollständig überarbeitete Auflage. Verlag Hans Huber. Bern, Göttingen, Toronto, Seattle. 1994

LÜNGEN, M./WOLF-OSTERMANN, K./LAUTERBACH, K.W.: Die Kalkulation der DRG-Relativgewichte wird aufwendiger als angenommen. In: Führen und Wirtschaften. Bibliomed, Medizinische Verlagsgesellschaft mbH. 17. Jahrg. 04/00, S. 352-354

MANAGEMENT CENTER VORARLBERG: OE-Prozesse systemisch initiieren und gestalten. 2. aktualisierte Auflage. Dornbirn 1992

MANSKY, T./MACK, O.: Die Veränderung der Rahmenbedingungen im Krankenhaus: Grundlagen für ein medizinisch begründetes Controlling. In: MAYER, E./BEOWULF, W. (Hrsg.): Management und Controlling im Krankenhaus. Schäffer-Poeschel Verlag. Stuttgart 1996

MAYNTZ, R.: Soziologie der Organisationen. Verlag Rowohlt. Reinbeck bei Hamburg 1963

MDS e. V.: MDK-Anleitung zur Prüfung der Qualität nach § 80 SGB XI in der Ambulanten Pflege. 2. Ausgabe. Eigenverlag. Essen 2000

MEFFERT, H./BRUHN, M.: Dienstleistungsmarketing. Grundlagen – Konzepte – Methoden. 3., vollständig überarbeitete und erweiterte Auflage. Verlag Gabler. Wiesbaden 2000

MENZE, TH./MICHELS, R.: Controlling-Instrumente im Krankenhaus. In: Führen und Wirtschaften. Bibliomed, Medizinische Verlagsgesellschaft mbH. Melsungen. 13. Jahrg., 3/1996. S. 200-206

METZGER, F.: Auswirkungen der DRGs aus medizinischer Sicht. In: THIELE, G., (Hrsg.): Praxishandbuch Einführung der DRGs in Deutschland. R.v. Decker's Verlag, Hültig GmbH&Co.KG. Heidelberg 2001. S. 80-95

MEYER, A.: Dienstleistungs-Marketing. Erkenntnisse und praktische Beispiele. 6., unveränderte Auflage. FGM-Verlag. München 1994

MEYER, J.: Der Weg zur Pflegeversicherung. Positionen – Akteure – Politikprozesse. Mabuse-Verlag Wissenschaft 25. Frankfurt a. M. 1996

MOERS, M.: Ambulante Pflege in Deutschland – auf dem Weg zur Gemeinwesenorientierung?. In: Pflege 10, Verlag Hans Huber. Bern, Göttingen, Toronto, Seattle. 1997. S. 102-112

MOOS, G.: Überlebt die Pflege ohne Strategie?. In: Die BKK, 01/00. S. 33-37

MÖWS, V./SEIDEL, J.: Mit dem DRG-System kommt der Markt ins Krankenhaus. Das Benchmarking wird den Betriebsvergleich verdrängen. In: Führen und Wirtschaften. Bibliomed, Medizinische Verlagsgesellschaft mbH. Melsungen. 18. Jahrg., 01/01, S. 44-47

MÜLLER, K./THIELHORN, U.: Zufriedene Kunden?. Die Qualität ambulanter Pflege aus der Sicht der Patienten. Verlag W. Kohlhammer GmbH. Stuttgart, Berlin, Köln 2000

NASAROFF, M.: Neue Einnahmequellen für Krankenhäuser. In: Führen und Wirtschaften. Bibliomed, Medizinische Verlagsgesellschaft mbH. Melsungen. 17. Jahrg., 06/00, S. 612-615

NEUBERGER, O.: Führen und geführt werden. 5. Auflage. Verlag Ferdinand Enke. Stuttgart 1995

NICKELSEN, M./HEIBER, A.: Das Gummiband der Nächstenliebe. Professionelle Pflege durch Teamentwicklung. In: Häusliche Pflege. Vincentz Verlag. Hannover 03/99. S. 39-42

OLFERT, K.: Kostenrechnung. 10., durchgesehene und aktualisierte Auflage. Friedrich Kiehl Verlag GmbH. Ludwigshafen 1996

PETERS, J. (a): Das Australian Refined DRG-System. In: Die Schwester/Der Pfleger. Bibliomed, Medizinische Verlagsgesellschaft mbH. Melsungen. 39. Jahrg. 10/00. S. 849-850

PETERS, J. (b): Das AR-DRG – System aus der Sicht der Pflege. In: Heilberufe. Verlag Urban & Vogel GmbH. Berlin. 52. Jahrg., Heft 9, 2000, S. 10

PETERS, J. (c): Weichenstellung für die neue Krankenhausfinanzierung: Pflegerische Leistungen müssen berücksichtigt werden. In: Pflegezeitschrift. Verlag W. Kohlhammer. Stuttgart, Berlin, Köln. 11/00. S. 729-731

PICOT, A./SCHWARTZ, A.: Lean-Management und prozessorientierte Organisation. Perspektiven für das Krankenhausmanagement. In: Führen und Wirtschaften. Bibliomed, Medizinische Verlagsgesellschaft mbH. Melsungen. 12. Jahrg. 6/1995, S. 586-591

PLETZER, U.: Raucherentwöhnung im Krankenhaus. In: Die Schwester/Der Pfleger. Bibliomed, Medizinische Verlagsgesellschaft mbH. Melsungen 4/1998. S. 301-304

PROBST, G./RAUB, S./ROMHARDT, K.: Wissen managen. Wie Unternehmen ihre wertvollste Ressource optimal nutzen. Betriebswirtschaftlicher Verlag Dr. Th. Gabler GmbH. Wiesbaden 1999

RADTKE, P./WILMES, D./BELLABARBA, A.: Leitfaden zur Excellence. Das Berliner TQM-Umsetzungs-Modell. Carl Hanser Verlag. München 1999

RAHN, H.-J.: Unternehmensführung. 4. Auflage. Friedrich Kiehl Verlag. Ludwigshafen 2000

RATZ, B.: Mehr als ein Besuch: Die Pflegevisite. In: Forum Sozialstation. Februar 2001. S. 24-27

RAU, F./SCHNÜRER, M.: DRG-Systeme: Wer die Wahl hat, hat die Qual. In: Führen und Wirtschaften. Bibliomed, Medizinische Verlagsgesellschaft mbH. Melsungen. 17. Jahrg., 01/00. S. 46-50

RAUCH, U.: Unnahbare Helfer. Pflegende Angehörige. Teil 1. In: Pflegen ambulant. Bibliomed, Medizinische Verlagsgesellschaft mbH. Melsungen. 11. Jahrg. 04/00. S. 24-28

REHWINKEL, I. (a): Diagnosis Related Groups – (K)ein Thema für die Pflege (Teil 1). In: Pflege aktuell. Herausgeber und Verleger: Deutscher Berufsverband für Pflegeberufe e. V. Berlin. 09/00. S. 484-487

REHWINKEL, I. (b): Diagnosis Related Groups – (K)ein Thema für die Pflege (Teil 2). In: Pflege aktuell. Berlin 10/00. S. 555-559

REICHELD, F. F./SASSER W. E.: Zero-Migration: Dienstleister im Sog der Qualitätsrevolution. In: Harvard Manager. Hamburg 04/91. S. 108-116

RITTER, J.: Prozessoptimierung in der Speisenversorgung bringt erhebliche Einsparpotenziale. In: Führen und Wirtschaften. Bibliomed, Medizinische Verlagsgesellschaft mbH. Melsungen. 17. Jahrg. 03/00. S. 653-659

ROBERT-BOSCH-STIFTUNG: Pflege braucht Eliten, Kurzfassung der Denkschrift der Kommission der Robert-Bosch-Stiftung zur Hochschulausbildung für Lehr- und Leitungskräfte in der Pflege. Eigenverlag. Stuttgart 1993

ROBERT-BOSCH-STIFTUNG: Pflege neu denken – Zur Zukunft der Pflegeausbildung. Eigenverlag. Stuttgart 2000

ROEDER, N./ROCHELL, B./MÜLLER, M./STRAUSBERG, J./RASKOP, A. (b): Deutschland gruppiert australisch. In: Führen und Wirtschaften. Bibliomed, Medizinische Verlagsgesellschaft mbH. Melsungen. 17. Jahrg. 05/00. S. 466-471

ROEDER, N./ROCHELL, B./SCHELD, H.H. (a): Sicher in die DRGs. In: Das Krankenhaus. Sonderdruck DRG-Einführung. Verlag W. Kohlhammer Stuttgart, Berlin, Köln. 09/00.

ROEDER, N./ROCHELL, B./SCHELD, H.H. (c): Das australische System wird Ärzten und Ökonomen am besten gerecht. In: Führen und Wirtschaften. Bibliomed, Medizinische Verlagsgesellschaft mbH. Melsungen. 17. Jahrg. 04/00. S. 344-346

ROPER, N./LOGAN, W./TIERNEY, A.: Die Elemente der Krankenpflege. 4. überarbeitete Auflage Recom. Basel. 1993

RÜHLI, E.: Strategie ist tot: Es lebe das neue Strategische Management. In: HINTERHUBER H. H./FRIEDRICH S. A./AL ANI, A./HANDLBAUER G. (Hrsg.): Das Neue Strategische Management. Perspektiven und Elemente einer zeitgemäßen Unternehmensführung. 2., vollständig überarbeitete und aktualisierte Auflage. Verlag Gabler. Wiesbaden 2000

RUPP, ST./HOFFMANN, E./GRAHE, M./SCHOLZ, C./STEIN, V.: Die kundenorientierte Prozessoptimierung steigert Zufriedenheit und Engagement der Mitarbeiter. In: Führen und Wirtschaften. Bibliomed, Medizinische Verlagsgesellschaft mbH. Melsungen. 17. Jahrg. 03/00. S. 242-249

SCHIERENBECK, H.: Grundzüge der Betriebswirtschaftslehre. 12., überarbeitete Auflage. Verlag Oldenbourg. München, Wien 1995

SCHIRMER, H.: Mehr strategisches Controlling als Service für das Management. Krankenhauscontroller müssen sich stärker auf ihre Hauptaufgaben konzentrieren. In: Krankenhasumschau 05/98. S. 380-387

SCHIRMER, H.: Controlling für die eigene Stärke. In: Management & Krankenhaus. GIT Verlag Darmstadt. 19. Jahrg. 09/00. S. 18

SCHLENKER-FERTH, C.: Pflegethema: Übergabe mit dem Patienten. Georg Thieme Verlag. Stuttgart, New York 1998

SCHLETTIG, H.-J./VON DER HEIDE, U.: Bezugspflege. Springer-Verlag. Berlin, Heidelberg 1993

SCHMIDT, H.-U./RIEHLE, M.E.: Pflege im Wandel. Ein Praxishandbuch für Führungskräfte im Krankenhaus. Verlag W. Kohlhammer GmbH. Stuttgart, Berlin. 2000

SCHMIDT, R.: Pflege als Aushandlung: Die neuen pflegeökonomischen Steuerungen. In: KLIE, T./SCHMIDT, R. (Hrsg.) Die neue Pflege alter Menschen. Verlag Hans Huber. Bern, Göttingen, Toronto, Seattle. 1999. S. 33-91

SCHMIDT-RETTIG, B.: Interne Budgetierung. In: EICHHORN, S./SCHMIDT-RETTIG, B (Hrsg.): Krankenhausmanagement im Werte- und Strukturwandel. Verlag W. Kohlhammer. Stuttgart, Berlin, Köln 1995

SCHMITZ, H./ ROBBERS, B./ROTHS, B.: Die DRG's werden den Alltag im Krankenhaus verändern. In: Führen und Wirtschaften. Bibliomed, Medizinische Verlagsgesellschaft mbH. 17. Jahrg. 01/00. S. 51-53

SCHMOLKE, S./DEITERMANN, M.: Industrielles Rechnungswesen IKR. 25., durchgesehene Auflage. Winklers Verlag-Gebrüder Grimm. Darmstadt 1997

SCHNECK, O.: Lexikon der Betriebswirtschaft. C.H. Beck Verlag. München 1998

SCHOLZ, C.: Personalmanagement. Informationsorientierte und verhaltenstheoretische Grundlagen. 3., neubearbeitete und erweiterte Auflage. Verlag Franz Vahlen. München 1993

SCHÖNBACH, K.-H.: Kooperation im Gesundheitswesen aus Sicht der Krankenkassen. Von der Arztzentrierung zur Aufgabenzentrierung. In: KLIE, T./SCHMIDT, R. (Hrsg.) Die neue Pflege alter Menschen. Verlag Hans Huber. Bern 1999 S. 41-56

SCHRADER, U.: Informationstechnologie für pflegenahe Bereiche: Die Pflegeinformationssysteme. In: Pflege aktuell. 10/98, S. 546-550

SCHÜLKE, H.: Die Richtlinien gelten. In: Pflegen ambulant. Das Magazin für Pflege – Organisation – Betriebsführung. 3/00. Bibliomed, Medizinische Verlagsgesellschaft. Melsungen. 11. Jahrg. 03/00. S. 24-31

SERWAS, G./GUTZMANN, J.: Die (Weiter)Entwicklung eines FIS – Eine unendliche Geschichte? In: KLOTZ, M./WENZEL, H. (Hrsg.): Führungsinformationssysteme im Unternehmen.

Erfolgsfaktoren, Vorgehensweisen und Perspektiven. Erich Schmidt Verlag. Berlin 1994. S. 31-46.

SGB V Gesetzliche Krankenversicherung. Sozialgesetzbuch V mit Nebenbestimmungen. 9. Auflage. Deutscher Taschenbuch Verlag GmbH & Co. KG. München. 2000

SIEBERS, H./WANDER, M.: Qualitätssicherung in der Pflege. Ein Schritt zur Professionalisierung? Deutscher Berufsverband für Pflegeberufe (Hrsg.). Eschborn 1996

SIESSEGGER, T.: Serie Kennzahlen. In: Carekonkret. Wochenzeitung für das Pflegemanagement. 2. Jahrg. Verlag Vincentz. Hannover 1999

SIESSEGGER, T.: Der beste ambulante Pflegedienst. Entscheidende Faktoren in der häuslichen Pflege, Teil 1. In.: Häusliche Pflege. Vincentz Verlag. Hannover. 03/01 S. 12-19

SIESSEGGER. T.: Handbuch Betriebswirtschaft. Wirtschaftliches Handeln in ambulanten Pflegediensten. Reihe ambulant. Vincentz Verlag. Hannover 1997

SIMON, M. (a): Der Count-down läuft unerbittlich. In: Pflegezeitschrift. Verlag W. Kohlhammer GmbH. Stuttgart, Berlin, Köln. 10/00. S. 659-662

SIMON, M. (b): Was die Umstellung auf DRG für die Krankenhäuser bedeutet. In: Pflegezeitschrift. Verlag W. Kohlhammer GmbH. Stuttgart, Berlin, Köln. 11/00. S. 734-737

SIMON; M. (c): DRG geben Impuls zur Bildung von multiprofessionellen Versorgungsteams. In: Pflegezeitschrift. Verlag W. Kohlhammer GmbH. Stuttgart, Berlin, Köln. 12/00. S. 819-823

SOZIALGESETZBUCH, 22., vollständig überarbeitete Auflage, München 1996, zuletzt geändert durch 2. GKV-NOG vom 23. Juni 1997

SPRENGER, R. K.: Aufstand des Individuums. Warum wir Führung komplett neu denken müssen. Campus Verlag. Frankfurt, New York 2000

STAEHLE, W. H.: Management. 4. Auflage. Verlag Vahlen. München 1989

STAHL, H. K.: Modernes Kundenmanagement – wenn der Kunde im Mittelpunkt steht: ein Weiterbildungsbuch von der Kundenabwanderung und Kundennähe bis zur Kundenzufriedenheit und Kundenbewertung. Expert-Verlag. Renningen-Malmsheim 1998

STATISTISCHES BUNDESAMT: Gesundheitsbericht für Deutschland. Gesundheitsberichterstattung des Bundes. Metzler Poeschel. Stuttgart 1998

STEPPE, H.: Pflegemodelle in der Praxis. 2. Folge: VIRGINIA HENDERSON. In: Die Schwester/Der Pfleger. Bibliomed, Medizinische Verlagsgesellschaft mbH. Melsungen. 29. Jahrg. 07/90. S. 584-588

STEPPE, H.: Pflegemodelle in der Praxis. 4. Folge: FAYE G. ABDELLAH. In: Die Schwester/Der Pfleger. Bibliomed, Medizinische Verlagsgesellschaft mbH. Melsungen. 29 Jahrg. 11/90. S. 1046-1050

STEPPE, H.: Pflegetheorien und ihre Bedeutung für die Praxis. In: Die Schwester/Der Pfleger. Bibliomed, Medizinische Verlagsgesellschaft mbH. Melsungen. 28. Jahrg. 04/89. S. 255-262

STÖBER, A. M./BINDING, R./DERSCHKA, P.: Kritisches Führungswissen. Emanzipation und Technologie in wissenschaftssoziologischer Sicht. Stuttgart 1974

STÖSSER VON, A.: Pflegestandards. Erneuerung der Pflege durch Veränderung der Standards. 3., erweiterte und überarbeitete Auflage. Springer-Verlag. Berlin, Heidelberg 1994

STREHLAU-SCHWOLL, H.: Vergütung von Krankenhausleistungen – Kalkulation und Leistungsplanung unter besonderer Berücksichtigung der spezifischen Krankenhausfinanzierung. In: HENTZE, J./HUCH, B./KEHRES, E.: Krankenhaus-Controlling. Verlag W. Kohlhammer GmbH. Stuttgart, Berlin, Köln 1998. S. 93-100

STUHLER, P.: Der Patient ein Kunde... die Klinik ein Warenhaus. In: Heilberufe 49. Heft 8. Urban & Vogel GmbH Verlag. München 1997. S. 20-21

TEWS, H. P.: Alterbilder. Über Wandel und Beeinflussung von Vorstellungen vom und Einstellungen zum Alter. 2. Auflage. Kuratorium Deutsche Altershilfe. Forum 16. Köln 1995

THEISINGER, J.: Kundenorientierung in der Pflege. Teil 1: Qualität bedeutet, Anforderungen zu erfüllen. In: Pflegezeitschrift. Verlag W. Kohlhammer GmbH. Stuttgart, Berlin, Köln. 12/97, S. 747-751

THILL, K.-D. (a): Kundenorientierung und Dienstleistungsmarketing für Krankenhäuser. Theoretische Grundlagen und Fallbeispiele. Verlag W. Kohlhammer GmbH. Stuttgart, Berlin, Köln 1999

TUSCHEN, K.H. (a): Verpflichtendes Qualitätsmanagement, integrierte Versorgung und DRG-orientierte Vergütung. In: Führen und Wirtschaften. Bibliomed, Medizinische Verlagsgesellschaft mbH. Melsungen. 17. Jahrg. 01/00, S. 7-12

TUSCHEN, K.-H./ PHILIPPI, M.: Leistung- und Kalkulationsaufstellung im Entgeltsystem der Krankenhäuser. Verlag W. Kohlhammer GmbH. Stuttgart, Berlin, Köln 2000

TUSCHEN, K. H./ QUAAS, M.: Bundespflegesatzverordnung: Kommentar mit einer umfassenden Einführung in das Recht der Krankenhausfinanzierung. 4., überarbeitete Auflage. Verlag W. Kohlhammer GmbH. Stuttgart, Berlin, Köln 1998

TUSCHEN, K. H./ QUAAS, M.: Bundespflegesatzverordnung: Kommentar mit einer umfassenden Einführung in das Recht der Krankenhausfinanzierung. 3., überarbeitete Auflage. Verlag W. Kohlhammer GmbH. Stuttgart, Berlin, Köln. 1996

VAHS, D.: Organisation. Einführung in die Organisationstheorie und -praxis. 2. Auflage. Verlag Schäffer-Poeschel. Stuttgart 1999

VIETHEN, G.: Medizinische Qualitätssicherung. In: Pflege vor neuen Aufgaben. BUCK, R.A.J./ VITT, K.D. (Hrsg.) Georg Thieme Verlag. Stuttgart, New York 1996. S. 110-121

VOLLMUTH, H.: Kennzahlen. STS, Standard-Tabellen- und Software-Verlag. Planegg 1998

VON EIFF, W. (a): Führung und Motivation in Krankenhäusern. Perspektiven und Empfehlungen für Personalmanagement und Organisation. Verlag W. Kohlhammer GmbH. Stuttgart, Berlin, Köln 2000

VON EIFF, W. (b): Die Tyrannei der oberflächlichen Vernunft. In: Krankenhaus Betriebsvergleich. Controlling-Instrumente für das Krankenhaus-Management. Verlag Luchterhand. Neuwied, Kriftel, Berlin 2000 S. 69-99

VON ROSENSTIEL, L.: Wertewandel. Herausforderung für die Unternehmenspolitik in den 90er Jahren. 2., überarbeitete Auflage. Verlag Schäffer-Poeschel. Stuttgart 1993

VON ROSENSTIEL, L./REGNET, E./DOMSCH, M. E.: Führung von Mitarbeitern. Handbuch für erfolgreiches Personalmanagement. 4. überarbeitete und erweiterte Auflage. Verlag Schäffer-Poeschel. Stuttgart 1999

WEBER, M.: Kennzahlen: Unternehmen mit Erfolg führen. WRS-Verlag. Planegg 1999

WEBER, J./SCHÄFFER, U. (a): Balanced Scorecard & Controlling. Implementierung –Nutzen für Manager und Controller – Erfahrungen in deutschen Unternehmen. 2., aktualisierte Auflage. Verlag Gabler. Wiesbaden 2000

WEBER, J./SCHÄFFER, U. (b): Führung im Konzern mit der Balanced Scorecard. In: Krp. Zeitschrift für Controlling, Accounting & System-Anwendungen. 03/99. S. 153-157

WEBER, J.: Balanced Scorecard – Management-Innovation oder alter Wein in neuen Schläuchen?. In: Balanced Scorecard. Branchenlösungen – Balanced Scorecard für interne Dienstleiter – IT-Implementierungen. Sonderheft 2. Krp. Zeitschrift für Controlling, Accounting & System-Anwendungen. 02/00. S. 5-15

WEHNER, T./DIMMLER, D./SAUER, D.: Strategisches Wissensmanagement unter Einbezug und Erweiterung der Balanced Scorecard. In: HINTERHUBER, H. H.: Das neue strategische Management. Perspektiven und Elemente einer zeitgemäßen Unternehmensführung. 2., vollständig überarbeitete und aktualisierte Auflage. Betriebswirtschaftlicher Verlag Dr. Th. Gabler GmbH. Wiesbaden 2000. S. 323-338

WESTHOFF, S./HEIBER, A.: Wie arbeiten wir wirklich? Praxisprojekt zur Arbeitszeitverteilung in der ambulanten Pflege. In: Häusliche Pflege 07/2000. Vincentz Verlag. Hannover. 07/00. S. 1-6

WHO (WELTGESUNDHEITSORGANISATION) REGIONALBÜRO FÜR EUROPA: Eine Erklärung über die Förderung der Patientenrechte in Europa. Europäische Beratungstagung über Patientenrechte. Amsterdam 1994

WITT, J.: Innovatives Führen. Grundlagen und Bausteine des Innovations-Managements. Sauer-Verlag GmbH. Heidelberg 1999

WÖHE, G.: Einführung in die Allgemeine Betriebswirtschaftslehre. 19. Auflage. Verlag Vahlen. München 1996

WOLFRUM, R. et al.: Informations- und Kommunikationssysteme im Krankenhaus und neue Formen der Arbeitsorganisation in der Pflege. In: BÜSSING, A. (Hrsg.): Von der funktionalen zur ganzheitlichen Pflege. Reorganisation von Dienstleistungsprozessen im Krankenhaus. Verlag für Angewandte Psychologie. Göttingen 1997. S. 135-161

WOLL, A. (Hrsg.): Wirtschaftslexikon, 9.,völlig überarbeitete und erweiterte Auflage. Verlag Oldenbourg. München, Wien 2000

WOLTER, O.: TQM Scorecard. Die Balanced Scorecard in TQM-geführten Unternehmen umsetzen. Carl Hanser Verlag. München 2000

ZIEGENBEIN, K.: Controlling. 6., überarbeitete und erweiterte Auflage. Friedrich Kiehl Verlag GmbH. Ludwigshafen 1998

Glossar

Glossar Betriebswirtschaft/Management

Activity-based Costing

Auch **Prozesskostenrechnung**. Die Prozesskostenrechnung gibt Auskunft darüber, welche Kosten durch bestimmte Prozesse (Aktivitäten) verursacht werden. Dadurch werden die Prozesse transparenter und lassen sich effektiver steuern. Die Prozesskostenrechnung ist ein Kostenrechnungssystem auf Vollkostenbasis mit dem Grundgedanken, den Block der Gemeinkosten im indirekten Bereich verursachungsgerecht anstelle der Zuschlagskalkulation auf die Leistungen zu verrechnen.

Benchmarking

Benchmarking ist ein kontinuierlicher und systematischer Prozess, um eigene Leistungen mit denen anderer Unternehmen (=externes Benchmarking) oder anderer Abteilungen im Unternehmen (=internes Benchmarking) zu vergleichen. Ziel ist es, Leistunglücken zu identifizieren und abzubauen. Den Schwerpunkt bildet dabei die Suche nach den „Best Practices", die als Bestlösungen bezeichnet werden können und Methoden oder Verfahren darstellen, die den Ergebnissen der anderen Leistungserstellungsprozessen zugrunde liegen. Diese Best Practices, die nicht nur die Darstellung zahlenmäßiger Größen, sondern eine Mischung aus Prozessen, Philosophie, Strategien und Aktivitäten (die nach Möglichkeit durch Kennzahlen dargestellt werden) sind, werden dann übernommen und in das eigene Unternehmen implementiert.

Gegenstand des Vergleichs können Produkte, Prozesse, Methoden oder Dienstleistungen sein, die hinsichtlich der Faktoren Zeit, Qualität, Kosten und Kundenzufriedenheit mit den Leistungen anderer Unternehmen verglichen werden.

Dem fallbezogenen Benchmarking wird mit Einführung der DRGs Bedeutung zukommen.

Du-Pont-Schema
Algorithmisch verkettetes Kennzahlensystem an dessen Spitze der „Return on Investment" (Rückfluss auf Investitionen) steht.

Empowerment
Verlagerung von Entscheidungskompetenzen auf Mitarbeiter in unteren Hierarchieebenen, um Prozesse zu verbessern und Kundenzufriedenheit zu erhöhen. Hierbei gilt der Grundsatz, dass eine Entscheidung auf der niedrigst möglichen Hierarchiestufe getroffen werden soll.

First pass yields
Qualitätskennzahl die ermittelt, wie viele Vorgänge ohne Nacharbeit (Nachbesserung) erledigt werden konnten.

GAP-Analysen
Mit der GAP-Analyse, auch Lückenanalyse genannt, sollen strategische Lücken erkannt und geschlossen werden. Der Grundgedanke besteht darin, der wahrscheinlich erwarteten Umsatzentwicklung eine gewünschte Umsatzentwicklung gegenüberzustellen.

Geschäftseinheiten, strategische
Unternehmenseinheit, auf die eine Strategie bezogen ist und auf die Maßnahmen und Ressourcen verteilt werden kann. Die Geschäftseinheit soll abgegrenzt sein um den Erfolg der Strategie ermitteln zu können.

Kritische Erfolgsfaktoren
Grundlegendes Merkmal des Konzepts der kritischen Erfolgsfaktoren ist die Beschränkung der Analyse auf die wirklich wichtigen Einflussgrößen des Erfolgs. Dahinter steht die Erkenntnis, dass die Erfolgsfaktoren in ihrer Bedeutung nicht gleichberechtigt nebeneinander stehen und dass gleichzeitig eine Komplexitätsreduktion unumgänglich ist. Einerseits ist die Betrachtung aller möglichen Einflussgrößen praktisch nicht möglich, andererseits scheint sie aber auch aufgrund der offensichtlich vorhandenen „Schlüsselerfolgsfaktoren" nicht nötig. So wird beispielsweise von einigen Forschern und Praktikern behauptet, dass in jedem Industriezweig drei bis sechs Faktoren existieren, die mit überragender Bedeutung über das Wohlergehen des Unternehmens entscheiden.

Leistungstreiber
Leistungstreiber sind meist Frühindikatoren die die Besonderheiten einer Strategie reflektieren (z. B. Fehlerquote). Leistungstreiber sollten immer in Beziehung zu Ergebniskennzahlen gesetzt werden.

MCE (manufacturing cycle effectiveness)

Kennzahl zur Ermittlung der Zeit bzw. der Effektivität des Produktionszyklus. Dahinter steht die Theorie, dass jegliche Zeit außer der Be- oder Nacharbeitszeit verschwendete oder zumindest keine wertschöpfende Zeit ist.

Meilensteine

Als Meilensteine (milestones) werden prägnante Unterziele auf dem Weg zum Gesamtziel des Unternehmens bezeichnet.

Ordinales Messen

Das ordinale Messen beinhaltet einen Maßstab, der nach bestimmten Kriterien festgelegt werden muss. Kennzeichnend für die ordinale Messung ist, dass die Bewertung immer nur in einem Vergleich erfolgt und die Genauigkeit der Abstände zwischen den Notenstufen meist beschränkt ist. Die einfachste Form der ordinalen Messung kennt nur die Trennung in „erreicht" und „nicht erreicht".

Reengineering

„Systematisches Überarbeiten" und die Neuorganisation von Unternehmen und Unternehmenseinheiten von Grund auf, und zwar völlig unabhängig von der bestehenden Organisation. Fundamentales Überdenken und radikales Redesign von Unternehmen oder wesentlicher Unternehmensprozesse unter Einsatz moderner Informationstechnik. Das Resultat sind Verbesserungen in den Bereichen Kosten, Qualität, Service und Zeit. Es fehlt hier noch an empirischen Nachweisen.

Return on Investment (ROI)

Kennzahl die den Gewinn ins Verhältnis zum dafür eingesetzten Kapital setzt. Spitzenkennzahl des DuPont Kennzahlensystems. Dieses wird im Rahmen der Bilanzanalyse oder zur unternehmensinternen Planung und Kontrolle eingesetzt. Der ROI kann auch durch Multiplikation der beiden Kennzahlen Umsatzrentabilität und Kapitalumschlagshäufigkeit berechnet werden.

Shareholder Value

Unter dem Shareholder Value versteht man den Wert eines Unternehmens für seine Eigentümer, analog Eigentümerwert oder Marktwert des Eigenkapitals. Das Shareholder Value Management, auch wertorientierte Unternehmensführung oder Value-Based-Management genannt, bedeutet eine Unternehmensführung, die unternehmerische Entscheidungen am Eigentümerwert ausrichtet und den Kriterien des Kapitalmarktes standhält.

Szenario-writings

Mit dieser Methode sollen alternative schlüssige Zukunftsentwicklungen prognostiziert werden. Unter einem Szenario versteht man deshalb die Beschreibung einer möglichen Zukunftssituation.

Target-Costing

Zielkostenmanagement. Mit den Zielkosten wird festgelegt, in welcher Höhe für ein neu zu entwickelndes Erzeugnis Kosten entstehen dürfen. Ausgangspunkt bilden die Produkteigenschaften, der Nutzen für den Kunden, dessen Preisbereitschaft und eine angestrebte Umsatzrendite.

Tableaux du bord

Übersetzt „Instrumentenbrett". Wird seit 50 Jahren von französischen Unternehmen benutzt. Hier stehen unterschiedliche Messtafeln zur Lösung von Aufgaben aus verschiedenen Unternehmensebenen zur Verfügung.
Das Tableaux du bord trifft Aussagen zu vier Sachverhalten:

- Aktivitäten
- Kosten
- Vorräte
- Finanzen

Es vermittelt jedem Manager einen periodischen Überblick über das Ergebnis seines Verantwortungsbereiches. Dadurch sollen die einzelnen Aktivitäten jeder Organisationseinheit beurteilt werden können und deutlich werden, welchen Beitrag sie zur Gesamtstrategie leisten.

TQM (Total Quality Management)

Ist der Begriff für ein integriertes Managementkonzept, das sich aus dem japanischen Qualitätsverständnis entwickelt hat. Es hat die Zielsetzung durch Mitwirkung aller Mitarbeiter die Qualität von Produkten und Dienstleistungen termingerecht und zu günstigen Kosten zu gewährleisten.
Wesentliche Inhalte von TQM sind:

- Kundenorientierung
- unternehmensweites Controlling
- Vermeidungskosten sind immer geringer als Beseitigungskosten
- Betonung auf Prozesse und stetige Verbesserung derselben
- Mitarbeiterentwicklung

Glossar Krankenhausfinanzierung

Abteilungspflegesatz
Durch den Abteilungspflegesatz werden alle medizinischen und pflegerischen Leistungen sowie die vom pflegerischen und medizinischen Personal veranlassten Leistungen einer Abteilung vergütet.

Basispflegesatz
Mit dem Basispflegesatz werden alle nichtärztlichen und nichtpflegerischen Leistungen des Krankenhauses, wie z. B. die Kosten für Unterkunft, Verpflegung, Verwaltung und Technik vergütet.

Budgetierung
Die Budgetierung legt die monetären Größen (wie Leistung, Erlöse, Kosten, Vermögen) fest, über die Handlungsträger zur Erfüllung der ihnen übertragenen Aufgaben während eines bestimmten Zeitraumes selbständig entscheiden können.

Interne Budgetierung
Unter interner Budgetierung versteht man die Planung der eigenen Kosten auf Basis der geplanten Leistungen für einen zukünftigen Zeitraum einer definierten Leistungseinheit. Durch die interne Budgetierung kann in diesen Leistungseinheiten eine Kosten-, Leistungs- und Erlösplanung sichergestellt werden.

Case Management
Case Management verfolgt die Strategie, die Gesundheitsversorgung eines Falles zu koordinieren und ausgesuchte Leistungserbringer für Patienten zu beschaffen, die insbesondere chronisch krank bzw. medizinisch aufwändig sind. Ziel ist es, die Pflege so zu koordinieren, dass einerseits die Qualität verbessert wird und andererseits die Kosten gesenkt werden.
Vorteile des Case Managements:

- Basis für effektive Kommunikation aller Beteiligten
- Mitarbeiter überblicken, lernen und handeln zielorientiert
- Dokumentation und Qualitätssicherung stellen einen kontinuierlichen Verbesserungsprozess sicher
- Eine Veränderung klinischer Prozesse kann kurzfristig umgesetzt werden
- Grundlage für eine Prozesskostenrechnung
- Die Dokumentationsunterstützung entlastet das medizinische Personal von Verwaltungstätigkeiten

- Transparenz und Integration des Patienten in den Behandlungsverlauf fördern Vertrauen und eine effektive Zusammenarbeit
- klare Darstellung der Leistungsqualität gegenüber den Kostenträgern und Reduzierung der MDK-Prüfungen

Clinical Pathways

Ein „Clinical Pathway" ist ein Standardinstrument zur Behandlungsplanung und zur Dokumentation zu einem entsprechenden Krankheitsbild mit einem umfassenden Katalog von Behandlungsleitlinien („guidelines"). Diese umfassen die Befundung, Differentialdiagnostik und Therapie als klinischen Teil eines Gesamtbehandlungsplanes, der alle Beteiligten und Phasen einschließt. Neben Manualen für die ärztlichen und pflegerischen Tätigkeiten sind darüber hinaus auch Patienteninformationen eingearbeitet.

Folgende Ziele lassen sich mit Clinical Pathways verwirklichen:

- interaktive Kommunikation
- strategische Behandlungsplanung
- Entwicklung neuer Therapiemodelle
- Entwicklung neuer Finanzierungsmodelle

Der „Clinical Pathway" wird als eines der effektivsten Instrumente der Restrukturierung klinischer Abläufe, bezeichnet.

Deckelung

Mit „Deckelung" wird die Budgetbegrenzung des Krankenhausbudgets von 1993 bis 1996 bezeichnet. Dabei durfte das Ausgangsbudget von 1992 nur um die Steigerungsrate der Krankenkasseneinnahmen angehoben werden.

Disease Management

Disease Management koordiniert die integrierte Versorgung der beteiligten Leistungserbringer populationsbezogen an bestimmten Krankheitsbildern. Für spezifische Krankheitsbilder werden fest umrissene Behandlungsstrategien und Kontrollverfahren definiert, die sich auf Prävention, Schulung, Früherkennungsdiagnostik, Therapie, Rehabilitation und Nachbehandlung konzentrieren. Im Mittelpunkt steht der erkrankte Patient mit seinen klinischen Bedürfnissen (Customer Value), der die richtige Leistung vom richtigen Leistungserbringer zu den richtigen Kosten zum richtigen Zeitpunkt am richtigen Ort erhalten soll. Innerhalb des Disease Management führt das Case Management die Patienten durch den Prozess der Leistungserbringung. Disease Management und Case Management schaffen Methoden für eine optimal verzahnte Versorgung.

Duale Krankenhausfinanzierung

Bei der dualen Finanzierung werden die Investitionskosten der Krankenhäuser durch öffentliche Hand (die Bundesländer) finanziert und die Betriebskosten über die von den Krankenkassen zu zahlenden Entgelte für die Krankenhausbehandlung gedeckt.

Evidence-based nursing (EBN)

Sinngemäß übersetzt bedeutet Evidence-based nursing „auf wissenschaftliche Erkenntnisse begründete Pflege". EBN ist eine Methode zur kritischen Auswahl und Beurteilung wissenschaftlicher Literatur zur Anwendung der gefundenen wissenschaftlichen Evidenz (= Beweis-basiert) auf eine spezifische Pflegesituation. Evidence-based nursing steht demnach für Pflege, die auf dem basiert, was (wissenschaftlich) bewiesen ist.

Fallpauschalen

Fallpauschalen sind pauschalierte Vergütungen für einen gesamten Behandlungsfall.

Globalbudgets

Zuteilung von im Voraus verbindlich festgelegten Geldmitteln zur Erfüllung einer festgelegten Aufgabe.

Kostenträger

Die Kostenträger im Bereich der Finanzierung von Krankenhausleistungen sind nicht die Patienten selbst, sondern in der Regel die gesetzlichen und privaten Krankenkassen. Im Gegensatz dazu ist im betrieblichen Rechnungswesen ein Kostenträger eine betriebliche Leistung, deren Erstellung die Kosten verursacht hat. Mit Einführung der DRGs im Krankenhaus wird der Kostenträger, d. h. die einzelne DRG und damit der einzelne Patient, mehr in den Vordergrund rücken.

Kostenträgerrechnung

Die Kostenträgerrechnung ist die dritte Stufe der Kostenrechnung. Sie übernimmt die Einzelkosten aus der Kostenartenrechnung und die Gemeinkosten aus der Kostenstellenrechnung. Außerdem werden die Leistungen in der Kostenträgerrechnung erfasst, wodurch der leistungsbezogene Erfolg des Unternehmens ermittelt werden kann.

Krankenhausplanung

Für den Bereich der Krankenhauslandschaft schreibt das KHG (§ 6) vor, dass die Länder zur Verwirklichung der bedarfsgerechten Versorgung der Bevölkerung mit leistungsfähigen, eigenverantwortlich wirtschaftenden

Krankenhäusern Krankenhauspläne aufstellen müssen. Mit Hilfe dieser Pläne wird versucht, das Angebot der Krankenhäuser dem Bedarf planerisch weitgehend anzupassen.

Managed Care

Der Begriff ist in Deutschland nicht eindeutig definiert. Nach HAUBROCK, M. et al. wird der Patient im Prozess des Managed Care „…bei der Versorgung mit Gesundheitsleistungen durch ein Netz von Leistungsanbietern, unter Beachtung von Aspekten der Qualität, Kosteneffizienz und Integration der Leistungserbringung, geführt" (HAUBROCK, M. et al., 2000, S. 23).

Monistische Krankenhausfinanzierung

Bei der monistischen Finanzierung soll die Finanzierung der Investitionskosten über die von den Krankenkassen zu zahlenden Entgelte für die Krankenhausbehandlung erfolgen.

Selbstverwaltungspartner

Mitglieder sind die Deutsche Krankenhausgesellschaft, die Spitzenverbände der Krankenkassen und der Verband der privaten Krankenversicherung.

Pflegesätze

Der Begriff „Pflegesatz" umfasst alle Entgelte für die allgemeine Krankenhausleistung.

Pflegetage

Die Zahl der Pflegetage entspricht dem jeweiligen Mitternachtsbestand. Inhaltlich entsprechen die Pflegetage den Berechnungs- und Belegungstagen.

Selbstkostendeckungsprinzip

Nach § 4 Abs. 1 KHG (1972) mussten die staatliche Förderung und die Erlöse aus den Pflegesätzen die Selbstkosten eines sparsam wirtschaftenden und leistungsfähigen Krankenhauses decken; Verluste wurden durch die Kostenträger ausgeglichen und Gewinne wieder an die Kostenträger abgeführt. Seit 1993 durch das GSG aufgehoben.

Sonderentgelte

Mit einem Sonderentgelt wird ein begrenzter Leistungskomplex, z. B. eine Operation, vergütet. D. h. es werden lediglich die bei dieser Operation entstehenden Sach- und Personalkosten abgegolten.

Versorgungsverträge

Der Versorgungsvertrag ist Gegenstand der §§ 107 ff. SGB V. Sein Inhalt konkretisiert die auf mitgliedschaftlicher Grundlage beruhende Verpflichtung der gesetzlichen Krankenversicherung zur notwendigen Krankenhausbehandlung der Versicherten.

Glossar zu DRG

DRG

= Diagnosis Related Group

= „Fallpauschale"

Eine DRG beschreibt einen stationären Patientenfall und summiert den gesamten Ressourcenverbrauch vom Eintritt bis zum Verlassen des Krankenhauses. Die DRGs sind ein vollständiges, leistungsgewichtetes Fallgruppensystem, das auf Diagnosen und Prozeduren basiert.

Adjacent DRG (A-DRG)

= Basisfallgruppe (Synonym: Basis-DRG)

= Behandlungsfallgruppe vor Schweregraddifferenzierung

AN-DRG

= Australian National DRG (erste Version der australischen DRG)

AR-DRG

= Australian Refined DRG

= „verfeinerte", differenziertere Version der ursprünglichen australischen DRG

Löste 1999 die AN-DRG in Australien ab.

Basis-DRGs werden in 4 Schweregrade unterteilt, jedoch soweit ökonomisch möglich in weniger als vier DRGs zusammengefasst, sodass letztlich insgesamt nur 661 Fallgruppen entstehen.

Äquivalenzfallzahl

Fallzahl, die über bestimmte Zu- und Abschläge für Lang- bzw. Kurzlieger korrigiert wurde.

Behandlungsfall

Im DRG-System ist ein Behandlungsfall, ein Krankenhausaufenthalt von der Aufnahme bis zur externen Verlegung/Entlassung.

CCL-Level

= Complication and Comorbidity Level

= Schweregrad einer Behandlung = Fallschwere

= Gewichtung der Nebendiagnosen

Es gibt fünf unterschiedliche Schweregradstufen. Die Bestimmung des Schweregrades einer Behandlung ist von wesentlicher Bedeutung für die Gruppenzuordnung.

Als Maß für die Fallschwere wird die Art und Anzahl der Nebendiagnosen in Abhängigkeit von weiteren Falleigenschaften verwendet:

0 = Nebendiagnose zählt nicht als Begleiterkrankung oder Komplikation

1 = leichte Begleiterkrankung

2 = mittlere Begleiterkrankung

3 = schwerwiegende Begleiterkrankung

4 = sehr schwerwiegende Begleiterkrankung („catastrophic")

CC exclusion list

= Complication and/or Comorbidity exclusion list

Verzeichnis der Diagnosen, die z. B. unter Berücksichtigung der Hauptdiagnose nicht als CC gewertet werden dürfen.

Complication (C)

Behandlungsfälle mit Komplikationen, die den Behandlungsaufwand erhöhen.

Grouper

= Softwareprogramm für die DRG-Zuordnung

= Gruppierungsprogramm

Unter Zuhilfenahme des Groupers werden anhand von definierten Algorithmen die einzelnen Behandlungsfälle den MDCs und den DRGs zugeordnet.

ICD 10 (SGB V)

= International Classification of Disease, 10. Revision Sozialgesetzbuch 5

Seit dem 1. 1. 2000 in Deutschland eingeführt.

„Klinischer Datensatz" nach § 301 SGB V

Nach § 301 sind die Krankenhäuser (zugelassenen Krankenhäuser nach § 108) verpflichtet, den Krankenkassen bei Krankenhausbehandlung die in § 301 definierten Angaben zu machen.

Dazu gehören u. a. folgende Angaben:

- Daten zur Aufnahmezeit und zur voraussichtlichen Behandlungsdauer
- bei Überschreitung der voraussichtlichen Behandlungsdauer auf Verlangen eine medizinische Begründung
- Datum und Art der durchgeführten Operationen und Prozeduren
- die Art der berechnenden Entgelte
- Einweisungsdiagnosen, Aufnahmediagnosen, nachfolgende Diagnosen bei Änderung der Aufnahmediagnose
- Daten zur Entlassung (Tag, Uhrzeit, Grund der Entlassung oder Verlegung).

Dieser Datensatz bildet die Grundlage jeder DRG-Zuordnung.

MDC
= Major Diagnostic Category
= Hauptdiagnosegruppe
= Krankheitsobergruppe
Je nach DRG-System werden die einzelnen Fallgruppen auf 23 bis 25, nach Körperregion oder Erkrankung, eingeteilte Obergruppen verteilt (z. B. Erkrankungen des Nervensystems, Erkrankungen von Niere und Harnwegen etc.)

OPS 301
Amtliche deutsche Prozedurenverschlüsselung nach § 301 SGB V

PCCL
= Patient Clinical Complexity Level
= Maß für den kumulativen Effekt des CCL eines Patienten
Aus den Gewichten der Nebendiagnosen wird in der Berechnung für jede Behandlungsepisode ein Fallschweregrad ermittelt.
Die Verwendung des PCCL verhindert, dass einfache, mehrfach auftretende Nebenerkrankungen den Gesamtschweregrad zu stark beeinflussen

Proceduren (P)
Fälle mit operativen und invasiv-diagnostischen Maßnahmen.

Fachliteratur Pflege

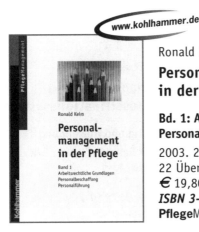

Ronald Kelm

Personalmanagement in der Pflege

Bd. 1: Arbeitsrechtliche Grundlagen – Personalbeschaffung – Personalführung

2003. 257 Seiten, 23 Abb. s/w,
22 Übers. s/w, Kart.
€ 19,80
ISBN 3-17-017083-X
PflegeManagement

Personalmanagement gewinnt auch im Pflegebereich zunehmend an Bedeutung: Krankenhäuser und Kliniken stehen häufig nicht nur wegen der Kosten im Gesundheitswesen in der Kritik, sondern auch wegen ihrer Management- und Führungsstruktur. Leicht verständlich und praxisnah vermittelt der Autor das für die Professionalisierung der Personalpolitik notwendige Wissen.

Band 1 des zweiteiligen Werkes enthält die Themenbereiche:
• Arbeitsrechtliche Grundlagen
• Personalbeschaffung
• Personalführung.

Der Autor:
Ronald Kelm ist Pflegedienstleiter der chirurgischen Kliniken des Universitätsklinikums Schleswig-Holstein, Campus Kiel, und seit 1990 als Dozent in der beruflichen Weiterbildung tätig.

W. Kohlhammer GmbH · Verlag für Krankenhaus und Pflege
70549 Stuttgart · Tel. 0711/7863 - 7280 · Fax 0711/7863 - 8430

Fachliteratur Pflege

www.kohlhammer.de

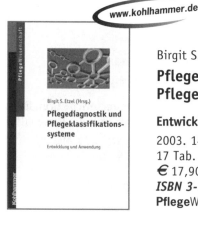

Birgit S. Etzel (Hrsg.)

Pflegediagnostik und Pflegeklassifikationssysteme

Entwicklung und Anwendung

2003. 144 Seiten, 24 Abb. s/w,
17 Tab. s/w, Kart.
€ 17,90
ISBN 3-17-017319-7
PflegeWissenschaft

Pflegediagnosen sind in Europa inzwischen kein neues und unbekanntes Thema mehr. Mit der Auseinandersetzung über das amerikanische Konzept der Pflegediagnosen wurde die Diskussion über den Nutzen hierzulande angeregt. In den letzten Jahren ist ein steigendes Interesse zu verzeichnen, neue Konzepte zum Thema Pflegediagnostik zu entwickeln - im Vordergrund steht hier die Auseinandersetzung mit dem Pflegeverständnis.
Darüber hinaus werden Pflegediagnosen stark mit dem Thema Dokumentation pflegerischer Leistungen in Verbindung gebracht. Die Einführung der DRGs hat die Diskussion in der Pflege stark belebt. Die moderne Informationstechnik ermöglicht und fördert die umfangreiche Bereitstellung pflegebezogener Daten. Als Voraussetzung für eine systematische Sammlung und Verwendung dieser Daten werden pflegebezogene Klassifikationssysteme benötigt.

Die Herausgeberin:
Birgit S. Etzel, Direktorin für Pflege und Pflegeforschung an der Klinik für Tumorbiologie in Freiburg.

W. Kohlhammer GmbH · Verlag für Krankenhaus und Pflege
70549 Stuttgart · Tel. 0711/7863 - 7280 · Fax 0711/7863 - 8430

Kohlhammer